技能型紧缺人才培养培训教材
全国卫生职业院校规划教材

供中等卫生职业教育各专业使用

解剖学基础

主　编　刘东方　陈开润
副主编　孙宗波　顾树华
编　者　（按姓氏汉语拼音排序）

陈开润　（四川省卫生学校）
邓仁川　（四川省卫生学校）
顾树华　（鄂尔多斯卫生学校）
胡冬岭　（宿州卫生学校）
黄嫦斌　（南宁市卫生学校）
黄翠微　（梧州市卫生学校）
梁凯讴　（广西中医学校）
刘东方　（吉林职工医科大学）
秦　辰　（吉林职工医科大学）
孙宗波　（宿州卫生学校）
王冬梅　（宿州卫生学校）
于　纪　（吉林职工医科大学）
张维烨　（山东省青岛卫生学校）
张正琼　（重庆市医药卫生学校）

科学出版社
北京

内 容 简 介

　　本教材按 118 学时编写,共 14 章。内容包括绪论、细胞、基本组织、运动系统、消化系统、呼吸系统、泌尿系统、生殖系统、脉管系统、感觉器、神经系统、内分泌系统、人体胚胎学概要和护理常用技术应用解剖,另附实验指导和解剖学基础典型案例及分析。全书配全彩插图,文字简洁,语言精练,重点突出,图文并茂,真实感强,力求达到教材与图谱合二为一的效果。每章均有案例、案例分析、考点提示、链接、护考链接和自测题,有利于学生掌握重点和课后复习。

　　本书可供中等卫生职业教育各专业的教师及学生作为教材使用。

图书在版编目(CIP)数据

解剖学基础 / 刘东方,陈开润主编 . —北京:科学出版社,2012.4
技能型紧缺人才培养培训教材·全国中等卫生职业教育示范教材
ISBN 978-7-03-033873-0

Ⅰ. 解… Ⅱ. ①刘… ②陈… Ⅲ. 人体解剖学-中等专业学校-教材
Ⅳ. R322

中国版本图书馆 CIP 数据核字(2012)第 047519 号

责任编辑:许贵强　丁海燕 / 责任校对:宋玲玲
责任印制:赵　博 / 封面设计:范璧合

科学出版社出版
北京东黄城根北街 16 号
邮政编码:100717
http://www.sciencep.com

北京利丰雅高长城印刷有限公司　印刷
科学出版社发行　各地新华书店经销
*

2012 年 4 月第　一　版　　开本:787×1096　1/16
2016 年 5 月第五次印刷　　印张:19 1/2
字数:465 000

定价:54.80 元
(如有印装质量问题,我社负责调换)

前　言

　　创新精神和能力培养是中等卫生职业教育的灵魂和目标,为了深入贯彻教育部关于"深化教育改革,要大力推动培养模式、管理体制、课程体系、教学内容、方法的改革与创新"的精神,缩短教学与实际工作的差距,培养学生的决策能力,体现学生的职业行为能力,本教材在坚持"三基"的基础上,突出重点,强调核心内容,编写本着够用、实用、有用为原则,通过案例和护考链接使教学内容与国家护士职业资格考试相贴近,力求卫生职业教育与岗位"零距离",以培养更多的高素质、创新型和实用型的医学人才为宗旨。

　　本教材在编写形式上有以下特点:①本书的插图全部采用全彩色印刷,共有420幅彩色人体实物标本图、线条图和镜下组织学切片图,将教材和图谱合二为一,对学生使用教材有很大的帮助。②每章开始部分为导言,用生动风趣的语言导出教学大纲的精髓,激发起学生浓厚的求知欲。③每节内容以"考点"的方式将重点内容列出,以引起师生的高度关注。④每章都精选了案例和案例分析,以激发学生的学习兴趣,锻炼学生分析问题和解决问题的能力。⑤在每章节适当位置插入与临床、日常生活常识等有关的"链接",以激发学生的学习乐趣,拓展学生的视野。⑥引入护考链接以及点评分析,更是本教材的一大亮点,充分体现了卫生职业教育教学与临床岗位要求"零距离"接触的特点。⑦本教材涵盖了国家执业护士资格考试大纲中涉及的解剖学、组织学、胚胎学内容,力求实现学历证书与资格证书的对接融通,为学生毕业后顺利通过资格考试和早日就业打下坚实的基础。⑧在每章后用小结把该章的主要内容用最精辟的语言总结表达,以便学生能进一步回顾知识,把握重点。⑨本书同时在每章后都设置了自测题,题型多样化,针对性强,紧扣执业资格考试,选择题统一附有参考答案,便于老师辅导和学生自测自评。⑩本书还以自学的方式添加了护理常用技术应用解剖和解剖学基础典型案例及分析,力求联系临床。⑪本教材还附有实验指导、教学基本要求和学时分配建议,使教学有据可依。

　　本书按118学时编写,共分14章。内容包括绪论、细胞、基本组织、运动系统、消化系统、呼吸系统、泌尿系统、生殖系统、脉管系统、感觉器、神经系统、内分泌系统、人体胚胎学概要和护理常用技术应用解剖,另附实验指导和解剖学基础典型案例及分析。在编写过程中,语言力求简明扼要,做到图文并茂、通俗易懂,从而增加了可读性和广泛的适用性。

　　书中的专业名词,均以1991年全国自然科学名词审定委员会公布的名词为准,规范使用人体解剖学名词。

　　本书编写过程中得到了科学出版社大力协助,参编人员都是教学一线的教师,具有较高的理论造诣和丰富的教学经验,他们无私地奉献了多年的教学经验和研究成果。在教材编写过程中,还得到了吉林职工医科大学、四川省卫生学校、宿州卫生学校、鄂尔多斯卫生学校、山东省青岛卫生学校、重庆市医药卫生学校、南宁市卫生学校、梧州市卫生学校、广西中医学校的鼎力支持和帮助,在此深表衷心的感谢! 更要感谢各位编者在时间短、任务重的情况下,克服困难,为保证本书的质量和如期出版所付出的辛勤努力!

　　由于编者水平有限,加之时间仓促,书中疏漏和不完善之处在所难免,恳求广大读者和同仁不吝赐教,提出宝贵意见,为今后再版修订工作提供依据和参考。

编　者

2011 年 12 月

i

目　　录

第一章

绪　论

　　《解剖学基础》这门医学基础课程讲述的是神奇而富有活力的人体是如何由一个细胞发育而来，众多微小的细胞如何构成人体的组织、器官、系统，它们的正常形态、结构和基本功能又是如何为进一步学好其他医学基础课程和临床课程奠定必要的基础。俗话说："千里之行，始于足下"，《解剖学基础》将带你走近人体，透视人体，剖视人体，揭开人体的奥秘。

一、解剖学基础的定义与地位

　　解剖学基础是研究正常人体形态结构及其发生发展规律的科学，包括解剖学、组织学和胚胎学三门学科。

　　解剖学是研究正常人体各器官的形态结构、位置和毗邻关系的科学。"解剖"一词含有分割、切开的意思。远在两千多年以前，祖国医著《黄帝内经·灵枢》中就已经有了"解剖"的记载。直到现在，这种持刀切割的方法仍是研究人体形态结构的基本方法之一。随着科学技术的进步、相关学科的发展及医学实践的促进，解剖学的研究范畴不断扩大与加深，逐渐形成许多新的分支学科。

　　解剖学依其研究重点不同，分为系统解剖学和局部解剖学。**系统解剖学**是按人体功能系统（如运动系统、消化系统、呼吸系统等）阐述人体各器官形态结构的科学。一般所说的解剖学就是指系统解剖学。**局部解剖学**是在系统解剖学的基础上，按部位（如头部、颈部、胸部、腹部、盆部等）进一步阐述人体各个局部的层次结构、各器官间的位置与毗邻关系的科学。系统解剖学和局部解剖学主要通过肉眼观察描述正常人体的形态结构，故又称巨视解剖学。

　　组织学是研究正常人体的细胞、组织和器官微细结构及其相关功能的科学，是借助切片技术和显微镜观察的方法进行研究，故又称微视解剖学。

　　胚胎学是研究个体发生、发育及生长变化规律的科学。

　　解剖学基础是一门重要的医学主干学科，是医学各学科的基础。清代名医王清任说："著书不明脏腑，岂不是痴人说梦；治病不明脏腑，何异盲子夜行。"充分说明了只有在认识正常人体形态结构的基础上才能进一步理解人体的生理现象，正确地认识和鉴别疾病的发生、发展及演变规律，从而采取有效的治疗和护理措施，协助患者康复。尤其在医学科学、生命科学高度发展的今天，解剖学基础的重要性更加凸现，如CT、MRI、介入医学等先进诊疗手段的发展无不依赖于本学科的发展。正确认识和理解正常人体的形态结构及其发生发展规律，为进一步学习其他基础医学课程（如病理学、生物化学等）和临床医学课程（如外科学、内科学等），奠定了坚实的基础。

二、学习解剖学基础的基本观点和方法

在学习人体解剖学时,一定要从医学专业的实际需要出发,坚持局部与整体相统一、形态与功能相联系、进化与发展相一致、理论与实践相结合的观点。在学习中,将教材、标本、图谱、挂图和教学多媒体软件有机结合起来,达到正确全面地认识和记忆人体形态结构,学好解剖学的目的。

(一) 局部与整体相统一的观点

人体是一个完整的统一体,各系统器官都是整体不可分割的一部分,不能离开整体而单独存在。它们是相互依存、相互制约、有机配合和协调一致的,学习时既要始终注意各系统器官的相互联系和相互影响,了解它们在整体中的地位和作用,又要从整体的角度来认识器官和系统的形态结构。

(二) 形态与功能相联系的观点

器官的形态结构是功能的物质基础,人体每个器官有一定的形态,以完成其特定的功能。如肌细胞细长,它具有收缩功能;成熟红细胞质内含有大量的血红蛋白,它具有运输氧气和二氧化碳的功能。功能的改变也会引起器官形态的变化,如加强体育锻炼,可使骨骼肌细胞变粗,肌肉发达;长期卧床,可导致骨骼肌细胞细弱和肌肉萎缩。因此,人体的形态结构与功能是相互依存、相互影响的。

(三) 进化与发展相一致的观点

人类是种系经过亿万年由低级到高级发生和演变而来的。人与动物有本质的区别,如人有思维能力,有交流思维活动的语言和进行生产劳动的双手,从而使人类成为世界的主宰者,但人体的形态结构至今仍保留许多与动物,尤其是哺乳类动物相似的特征。如皮肤上生有毛发,以乳汁哺育幼儿,两侧对称的身体,体腔分为胸腔和腹腔等。现代人的形态结构仍然处在不断地发展和变化之中。人出生以后,不同年龄、不同的自然因素、社会环境和劳动条件等,均可影响人体形态结构的发展。因此,只有用进化发展的观点来学习解剖学基础,才能正确全面地认识人体,理解人体出现的变异和畸形。

(四) 理论与实践相结合的观点

解剖学基础是一门实践性很强的学科,结构复杂,名词繁多,不易记忆。如果死啃书本、硬记名词,则如同嚼蜡,索然无味。因此,必须做到三个结合,即图文结合,理论学习与观察实物相结合,与临床应用相结合。这样既可调动学生的学习积极性,激发学习兴趣,又可提高对器官结构重要性的认识。

三、人体的组成和分部

(一) 人体的组成

人体的组成:细胞→ 组织→ 器官→ 系统→ 人体。

细胞是人体结构和功能的基本单位。许多形态相似和功能相近的细胞借细胞间质有机地结合在一起构成**组织**。由于细胞种类和功能的不同,组织也相应地分为上皮组织、结缔组织、肌组织和神经组织,这 4 种组织是构成人体各器官和系统的基础,又称为基本组织。几种不同的组织结合成具有一定形态、完成一定功能的结构称**器官**,如心、肝、脾、肺、肾等。共同完成人体某一方面功能的各个器官组合在一起形成**系统**,如肾、输尿管、膀胱、尿道组成泌尿系统。人体有九大系统,包括运动系统、消化系统、呼吸系统、泌尿系统、生殖系统、脉管系统、

内分泌系统、感觉器和神经系统。其中,消化、呼吸、泌尿和生殖 4 个系统的大部分器官位于胸腔、腹腔和盆腔内,总称为**内脏**。

（二）人体的分部

人体是一个整体,为了学习和研究的方便,通常按照人体的形态分为**头**、**颈**、**躯干**和**四肢**四大部分。头部是人体最重要的部位。头的前部称为面,后部称为颅。颈部把头部和躯干部联系起来。颈的前部称为颈,后部称为项。躯干可分为胸部、腹部、盆部、会阴部和背部,背部的下方称为腰。四肢包括上肢和下肢各 1 对。上肢分为肩、臂、前臂和手 4 部分。上肢和躯干相连部分的上面为肩,臂和前臂相连处的后面凸起部分称肘,前臂和手相连的部分称腕;下肢分为臀、大腿、小腿和足 4 部分。身体背面腰部下方、大腿上方的隆起部分叫臀。大腿和小腿相连部分的前面叫膝,后面叫腘。小腿和足相连的部分叫距小腿关节(踝)。

考点:人体的组成和分部

四、常用的解剖学术语

为了正确描述人体形态结构、位置以及它们之间的相互关系,国际上规定了公认的统一标准和术语。初学者首先应掌握解剖学姿势、常用方位、轴和切面这些基本知识,以利于学习和交流。

（一）解剖学姿势

身体直立,两眼平视正前方,上肢自然下垂于躯干两侧,手掌向前,下肢并拢,足尖向前的姿势,称解剖学姿势。在对人体某一部位或某一器官进行描述时,均以解剖学姿势为准进行描述。

（二）方位术语

为了在研究和认识人体时能统一、规范,特按解剖学姿势规定了人体的方位,常用的有(图 1-1):

1. 上和下　以解剖学姿势为准,近头顶者为上,近足底者为下。上和下在胚胎学分别称为头侧和尾侧。

2. 前和后　近胸、腹面者为前,又称腹侧。近背、腰面者为后,又称背侧。描述手时前为掌侧,后为背侧。

3. 内侧和外侧　以身体正中矢状面为准,距正中矢状面较近者为内侧,较远者为外侧。描述四肢时,上肢前臂的内侧称尺侧,外侧称桡侧;下肢小腿的内侧称胫侧,外侧称腓侧。

4. 内和外　常用来描述某结构与空腔器官的位置关系,在腔内或近腔者为内,反之为外。

5. 浅和深　以身体表面或器官表面为准,近表面者为浅,反之为深。

6. 近侧(近端)和远侧(远端)　以距离躯干的远近为准。近躯干者为近侧(近端),远躯干者为远侧(近端)。

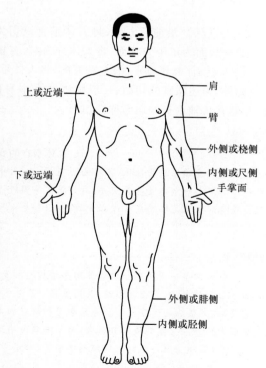

图 1-1　解剖学姿势和方位

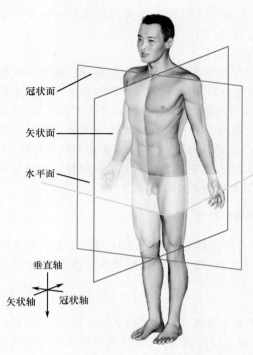

图 1-2　人体的轴和面

（三）轴

轴多用于表达关节运动时骨的位移轨迹所沿的轴线。以解剖学姿势为准，将人体设为 3 个相互垂直的轴（图 1-2）。

1. 垂直轴　为上下方向的垂直轴线，与身体长轴平行，与地平面垂直。人体可以此轴为转动轴作左、右旋转运动。

2. 矢状轴　为前后方向的水平轴线，与垂直轴和冠状轴相互垂直。人体可以此轴为转动轴作左、右侧屈运动。

3. 冠状轴（额状轴）　为左右方向的水平轴线，与垂直轴和矢状轴相互垂直。人体可以此轴为转动轴作屈、伸运动。

（四）面

以解剖学姿势为准，将人体设为 3 个相互垂直的面（图 1-2）。

1. 水平面（横切面）　沿左右方向将人体横切为上、下两部分的切面，称水平面。

2. 矢状面　沿前后方向，将人体垂直纵切为左、右两部分的切面，称矢状面。通过人体正中的矢状面为正中矢状面，将人体分为左、右相等的两半。

考点：常用的解剖学术语、轴和面

3. 冠状面（额状面）　沿左右方向，将人体垂直纵切为前、后两部分的切面，称冠状面。

此外，描述器官的切面，一般则以器官本身的长轴为准，与器官长轴平行的切面称纵切面，与器官长轴垂直的切面称横切面。

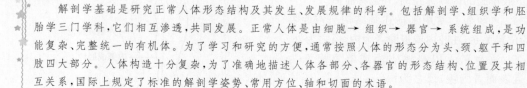

链接

人体器官的变异和畸形

解剖学基础记载的数值（器官的形态、结构、大小、位置等）均为正常；离开正常范围，但对外观或功能影响不大的个体差异称变异；离开正常范围较远，对外观或功能影响严重的差异称畸形或异常。变异或畸形主要是胚胎发育过程中的返祖（如毛人）、发育停滞（如兔唇）、发育过度（如多指）的结果。

小结

解剖学基础是研究正常人体形态结构及其发生、发展规律的科学。包括解剖学、组织学和胚胎学三门学科，它们相互渗透，共同发展。正常人体是由细胞→组织→器官→系统组成，是功能复杂、完整统一的有机体。为了学习和研究的方便，通常按照人体的形态分为头、颈、躯干和四肢四大部分。人体构造十分复杂，为了准确地描述人体各部分、各器官的形态结构、位置及其相互关系，国际上规定了标准的解剖学姿势、常用方位、轴和切面的术语。

自测题

一、名词解释

1. 器官　2. 矢状面

二、填空题

1. 按照人体的形态，可分_____、_____、_____、_____四大部分。

2. 人体有_____、_____、_____、_____、_____、_____、_____、_____、_____九大系统。

3. 解剖学基础是研究_____的科学。

三、选择题

1. 人体形态结构和生理功能的基本单位是(　　)
   - A. 细胞
   - B. 组织
   - C. 器官
   - D. 系统
   - E. 蛋白质

2. 将人体纵切分为正中左右两部分的切面是(　　)
   - A. 水平面
   - B. 冠状面
   - C. 矢状面
   - D. 横切面
   - E. 正中矢状面

3. 常用来描述某结构与空腔器官位置关系的方位是(　　)
   - A. 上和下
   - B. 前和后
   - C. 内和外
   - D. 内侧和外侧
   - E. 深和浅

四、简答题

1. 何谓解剖学姿势？

2. 人体有哪些轴和面？

（刘东方）

第二章

细　　胞

　　通过绪论的学习,我们已经知道人体是由许多细胞构成的,细胞是人体结构和功能的基本单位。那么,细胞的结构如何?细胞又是如何来完成人体生理功能的?通过本章的学习,你就可以全面了解它的结构和功能。

第一节　细胞的概况

　　细胞是人体形态结构、生理功能和生长发育的基本单位。人体由 400 万亿个以上的细胞组成,细胞类型有 230 多种。细胞大小不一,大多数细胞其直径只有几个微米,最大的人卵细胞直径 $100\sim140\mu m$。细胞的形态,与细胞的功能及所处的部位相适应。如肌细胞细长,有利于收缩;神经细胞有很多细长突起,能接受刺激和传导冲动;流动的血细胞呈球形;紧密排列的上皮细胞呈扁平形、立方形、柱形、多边形等。虽然细胞的大小和形态千差万别,但都具有共同的基本结构,即**细胞膜、细胞质**和**细胞核**(图 2-1)。而在电子显微镜下则又可将细胞分为**膜相结构**和**非膜相结构**(图 2-2)。

考点:细胞的基本结构

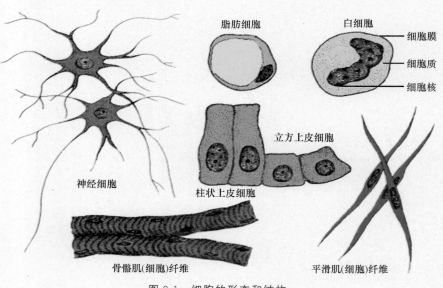

图 2-1　细胞的形态和结构

第二节 细胞的结构

一、细 胞 膜

细胞膜指细胞表面的一层薄膜，又称为**质膜**。在光镜下难以分辨；在电镜下呈现"两暗夹一明"的三层结构，即内、外两层电子密度高呈深暗色，中间一层电子密度低呈浅色(图2-3)。细胞内的膜性细胞器也均有相似的三层结构，因此常称此种膜为**单位膜**或**生物膜**。细胞膜是防止细胞外物质自由进入细胞的屏障，也是细胞和外界之间进行物质交换和信息传递的门户。

图 2-2 电镜下的细胞结构示意图

（一）细胞膜的化学组成和分子结构

细胞膜主要由类脂、蛋白质和糖类组成。关于细胞膜的分子结构，目前公认的是**液态镶嵌模型**学说，即细胞膜分子结构是以**液态的磷脂双分子层**为基架，嵌入各种不同生理功能的**球形蛋白质**构成(图2-3)。

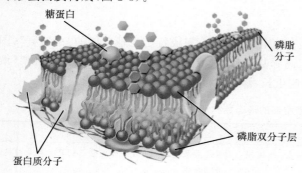

图 2-3 细胞膜的电镜结构示意图

1. 磷脂双分子层　磷脂分子有头尾两端，头部为亲水基团，尾端为疏水基团。磷脂分子的亲水端朝朝向膜的内、外表面，而疏水端则朝向膜的中间，形成特有的磷脂双分子层结构。在正常生理条件下，细胞膜呈液态，可以流动。

2. 膜蛋白质　为球形或椭圆形。附于膜内、外侧面的膜蛋白，称为表在蛋白质；嵌入膜内及跨越膜的蛋白，称为内在蛋白质或镶嵌蛋白质。膜蛋白在磷脂双分子层之间可自由移动，有利于执行多样化的功能。

3. 糖类　含量较少，主要是一些多糖。多糖与细胞膜的磷脂分子或膜蛋白结合形成糖脂或糖蛋白，其糖链部分常突出于细胞膜的外表面，形成细胞衣或糖衣。

（二）细胞膜的功能

细胞膜的功能是多方面的，且与膜的分子结构密切相关：①维持细胞的完整性，保持一定的细胞形态；②选择性通透作用，保持细胞内环境的相对稳定；③细胞膜受体功能；④构成细胞的支架；⑤与细胞识

链接

细胞膜与肿瘤

正常的细胞不能无限地增殖，而肿瘤细胞会无限增殖，与细胞膜分子结构的改变有关，各种肿瘤细胞都有粘连蛋白的缺失，使肿瘤细胞失去了原来正常细胞与细胞之间的黏着作用，如糖蛋白糖链的改变，就与肿瘤细胞的免疫逃避现象有关；而肿瘤细胞表面降解酶的改变，使细胞膜对蛋白质和糖的传递能力增强，为肿瘤细胞的分裂和增殖提供物质基础。

考点:细胞膜的分子结构、功能

7

别、代谢、调节控制、免疫、细胞粘连和细胞运动等有关。

二、细 胞 质

案例2-1

患者,女,52岁。因反复发作性意识丧失26年,四肢无力7年,言语不利2年,就诊当地医院,经检查诊断为"线粒体脑肌病"。

问题:1. 什么是线粒体?
     2. 线粒体的功能是什么?

案例 2-1 分析

线粒体是具有一定形态结构、完成特定生理功能的细胞器。线粒体对营养物质进行氧化,释放能量,是人体细胞的主要能量来源。

细胞质位于细胞膜与细胞核之间,是细胞完成多种生命活动的场所。包括**基质**、**细胞器**和**内含物**。

(一) 基质

基质是细胞质的基本成分,为透明的胶状物质,由可溶性蛋白质、糖、脂类、无机盐和大量水分组成。

考点:主要细胞器有哪些?各有何功能?

(二) 细胞器

细胞器是指悬浮在细胞质基质内具有一定形态结构、完成特定生理功能的"小器官"(图2-2)。细胞器有线粒体、核糖体、内质网、高尔基复合体、溶酶体、微体、中心体及细胞骨架(微管、微丝和中间丝)等。细胞器承担着细胞生长、修复和控制等复杂功能(表2-1)。

表 2-1　细胞器的形态结构和功能

细胞器	形态结构	功能
线粒体	粗线状或颗粒状,双层单位膜围成,外膜光滑、内膜折叠成嵴,含多种酶	对营养物质进行氧化,释放能量(ATP),满足细胞活动所需
核糖体	由 RNA 和蛋白质构成的椭圆形粒状小体	蛋白质的合成场所
内质网	粗面内质网(有核糖体附着)	合成和输送蛋白质
	滑面内质网(无核糖体附着)	与糖类、脂质、胆固醇激素的代谢与分泌有关,解毒
高尔基复合体	由扁平囊、大泡、小泡构成	对蛋白质进行加工、浓缩;形成分泌颗粒或溶酶体
溶酶体	膜性球泡状结构,内含多种酸性水解酶	消化分解细胞质内衰老的细胞器或被细胞吞噬的异物(如细菌)
微体	单位膜围成的内含过氧化氢酶的卵圆形小体	对细胞起保护作用
中心体	由中心粒和中心球组成	参与细胞分裂
细胞骨架	包括微管、微丝、中间丝	构成细胞支架,参与细胞运动和细胞分裂等

(三) 内含物

内含物是一些代谢产物或储存物,如肝细胞的糖原、脂肪细胞的脂滴、色素和分泌颗粒等。

三、细　胞　核

人体除了成熟的红细胞外,所有细胞均有细胞核。多数细胞只有 1 个细胞核,少数细胞为双核(如肝细胞),个别细胞为多核(如骨骼肌细胞)。细胞核的形状常与细胞的形态相适应,如球形和杆形的细胞,细胞核多为圆形和椭圆形。细胞核含有遗传信息分子,在一定程度上控制细胞的代谢、分化或增殖等活动。细胞核由**核膜、核仁、染色质**和**核基质**4 部分组成。

1. **核膜**　由两层单位膜组成。核膜外层有核糖体附着,有时同内质网膜相连。核膜上有核孔,是细胞核与细胞质之间进行大分子物质交换的通道。

2. **核仁**　圆球形,无膜包绕,主要化学成分为脱氧核糖核酸(DNA)、核糖核酸(RNA)和蛋白质,是合成核糖体的场所。

3. **染色质与染色体**　是同一物质的不同生理状态,染色质或染色体都是由 DNA 和蛋白质构成。染色质是分裂间期细胞核内可被碱性染料染色的物质;染色体是指细胞分裂时,染色质浓缩成的杆状或条状结构。染色体的数目是恒定的。人体细胞中有 46 条染色体,其中 44 条为常染色体,2 条为性染色体。性染色体决定人类的性别,在男性为 XY,在女性为 XX。每条染色体由两条纵向排列的染色单体构成,它们借着丝粒相连接。从着丝粒向两端伸出染色体臂,着丝粒的位置决定了染色体的形态。染色质或染色体中 DNA 是生物遗传的物质基础,DNA 分子上的某段碱基序列称作基因,它可经过复制遗传给子代,并通过转录和翻译合成细胞生命活动所需的各种蛋白质。

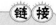

亲子鉴定

鉴定亲子关系目前用得最多的是 DNA 分型鉴定。人的血液、毛发、唾液、口腔细胞等都可用于亲子鉴定。一个人有 23 对(46 条)染色体,同一对染色体同一位置上的一对基因称为等位基因,一般一个来自父亲,一个来自母亲。只要作十几至几十个 DNA 位点检测,如果全部一样,就可确定亲子关系,如果有三个以上的位点不同,则可排除亲子关系,有一两个位点不同,则应考虑基因突变的可能,可加做一些位点的检测进行辨别。DNA 亲子鉴定,否定亲子关系的准确率几近 100%,肯定亲子关系的准确率可达到 99.99%。

4. **核基质**　核内透明的液态胶状物质,又称核液,其组成除含水、蛋白质和无机盐外,还有酸性蛋白质构成的核内骨架,对核的结构起支持作用。

考点:细胞核的组成

小结

细胞是人体形态结构、生理功能和生长发育的基本单位,可分为细胞膜、细胞质和细胞核 3 部分。细胞膜是磷脂双层分子层与嵌入的球形蛋白质构成的液态膜。细胞质包括基质、细胞器和内含物。细胞器包括线粒体、内质网、核糖体、高尔基复合体、溶酶体、微体、中心体、微管、微丝等。细胞核由核膜、核仁、染色质和核基质组成。核仁是合成核糖体的场所。人体细胞中有 46 条(23 对)染色体,44 条常染色体和 2 条性染色体(XX 或 XY)。

自测题

一、填空题

1. 人体生命活动的基本结构和功能单位是_____。

2. 光镜下,细胞可分为_____、_____和_____三部分。

3. 电镜下,细胞核可分为_____、_____、_____和_____4个部分。

4. 细胞膜的化学组成有_____、_____和_____,细胞膜的结构以_____为基架,其中镶嵌着具有多种生理功能的_____。

二、选择题

1. 高尔基复合体的主要功能是参与(   )
   A. 蛋白质的合成   B. 蛋白质加工
   C. 蛋白质消化   D. 能量转化
   E. 支持作用

2. 内含大量水解酶的结构是(   )
   A. 微体   B. 线粒体
   C. 中心体   D. 溶酶体
   E. 高尔基复合体

3. 合成蛋白质的场所是(   )
   A. 溶酶体   B. 中心体

C. 线粒体   D. 核糖体
E. 微体

4. 存在遗传物质的结构是(   )
   A. 核膜与核仁   B. 核膜与核液
   C. 核仁和核液   D. 核仁与染色体
   E. 染色质或染色体

5. 人体细胞正常染色体的数目为(   )
   A. 23 对常染色体,1 对性染色体
   B. 23 对常染色体,1 对 X 染色体
   C. 44 对常染色体,1 对性染色体
   D. 22 对常染色体,1 对性染色体
   E. 22 对常染色体,1 对 Y 染色体

三、简答题

1. 简述细胞内主要细胞器的功能。

2. 以液态镶嵌模型学说简述细胞膜的基本结构。

(黄翠微)

第三章

基 本 组 织

人体内许多结构和功能相似的细胞以及细胞间质共同构成**组织**。根据其结构和功能特点,可以分为**上皮组织**、**结缔组织**、**肌组织**和**神经组织**四大类。这四类组织是人体各个器官的基本结构成分,故又称为**基本组织**。

考点:人体组织的分类

第一节　上 皮 组 织

案例3-1

有1个10个月大的患儿,于3天前突然腹泻,水样粪便,呈蛋花汤样,无腥臭味,每日10次以上,伴有高热,体温38～39℃,时有呕吐,呕吐物呈凝乳块。体格检查:患儿前囟未闭,凹陷,高热面容,呈中度脱水貌,肠鸣音亢进。诊断:轮状病毒肠炎(又称秋冬季腹泻)。经补液,纠正水电解质紊乱,抗病毒等综合治疗,患儿于1周后痊愈出院。

问题: 1. 胃肠内表面被覆什么上皮?

　　　2. 该患儿消化管黏膜上皮病理改变和腹泻原因是什么?

案例3-1分析

胃肠内表面被覆单层柱状上皮。该患者消化道黏膜上皮中微绒毛遭到破坏,其微绒毛肿胀,排列紊乱和变短,致使小肠黏膜回收水和电解质功能受损,在肠腔内大量积聚而引起腹泻。

上皮组织简称**上皮**,由大量密集排列的上皮细胞和少量的细胞间质组成,具有保护、吸收、分泌、排泄和感觉等功能。根据其分布和功能的不同,上皮组织可分为**被覆上皮**、**腺上皮**和**特殊上皮**。

考点:上皮组织的结构特点、功能及分类

一、被 覆 上 皮

被覆上皮是指覆盖于身体的表面(如皮肤表皮)、衬贴于体腔(胸腔、腹腔、盆腔)和有腔器官(如呼吸道、消化道等)内表面的上皮。

(一) 被覆上皮的结构特点

一般所说的上皮组织是指**被覆上皮**,具有以下特点:①细胞数量多、排列紧密、细胞间质少。②上皮细胞具有明显的极性,即细胞朝向体表或有腔器官的腔面,称为**游离面**;与游离面相对的另一面称为**基底面**,其借助基膜与深层的结缔组织相连。③一般无血管和淋巴管,上皮细胞所需的营养物质靠深层的结缔组织内的血管供给。④分布有丰富的感觉神经末梢。

考点:被覆上皮的概念、结构特点、分类与分布

(二) 被覆上皮的分类和结构

被覆上皮根据细胞的排列层数和在垂直切面上细胞的形态结构不同进行分类(表3-1)。

表 3-1　被覆上皮的分类及主要分布

分类		主要分布
单层上皮	单层扁平上皮	内皮：在心、血管和淋巴管的内表面
		间皮：在胸膜、腹膜、心包膜的内表面
	单层立方上皮	肾小管、甲状腺滤泡等处
	单层柱状上皮	胃、肠和子宫等内表面
	假复层纤毛柱状上皮	呼吸道内表面
复层上皮	复层扁平上皮	角化的皮肤表皮
		未角化的口腔、食管、阴道的内表面
	变移上皮	肾盂、输尿管、膀胱的内表面

1. 单层扁平上皮　又称单层鳞状上皮，由一层扁平细胞构成（图 3-1 和图 3-2）。从上皮表面观察，细胞呈多边形，边缘锯齿状，互相嵌合，连接紧密，核椭圆形，位于细胞中央。从垂直切面观察，细胞扁薄，胞质少，只有细胞核的部分略厚。衬贴于心、血管和淋巴管腔内表面的单层扁平上皮，称为**内皮**（图 3-3）。内皮游离面光滑，有利于血液和淋巴液的流动及物质交换。分布在胸膜、腹膜和心包膜内表面的单层扁平上皮，称为**间皮**。间皮游离面湿润光滑，可减少器官间的摩擦，有利于器官的运动。

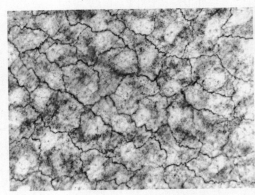

——扁平细胞

——结缔组织

图 3-1　单层扁平上皮模式图

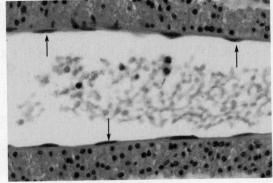

图 3-2　单层扁平上皮光镜图（表面观）

图 3-3　单层扁平上皮（血管内皮）
↓ 示内皮细胞核

2. 单层立方上皮　由一层近似立方形的细胞构成。从上皮表面观察，细胞呈多边形。在垂直切面上，细胞呈立方形，核圆，位于细胞中央（图 3-4 和图 3-5）。分布于肾小管、甲状腺滤泡等处，具有吸收和分泌功能。

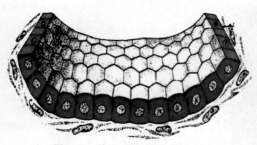

图3-4　单层立方上皮模式图

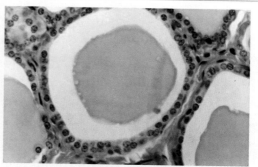

图3-5　单层立方上皮光镜图(甲状腺)

3. 单层柱状上皮　由一层菱柱状细胞紧密排列组成。从表面观察,细胞呈六边形或多边形;在垂直切面上,细胞呈柱状,核椭圆形,多靠近细胞基底部(图3-6和图3-7)。多分布于胃、肠、子宫、输卵管和胆囊等器官的腔面,具有吸收或分泌功能。分布在肠壁的单层柱状上皮,柱状细胞间常夹有单个的杯状细胞,分泌黏液,有润滑和保护上皮的功能。

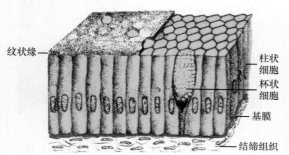

纹状缘——

柱状细胞
杯状细胞
基膜
结缔组织

图3-6　单层柱状上皮模式图

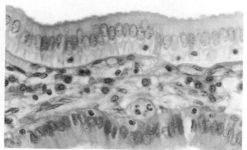

图3-7　单层柱状上皮(胆囊)

4. 假复层纤毛柱状上皮　由高矮不等的柱状细胞、锥形细胞、梭形细胞和杯状细胞组成,其中柱状细胞最多,游离面有纤毛。由于这4种细胞高矮不等,仅柱状细胞和杯形细胞的顶端能达到上皮的游离面,细胞核的位置不在同一平面上。在垂直切面上观察,有多层细胞核,形似复层,但细胞基底面均附着在同一基膜上,故实际为单层上皮(图3-8和图3-9)。该上皮主要分布在呼吸管道的内表面,具有重要的保护功能。

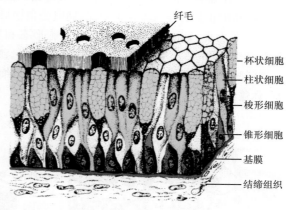

纤毛

杯状细胞
柱状细胞
梭形细胞
锥形细胞
基膜
结缔组织

图3-8　假复层纤毛柱状上皮

5. 复层扁平上皮　由多层细胞组成,是最厚的一种上皮。因表层细胞为扁平鳞片状,又称**复层鳞状上皮**(图3-10)。最表层的细胞已退化并不断脱落。基底层的细胞较幼稚,分裂能力旺盛,能不断补充表层脱落的细胞。分布在皮肤表皮的为复层扁平上皮,其表层细胞胞质含有大量角质蛋白,细胞干硬并不断脱落,称为**角化的复层扁平上皮**(图3-11);分布在口腔、咽、食管、阴道等处的复层扁平上皮,其

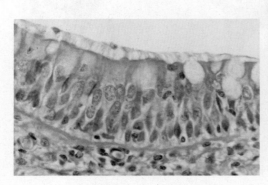

图 3-9 假复层纤毛柱状上皮光镜图(气管)

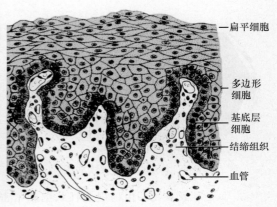

图 3-10 复层扁平上皮模式图

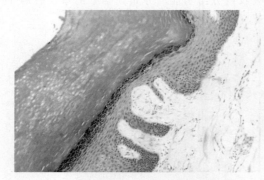

图 3-11 角化的复层扁平上皮光镜图(表皮)

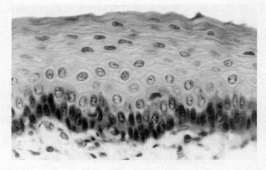

图 3-12 未角化的复层扁平上皮光镜图(食管)

表层细胞有细胞器,角质蛋白很少,称为**未角化的复层扁平上皮**(图 3-12)。复层扁平上皮具有耐摩擦和阻止异物侵入等保护功能,同时受损伤后也有很强的再生修复的能力。

6. 变移上皮 由多层细胞构成,且细胞形态和层数会随所在器官的充盈或空虚的状态变化而变化(图 3-13)。如膀胱空虚时,上皮变厚,细胞层数增多,细胞呈大的立方形(图 3-14);当膀胱充盈扩张时,上皮变薄,细胞层数减少,细胞形状也变扁(图 3-15)。其表层细胞大而厚,称**盖细胞**。

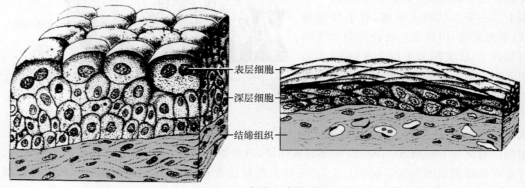

图 3-13 变移上皮模式图

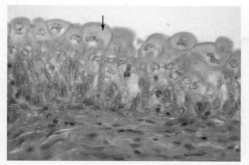

图 3-14 变移上皮光镜图(膀胱空虚时)
↓ 示盖细胞

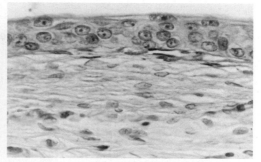

图 3-15 变移上皮光镜图(膀胱充盈时)

（三）上皮组织的特殊结构

1. 上皮细胞的游离面

（1）微绒毛：上皮细胞游离面的细胞膜和细胞质向细胞表面伸出的细小指状突起,只有在电镜下才能看清。具有活跃吸收功能的上皮细胞,如小肠吸收细胞和肾近端小管的上皮细胞,微绒毛多而长,且排列致密整齐,就是在高倍光镜下所见的纹状缘或刷状缘(图 3-16)。微绒毛的存在,大大增加了细胞的表面积,有利于细胞吸收物质。

（2）纤毛：上皮细胞游离面的细胞膜和细胞质伸出的能摆动的粗而长的突起,在光镜下即可看清,具有节律性定向摆动的特点。电镜下,纤毛外包有细胞膜,内为细胞质,胞质内含有纵向排列的微管,通过微管之间的滑动,使纤毛做定向节律性摆动,犹如麦浪起伏,把黏附在上皮表面的分泌物和颗粒状物质向一定方向推送。例如,呼吸道大部分的腔面为有纤毛的上皮,由于纤毛的定向摆动,可把被吸入的灰尘和细菌以痰的方式排出体外。

2. 上皮细胞的侧面 细胞的相邻面,细胞间隙很窄,细胞间质中含有钙黏蛋白,将相邻细胞黏合在一起。此外,细胞间结合更重要的结构是在细胞侧面分化形成特殊构造的细胞连接,只有在电镜下才能观察到。一般以柱状上皮细胞间的细胞连接最为发达,且构造最典型。细胞连接可分为**紧密连接**、**中间连接**、**桥粒**和**缝隙连接**(图 3-16 和图 3-17)。主要由相邻细胞局部特化的细胞膜、细胞质和细胞间隙组成,具有加强细胞间的连接和传递化学信息(缝隙连接)的作用。

上述细胞连接不仅存在于上皮细胞之间,还存在于肌细胞之间、骨细胞之间和神经细胞之间。以上 4 种细胞连接,如果有 2 种或 2 种以上的连接同时存在,则称为连接复合体。

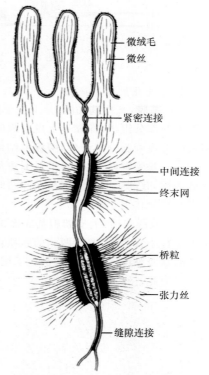

图 3-16 上皮细胞的特殊结构模式图

微绒毛
微丝
紧密连接
中间连接
终末网
桥粒
张力丝
缝隙连接

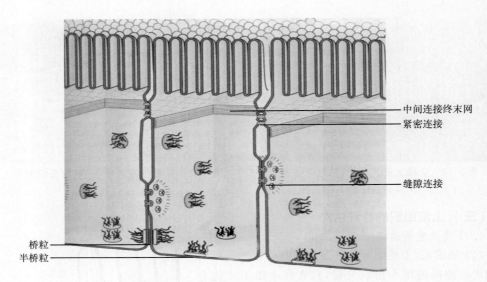

图 3-17　上皮细胞之间的连接立体模式图

3. 上皮细胞的基底面

（1）**基膜**：又称**基底膜**，是上皮细胞基底面与深部结缔组织之间的一层薄膜。在电镜下，基膜由两部分组成，即靠近上皮细胞的部分为**基板**，与结缔组织相连的部分为**网板**（图 3-18）。**基板**由上皮细胞分泌产生，**网板**由结缔组织中的成纤维细胞分泌产生，主要由网状纤维和基质构成。基膜有以下功能：①对上皮细胞有支持、连接和固定作用；②是一种半透膜，具有选择通透性，有利于上皮细胞与深部结缔组织间进行物质交换；③引导上皮细胞移动，影响细胞的增殖和分化。

（2）质膜内褶：上皮细胞基底面的细胞膜向细胞质内凹陷所形成的许多褶皱（图 3-19）。常见于肾小管等处，内褶两侧的胞质内含有许多与之平行排列的线粒体，共同构成了光镜下所见的基底纵纹。质膜内褶扩大了细胞基底部的表面积，有利于水和电解质的迅速转运。线粒体可为此过程提供能量。

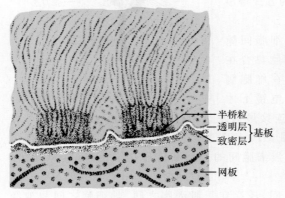

图 3-18　基膜（示基板和网板）

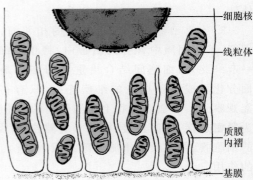

图 3-19　质膜内褶超微结构模式图

二、腺上皮和腺

（一）概念

腺上皮是由腺细胞组成的以分泌功能为主的上皮。

腺是以**腺上皮**为主要成分、具有分泌功能的器官,又称**腺体**。

（二）腺的分类

根据分泌物排出方式的不同,腺可分为**外分泌腺**和**内分泌腺**两类。**外分泌腺**有导管,其分泌物经导管排到体表或有腔器官的内表面,如汗腺、唾液腺等。**内分泌腺**无导管,其分泌物即激素直接渗透入血液或淋巴液中(见第十二章内分泌系统)。

外分泌腺根据腺细胞数目,可分为**单细胞腺**和**多细胞腺**。分泌黏液的杯状细胞就是一种典型的单细胞腺,人体绝大多数外分泌腺属于多细胞腺。多细胞腺一般由**分泌部**和**导管**两部分组成。根据导管有无分支,外分泌腺可分为**单腺**和**复腺**。分泌部的形状为管状、泡状或管泡状。根据导管和分泌部的形状,外分泌腺可分为单管状腺、单泡状腺、复管状腺、复泡状腺和复管泡状腺等(图 3-20 和图 3-21)。

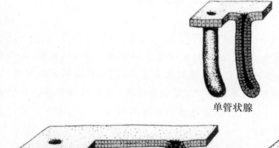

单管状腺

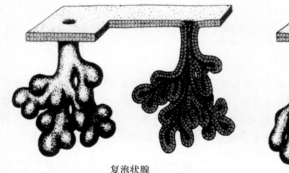

复泡状腺

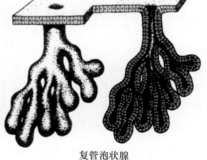

复管泡状腺

图 3-20 外分泌腺的形态分类

外分泌腺的形态和分类:

1. 分泌部 又称腺泡,是产生分泌物的结构,一般由单层腺细胞围成,中央有腔。

2. 导管 与分泌部直接通连的管道,管壁由单层或复层上皮构成。导管的主要功能是将分泌物排至体表或有腔器管腔面,有的导管上皮细胞还兼有吸收和分泌的功能。

考点:腺上皮与腺的概念、内分泌腺与外分泌腺的区别、外分泌腺的结构

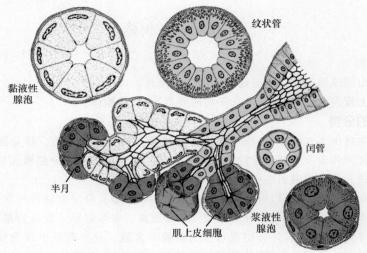

黏液性腺泡

纹状管

半月

肌上皮细胞

闰管

浆液性腺泡

图 3-21　混合性腺结构模式图(唾液腺)

第二节　结缔组织

案例3-2

患者,男,34岁,上唇部不慎被笔尖划伤后,次日晨起发现上唇部红肿伴剧痛,压痛,表面出现了几个小白点,局部活动受限,并伴有发热,体温 39℃。自服抗生素未见好转,伤后第 3 天来医院就诊。

查体:体温 39℃,上唇隆起呈紫红色,红肿弥散,界限不清,有多个脓栓,中央破溃坏死。其他系统检查未见异常。实验室检查:WBC 26×10⁹/L,N 0.90,医生诊断为蜂窝织炎。

问题:1. 疏松结缔组织中有几种细胞和纤维?

　　　2. 疏松结缔组织的结构特点是什么? 该患者皮肤红肿弥散不局限的原因是什么?

案例 3-2 分析

构成疏松结缔组织的细胞有成纤维细胞、巨噬细胞、浆细胞、肥大细胞、未分化的间质细胞和白细胞等七种,疏松结缔组织中有三种纤维,即胶原纤维、弹性纤维和网状纤维。本案例中由于疏松结缔组织具有细胞数量少,排列疏松,细胞间质多等特点,外加细菌分泌的酶可以分解疏松结缔组织内的物质,从而使细菌及其产生的毒素得以扩散,所以患者皮肤红肿弥散不局限。

表 3-2　结缔组织的分类及分布

分类	分布
固有结缔组织	
疏松结缔组织	细胞、组织、器官之间
致密结缔组织	皮肤真皮、器官被膜、肌腱、韧带
脂肪组织	皮下组织、器官之间、器官内
网状组织	淋巴组织、淋巴器官和骨髓
血液/淋巴液	心及血管内/淋巴管内
软骨/骨	气管、肋软骨、会厌、关节面等/骨骼

结缔组织是人体内分布最广泛的一种组织,由多种细胞和大量的细胞间质构成。细胞的类型和数量随结缔组织的类型不同而有差异。细胞间质由细胞产生,包括纤维、基质以及基质内的组织液。**广义的结缔组织**分类如表3-2。

狭义的结缔组织指**固有结缔组织**。结缔组织具有连接、支持、保护、营养、运输、防御和修复等功能。

结缔组织与上皮组织比较,具有如下结

构特点：①细胞数量少，种类多，功能不同，分散于细胞间质中，无极性；②细胞间质多，形态多样，功能复杂，包括无定性的基质、细丝状的纤维和不断循环更新的组织液，构成细胞生存的微环境；③结缔组织均由胚胎时期的间充质分化而来，不直接与外环境接触，因而又称为内环境组织；④一般都有血管分布。

考点： 结缔组织的分类及特点

一、固有结缔组织

（一）疏松结缔组织

疏松结缔组织广泛分布于器官之间、组织之间以及细胞之间，具有连接、支持、防御和修复等功能。其特点是基质丰富，细胞种类多而分散，纤维数量少，排列疏松，组织松软状如蜂窝，故又称**蜂窝组织**（图 3-22 和图 3-23）。外科常见的蜂窝织炎就是皮下疏松结缔组织所发生的急性弥漫性化脓性炎症。

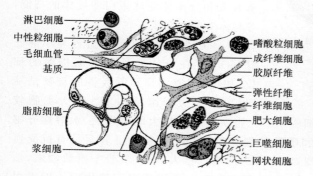

图 3-22 疏松结缔组织模式图

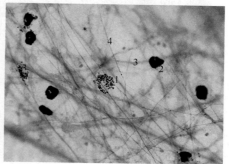

图 3-23 疏松结缔组织铺片
1. 巨噬细胞，2. 肥大细胞，3. 胶原纤维，
4. 弹性纤维

1. **细胞** 构成疏松结缔组织的细胞有成纤维细胞、巨噬细胞、浆细胞、肥大细胞、脂肪细胞、未分化的间充质细胞和白细胞等 7 种。各类细胞的分布和数量随其所在部位和功能状态的不同而不同。

（1）成纤维细胞：疏松结缔组织中最主要的细胞，数量多且分布广。功能活跃时，胞体大，多突起，核大，呈卵圆形，着色浅，核仁明显；胞质丰富，呈弱嗜碱性。HE 染色的标本上，细胞界限不清，常附着在胶原纤维上。电镜下，胞质内含有丰富的粗面内质网、游离核糖体和发达的高尔基复合体，表明该细胞合成和分泌蛋白质的功能旺盛。成纤维细胞能够合成疏松结缔组织中的各种纤维和基质。成纤维细胞功能处于静止状态时，称为纤维细胞。在创伤等情况下，纤维细胞可转变为功能活跃的成纤维细胞，执行合成和分泌功能，实现创伤修复。

（2）巨噬细胞：又称**组织细胞**，是人体内广泛存在的具有强大吞噬功能的免疫细胞，由血液中的单核细胞穿出血管分化而成。巨噬细胞的形态多样，随其功能状态不同而变化，一般为圆形或椭圆形。功能活跃时，巨噬细胞常伸出伪足而呈不规则形。胞核较小，呈圆形或椭圆形，着色深。胞质丰富，多呈嗜酸性，常含空泡或吞噬颗粒。电镜下，胞质内含有大量的**溶酶体、吞噬体和吞饮小泡**（图 3-24）。巨噬细胞具有定向变形运动和吞噬功能，还具有参与和调节免疫应答和活跃的分泌功能，能合成和分泌多种生物活性物质，如干扰素、补体、白细胞介素和溶酶体等。

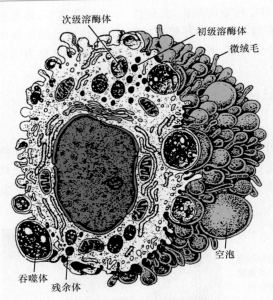

图 3-24 巨噬细胞超微结构模式图

（图中标注：次级溶酶体、初级溶酶体、微绒毛、空泡、残余体、吞噬体）

（3）浆细胞：在一般的结缔组织内较少，但在病原微生物或异体蛋白质容易入侵的部位，如消化道、呼吸道的结缔组织内及慢性炎症部位较多。浆细胞呈圆形或卵圆形，核圆，多偏居细胞一侧。染色质呈粗块状，沿核膜内呈辐射状排列，形似车轮状。胞质丰富，嗜碱性。电镜下，胞质内含有大量平行排列的粗面内质网、游离核糖体、发达的高尔基复合体和中心体。浆细胞来源于B淋巴细胞，在抗原的刺激下，B淋巴细胞被激活、增殖、分化为浆细胞，具有合成和分泌免疫球蛋白即抗体的功能，参与体液免疫应答。

（4）肥大细胞：常沿小血管和小淋巴管分布，多在身体与外界抗原接触的部位，如皮肤、消化管和呼吸道的管壁结缔组织内，肥大细胞特别多。肥大细胞较大，呈圆形或椭圆形。核小而圆，位于细胞中央。胞质内充满粗大的嗜碱性、水溶性分泌颗粒。颗粒内含有**肝素**、**组胺**、**白三烯**和**嗜酸粒细胞趋化因子**等物质。肝素具有抗凝血作用。组胺和白三烯能使微静脉及毛细血管扩张，通透性增大，细支气管平滑肌收缩，从而引起全身或局部的过敏反应，如荨麻疹、支气管哮喘等。嗜酸粒细胞趋化因子能吸引血液中的嗜酸性粒细胞向过敏反应部位迁移。嗜酸粒细胞具有抑制过敏反应的作用，从而减轻过敏反应。

（5）脂肪细胞：常单个或成群分布。胞体大，呈圆形或多边形，胞质内充满脂滴，其余胞质和细胞核被挤到细胞的一侧（图3-25）。在 HE 染色的标本上，脂滴已被溶解，细胞呈空泡状。脂肪细胞能合成和贮存脂肪，参与机体的脂类代谢。

（6）未分化的间充质细胞：常分布在小血管尤其是毛细血管周围，是保留在成体结缔组织内的一些原始的细胞，仍保留着间充质细胞多向分化的潜能。在炎症或创伤修复时，可大量进行增殖并分化为成纤维细胞、脂肪细胞、平滑肌和内皮细胞，参与结缔组织和小血管的修复。

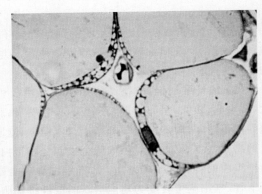

图 3-25 脂肪组织（示脂肪细胞）

（7）白细胞：血液内的白细胞，如中性粒细胞、嗜酸粒细胞、淋巴细胞等，受趋化因子的吸引，常以变形运动穿出毛细血管和微静脉，游走到疏松结缔组织内，参与免疫应答和炎症反应，行使防御功能。

2. 纤维　疏松结缔组织中有 3 种纤维，即**胶原纤维**、**弹性纤维**和**网状纤维**（图3-26）。

（1）胶原纤维：新鲜时呈白色，有光泽，又称白纤维，是结缔组织中数量最多的纤维。在 HE 染色的标本中，呈粉红色，胶原纤维粗细不等，直径 1～20μm，呈波浪形，有分支互相交织成网。胶原纤维的韧性大，抗拉力强。

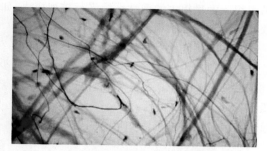

图 3-26　疏松结缔组织的纤维(红色为胶原纤维、黑色为弹性纤维)

（2）弹性纤维：新鲜时呈黄色，又称黄纤维，在 HE 染色的标本中，呈粉红色，不易与胶原纤维区分。弹性纤维较胶原纤维细，直径 0.2～1.0μm，有分支交织成网，主要化学成分是弹性蛋白。弹性纤维具有弹性，常与胶原纤维交织在一起，使疏松结缔组织既有弹性又有韧性，有利于所在组织和器官保持形态和位置的相对恒定，具有一定的可塑性。

（3）网状纤维：在 HE 染色的标本中不易显示，用银染法呈棕黑色，又称嗜银纤维。网状纤维细而分支多，直径 0.2～1.0μm，彼此交织成网。网状纤维在疏松结缔组织中很少，主要分布在结缔组织与其他组织交界处，如基膜的网板、毛细血管周围等。

3. 基质　基质是无定性的胶状物质，填充在细胞和纤维之间，其化学成分主要为蛋白多糖。大量蛋白多糖聚合体形成有许多微孔的分子筛，能阻止大于孔隙的大分子物质、细菌等通过，从而使基质成为限制细菌扩散的防御屏障。某些大于孔隙的细胞如溶血性链球菌和癌细胞等，由于能分泌透明质酸酶，破坏基质结构，故得以扩散。

4. 组织液　从毛细血管动脉端渗出到基质内的一部分液体，与组织细胞进行物质交换后，再经毛细血管静脉端或毛细淋巴管回流入血液或淋巴，这一部分液体称为**组织液**。组织液是细胞赖以生存的内环境，它不断循环更新，有利于血液与组织细胞进行物质交换，是细胞摄取营养物质和排出代谢产物的媒介。在某些病理情况下，组织液的渗出与回流的动态平衡被打破时，基质中的组织液含量或增多或减少，导致组织水肿或脱水。

考点：疏松结缔组织的组成和特点

（二）致密结缔组织

致密结缔组织的特点是：细胞数量很少，以成纤维细胞为主，纤维多而粗大，排列紧密。根据纤维的性质和排列方式可将其分为以下 3 种：

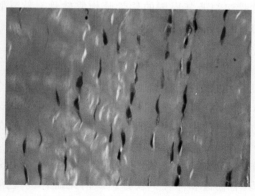

图 3-27　规则致密结缔组织光镜图
肌腱纵切面

1. 规则致密结缔组织　主要分布于肌腱和韧带等处，其大量密集的胶原纤维顺着应力方向平行排列成束，抗拉力强。纤维束之间有形态特殊的成纤维细胞，称为腱细胞（图 3-27）。

2. 不规则致密结缔组织　主要分布于皮肤的真皮、巩膜、硬脑膜及许多器官的被膜等处，其特点是粗大的胶原纤维纵横交织，排列致密，形成致密的三维网状结构，抵抗来自不同方向的拉力。纤维之间分布有少量基质和成纤维细胞（图 3-28）。

3. 弹性组织　以弹性纤维为主的致密结

缔组织。大量粗大的弹性纤维平行排列成束,如黄韧带和项韧带。弹性纤维间也分布有少量胶原纤维和成纤维细胞。

(三) 脂肪组织

脂肪组织由大量脂肪细胞聚集而成,并被少量疏松结缔组织分隔成许多脂肪小叶(图 3-25 和图 3-29)。主要分布在皮下组织、网膜、肠系膜、肾及肾上腺周围和黄骨髓等处,占成人体重的 15%~20%(男性)或 20%~25%(女性),是体内最大的储能库,具有储存脂肪、产生热量、维持体温、缓冲外力和填充固定等作用。

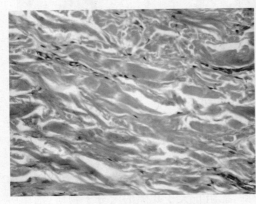

图 3-28　不规则致密结缔组织光镜图
皮肤的真皮

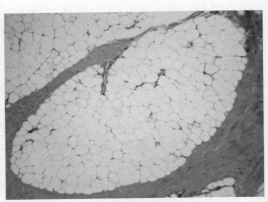

图 3-29　脂肪组织光镜图
示脂肪小叶

(四) 网状组织

网状组织由网状细胞、网状纤维和基质构成。网状细胞有很多突起,呈星状,相邻的网状细胞以突起互相连接成网。细胞核大而圆,染色浅,核仁明显。网状细胞具有产生网状纤维的功能。网状纤维细而有分支,沿网状细胞的胞体和突起分布并交织成网,成为网状细胞依附的支架。在体内,网状组织不单独存在,主要分布在骨髓、淋巴结、脾和淋巴组织等处,为血细胞的发生和淋巴细胞的发育提供适宜的微环境。

二、软骨组织与软骨

软骨组织由软骨细胞、基质和纤维构成。软骨组织及其周围的软骨膜构成软骨。软骨膜是致密结缔组织膜,对软骨起到营养、保护和促进生长发育等作用。

(一) 软骨组织的一般结构

1. **软骨细胞**　是软骨组织中唯一的细胞类型,位于软骨陷窝内。软骨细胞的大小、形态和分布有一定的规律。靠近软骨膜内表面的细胞为幼稚的软骨细胞,体小,呈扁圆形,常单个分布;靠近软骨中央部的细胞为成熟软骨细胞,体大,呈圆形或椭圆形,成群分布,多为 2~8 个细胞为一群存在于一个软骨陷窝内。它们是由一个幼稚的软骨细胞分裂增殖而来,故称为**同源细胞群**。软骨细胞具有合成和分泌软骨组织中纤维与基质的功能。

2. **细胞间质**　由软骨基质和纤维构成。软骨基质呈凝胶状,具有韧性,主要成分是蛋白、多糖和水。纤维包埋于软骨基质中,使软骨具有韧性和弹性。软骨组织内无血管、淋巴管和神经,由于软骨基质具有很强的通透性,从软骨膜上的血管渗出的营养物质可抵达软骨深部,营养软骨细胞。

（二）软骨的分类

根据软骨组织中所含纤维的不同,可将软骨分为**透明软骨**、**纤维软骨**和**弹性软骨**3 种(图 3-30 至图 3-32)。

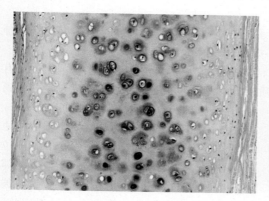

图 3-30 透明软骨

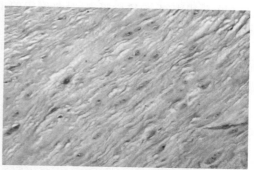

图 3-31 纤维软骨

1. 透明软骨 因新鲜时呈乳白色半透明状而得名,分布较广。构成胚胎早期暂时的骨架及成体的肋软骨、关节软骨、鼻软骨、大部分喉软骨、气管和支气管软骨等。其结构特点是:纤维成分主要是相互交织成网的胶原纤维,极细,且折光率与基质相近,故光镜下不易分辨。基质中含大量水分,这是透明软骨呈半透明的重要原因之一。

2. 纤维软骨 分布于椎间盘、关节盘、关节唇、耻骨联合及某些肌腱和韧带附着于骨的表面,新鲜时,呈不透明的乳白色。其结构特点是:基质内含有大量平行或交错排列的

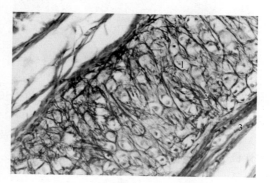

图 3-32 弹性软骨光镜图
1. 示软骨细胞,2. 示弹性纤维,3. 示软骨膜

胶原纤维束,因此具有较强的韧性;基质很少,呈弱嗜碱性;软骨细胞小而少,常成行排列于纤维束之间。

3. 弹性软骨 分布于耳郭、咽喉和会厌等处。其结构特点是:基质内含有大量交织成网的弹性纤维,故具有较强的弹性,新鲜时呈不透明的黄色。

考点:软骨的分类、特点及分布

三、骨组织与骨

骨是由骨组织、骨膜和骨髓构成的坚硬器官,具有支持、保护、运动等功能。此外,骨髓是血细胞发生的部位,骨中有大量钙和磷等物质,因此,骨是机体钙、磷的仓库。骨的内部结构符合生物力学原理,并可进行适应性的更新和改建。

（一）骨组织

骨组织是人体内最坚硬的组织之一,由多种细胞和大量钙化的细胞间质构成。钙化的细胞间质称为骨基质。骨组织的细胞类型包括骨祖细胞、成骨细胞、骨细胞和破骨细胞 4 种。其中骨细胞最多,位于骨组织内部,其余 3 种细胞均位于骨组织边缘。

1. 骨基质　即钙化的细胞间质,简称骨质,包括有机质和无机质两种成分。有机质由大量胶原纤维和少量无定形凝胶状的基质组成,使骨质具有韧性。无机质又称骨盐,主要以钙、磷元素为主,骨盐的主要存在形式为羟基磷灰石结晶,不溶于水,使骨质非常坚硬。

2. 骨组织的细胞

(1)骨祖细胞:位于骨膜内,是骨组织的干细胞。当骨组织生长、改建或骨折修复时,骨祖细胞分裂加速,不断分化为**成骨细胞**。

(2)成骨细胞:分布在骨组织的表面,具有活跃的分泌功能,能合成和分泌骨基质中的有机质,形成类骨质。类骨质经钙化后转变为骨质。当成骨细胞被其分泌的类骨质包埋并有钙盐沉积时,便成为**骨细胞**。

(3)骨细胞:单个分散于骨板内或骨板之间,是一种多突起的细胞。骨细胞的胞体位于骨陷窝内,细长的突起位于骨小管内,相邻骨细胞的突起借缝隙连接相连,骨小管则彼此连通。骨陷窝和骨小管内含少量组织液,可营养骨细胞并带走代谢产物(图3-33)。

(4)破骨细胞:散布在骨组织的边缘,是一种巨大的多核细胞。目前认为,破骨细胞是由多个单核细胞融合而成的。破骨细胞的主要功能是溶解和吸收骨基质,其与成骨细

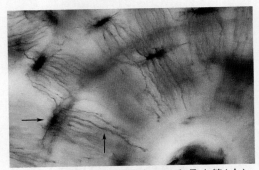

图 3-33　骨磨片示骨陷窝(→)和骨小管(↑)

胞在骨组织内相辅相成,共同参与骨组织的生长和重建、维持血钙的平衡。

(二) 骨松质和骨密质的结构特点

骨基质中的胶原纤维成层排列,并与骨盐及无定形基质紧密结合,构成板层状的结构,称为**骨板**(图3-34)。

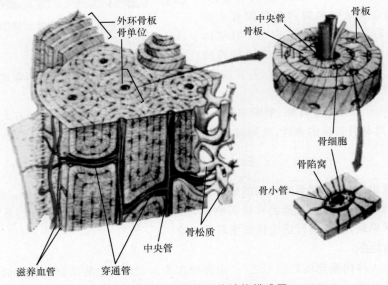

图 3-34　长骨骨干立体结构模式图

1.骨松质　在长骨两端的骨骺和骨干内表面、扁骨的板障和短骨的中心等处,骨板排列不规则,形成针状或片状骨小梁,它们交错成为多孔的立体网格样结构,网孔大小不一,称为**骨松质**。骨松质内充满红骨髓。

2.骨密质　在长骨骨干、扁骨和短骨的表层,骨板排列规则、相互紧密结合、层数多,构成**骨密质**。根据骨板的排列方式,可分为**环骨板**、**骨单位**和**间骨板**3种。

(1)环骨板:环绕于长骨骨干的内、外表面排列的骨板,分别称为**内环骨板**和**外环骨板**。外环骨板较厚,由数层或几十层骨板组成,排列较整齐;内环骨板较薄,仅由数层骨板组成,排列不如外环骨板规则。来自骨膜的血管、神经横穿环骨板时形成的骨性小管,称为穿通管。它与纵向走行的骨单位的中央管相连通,穿通管内的小血管、神经及组织液等可进入中央管。

(2)骨单位:又称**哈弗斯系统**,位于内、外环骨板之间,是长骨骨干内起支持作用的主要结构和营养单位(图3-34)。骨单位是由中央管和周围4～20层同心圆排列的环形骨板形成的圆筒状结构,其长轴与骨干长轴平行。同一骨单位内的骨小管相互连通,最内层的骨小管均开口于中央管,构成血管系统与骨单位中骨细胞之间物质交换的通路。

考点:骨组织的组成及骨单位的概念

(3)间骨板:位于骨单位之间或骨单位与内、外环骨板之间的骨板,是骨生长和改建过程中原有的骨单位或内、外环骨板未被吸收的残留部分。

四、血　　液

血液是在心血管内循环流动的液态结缔组织,由**血浆**和**血细胞**组成。健康成人循环血量约为5L,占体重的7%～8%。在盛有血液的试管中加入适量抗凝剂(如肝素或枸橼酸钠),经自然沉降或离心沉淀后,血液可分出3层:上层为淡黄色的**血浆**、下层为红细胞、中间的薄层为**白细胞**和**血小板**(图3-35)。

考点:血液的组成

(一) 血浆

血浆相当于细胞间质,约占血液容积的55%,其中90%是水,其余为血浆蛋白(白蛋白、球蛋白、纤维蛋白原)、酶、脂蛋白、脂滴、激素、无机盐和各种代谢产物等。血液凝固后析出淡黄色透明的液体,称为**血清**。血清的成分基本上与血浆一致,只是不含**纤维蛋白原**。

(二) 血细胞

血细胞约占血液容积的45%,包括红细胞、白细胞和血小板(表3-3)。血细胞形态结构的光镜观察,通常采用瑞特(Wright)或吉姆萨(Giemsa)染色的血涂片标本(图3-36)。

考点:血细胞的分类,功能及正常值

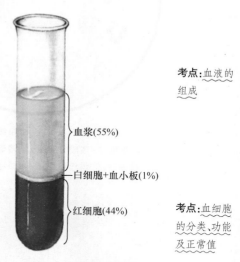

血浆(55%)
白细胞+血小板(1%)
红细胞(44%)

图 3-35　血液的组成

表 3-3　血细胞分类和正常值

分类		正常值	分类		正常值
红细胞		男性:$(4.0\sim5.5)\times10^{12}/L$		嗜碱粒细胞	$0\%\sim1\%$
		女性:$(3.5\sim5.0)\times10^{12}/L$	无粒白细胞	单核细胞	$3\%\sim8\%$
白细胞		$(4.0\sim10)\times10^{9}/L$		淋巴细胞	$25\%\sim30\%$
有粒白细胞	中性粒细胞	$50\%\sim70\%$	血小板		$(100\sim300)\times10^{9}/L$
	嗜酸粒细胞	$0.5\%\sim3\%$			

1. 红细胞 是数量最多的血细胞。在扫描电镜下,红细胞呈双面凹的圆盘状,直径7～8μm,中央较薄,周缘较厚(图3-38)。故在光镜下观察血涂片中的红细胞,发现其中央染色较浅、周缘较深(图3-37)。成熟的红细胞无细胞核和细胞器,胞质内充满**血红蛋白**(Hb)。正常成人血液中血红蛋白的含量:男性120～150g/L,女性110～140g/L。血红蛋白具有结合与运输 O_2 和 CO_2 的功能。所以足够的血红蛋白含量能保证全身组织和细胞所需 O_2 的供给,并运走组织细胞所产生的 CO_2,以保证机体正常的代谢平衡。外周血中除大量成熟红细胞以外,还有少量未完全成熟的红细胞,称为**网织红细胞**(图3-39)。成人为红细胞总数的0.5%～1.5%,新生儿为3%～6%。用煌焦油蓝染色,可见网织红细胞的胞质还残留有部分核糖体,表明网织红细胞仍有合成血红蛋白的功能。网织红细胞的计数在临床上可作为衡量红骨髓造血功能的一项指标。红细胞的平均寿命约为120天,衰老的红细胞被肝、脾等处的巨噬细胞所吞噬。

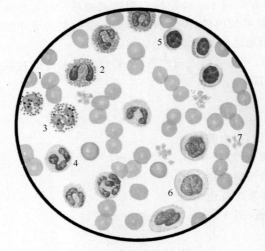

图3-36 各种血细胞

1. 红细胞,2. 嗜酸粒细胞,3. 嗜碱粒细胞,4. 中性粒细胞,5. 淋巴细胞,6. 单核细胞,7. 血小板

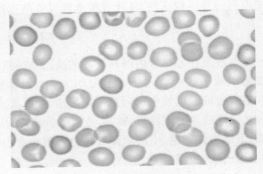

图3-37 红细胞光镜图

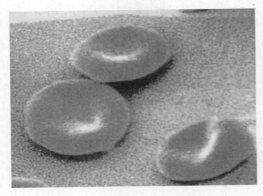

图3-38 红细胞扫描电镜图

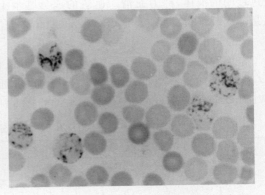

图3-39 人血涂片示网织红细胞(煌焦油蓝染色)

血常规、贫血的概念

血常规：血细胞的形态、数量、百分比和血红蛋白含量的测定结果称为血常规。患病时,血常规常有显著变化,故检查血常规对了解机体状况和诊断疾病有重要意义。

贫血：外周血中红细胞数少于3.0×10^{12}/L或Hb低于100g/L,称为贫血。引起贫血的原因很多,包括造血材料的缺乏、长期慢性失血、造血功能障碍等。因此,贫血常是一种症状,而非具体疾病。但不同类型贫血,都有共同的临床表现,最早出现的症状是疲乏、困倦、软弱无力、皮肤苍白、面色无华。但检查患者不能只看脸色,较可靠的方法是观察指甲、睑结膜、口腔黏膜和舌质。对贫血患者应查找原因,消除贫血的病因是治疗的首要原则。

2. 白细胞　能做变形运动,具有防御和免疫功能。白细胞数量男女无明显差别,但婴幼儿略高于成人。光镜下,根据白细胞质有无特殊颗粒,可分为**有粒白细胞**和**无粒白细胞**。有粒白细胞又根据颗粒的嗜色性,分为**中性粒细胞**、**嗜酸粒细胞**和**嗜碱粒细胞**。无粒白细胞包含**单核细胞**和**淋巴细胞**两种。

（1）中性粒细胞：是数量最多的白细胞。细胞直径$10 \sim 12\mu m$,呈球形。核的形态多样,呈弯曲杆状或分叶状。细胞核一般为$2 \sim 5$叶,叶间有细丝相连,正常人以$2 \sim 3$叶者居多(图3-40和图3-41)。在某些疾病情况下,如急性炎症感染,杆状核与2叶核的细胞增多,称为核左移。$4 \sim 5$叶核的细胞增多,则为核右移,表明细胞趋近衰老。细胞质中充满

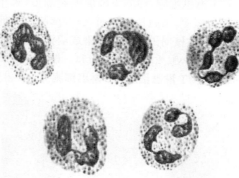

图3-40　中性粒细胞模式图

细小而分布均匀的淡紫红色颗粒,内含多种水解酶。中性粒细胞具有很强的趋化作用、变形运动和吞噬功能。当机体受到某些细菌感染时,白细胞总数增加,中性粒细胞的比例也显著提高。中性粒细胞在吞噬、分解细菌等异物后,其本身也变性坏死成为脓细胞。

（2）嗜酸粒细胞：细胞呈球形,直径$10 \sim 15\mu m$。核常分2叶。胞质内充满粗大而分布均匀的橘红色嗜酸性颗粒,内含有组胺酶和多种酸性水解酶(图3-42)。嗜酸粒细胞能吞噬抗原-抗体复合物,灭活组胺或抑制其释放,从而减轻过敏反应,还可杀灭寄生虫或虫卵。因此在患过敏性疾病或寄生虫感染时,血液中嗜酸粒细胞数量明显增多。

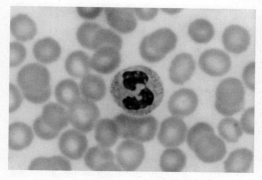

图3-41　人血涂片示中性粒细胞

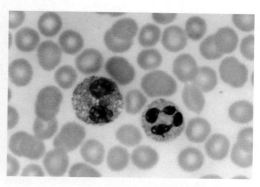

图3-42　人血涂片示嗜酸粒细胞(左)

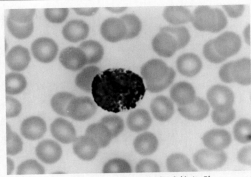

图 3-43　人血涂片示嗜碱粒细胞

（3）嗜碱粒细胞：细胞呈球形，直径 $10\sim12\mu m$。光镜下，核呈"S"形或不规则形，胞质内充满大小不等、分布不均的蓝紫色嗜碱性颗粒，内含有**肝素**、**组胺**和**白三烯**等，功能与肥大细胞相似，参与过敏反应（图 3-43）。

（4）单核细胞：是体积最大的白细胞，直径 $14\sim20\mu m$，呈圆形或椭圆形。光镜下，胞核呈卵圆形、肾形、马蹄形或不规则形等。胞质较多，弱嗜碱性，染成淡灰蓝色（图 3-44）。单核细胞在血液中停留 12~48 小时，后进入结缔组织或其他组织，分化为巨噬细胞等，具有活跃的变形运动、明显的趋化性和一定的吞噬功能。

（5）淋巴细胞：细胞呈圆形或椭圆形，大小不等，直径 $6\sim20\mu m$，分大、中、小 3 种。小淋巴细胞数量最多，细胞核圆形而大，占细胞的大部，一侧常有小凹陷，染色质致密呈块状，着色深；胞质很少，在核周围，嗜碱性，染成蔚蓝色。中淋巴细胞和大淋巴细胞的核椭圆形，染色质较疏松，着色较浅，胞质较多（图 3-45）。根据淋巴细胞的发生部位、表面特征、寿命长短和免疫功能的不同，可分为**T 淋巴细胞**和**B 淋巴细胞**等。T 淋巴细胞参与细胞免疫，B 淋巴细胞参与体液免疫。

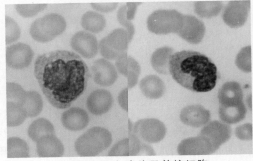

图 3-44　人血涂片示单核细胞

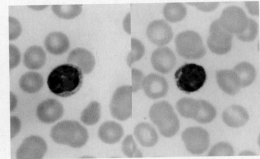

图 3-45　人血涂片示淋巴细胞

3．血小板　又称为**血栓细胞**（图 3-46 和图 3-47），它是从骨髓巨核细胞脱落下来的胞质小块。血小板体积甚小，直径 $2\sim4\mu m$，呈双凸扁盘状。在血涂片中，血小板常呈不规则形，聚集成群。血小板具有止血和凝血功能。当血小板低于 $100\times10^9/L$ 时会导致皮下出血，临床上称为血小板减少性紫癜。

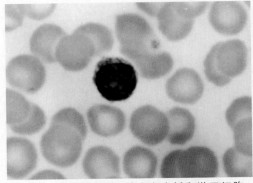

图 3-46　人血涂片示单个血小板和淋巴细胞

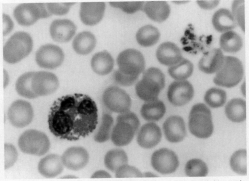

图 3-47　人血涂片示聚集的血小板和嗜酸粒细胞

第三节 肌 组 织

> 患者,男,25岁,于2个月前打球摔倒,左小腿骨折,经过医院的及时复位、石膏固定治疗后,在家长期卧床休息。近日到医院复查情况为:骨折愈合良好。近日要求拆取石膏。体格检查:心率、呼吸、血压正常。取掉石膏后发现左下肢明显变细,肌肉收缩力下降,不能支撑身体重量。
>
> **问题:**1. 造成该患者左下肢变细的原因是什么?
>
> 　　　2. 试述骨骼肌纤维的形态、一般结构。

案例 3-3 分析

本案例中由于患者骨折后经石膏固定,须长时间卧床休息,导致下肢不能运动,肌纤维变细,肌肉萎缩所致。骨骼肌纤维呈细长圆柱状,紧贴肌膜内表面排列有几十个甚至数百个细胞核,呈扁椭圆形。肌质内含有大量与肌纤维长轴平行排列的肌原纤维,每条肌原纤维上有明暗相间、交替重复排列的横带,分别将其称为明带和暗带。

肌组织主要由肌细胞构成。肌细胞之间有少量的结缔组织、血管、神经和淋巴管等。肌细胞因呈细长纤维状,又称**肌纤维**,其细胞膜称**肌膜**,细胞质称**肌质**。

肌组织分**骨骼肌**、**心肌**和**平滑肌**3 种。前两种肌纤维有明暗相间的横纹,属横纹肌。骨骼肌受躯体运动神经支配,其舒缩运动受意识支配称为**随意肌**;心肌和平滑肌受内脏运动神经支配,其运动不受意识支配称为**不随意肌**。

考点:肌组织的分类

一、骨 骼 肌

骨骼肌主要由骨骼肌纤维构成,附着于头颈、躯干和四肢等处的骨骼上。每一块完整的骨骼肌都是一个器官,由许多平行排列的骨骼肌纤维组成。

(一)骨骼肌纤维的一般结构

骨骼肌纤维呈细长圆柱状,不同部位的骨骼肌纤维长短、粗细均不同。紧贴肌膜内表面排列有几十个甚至数百个细胞核,呈扁椭圆形(图 3-48 和图 3-49)。肌质内含有大量与肌纤

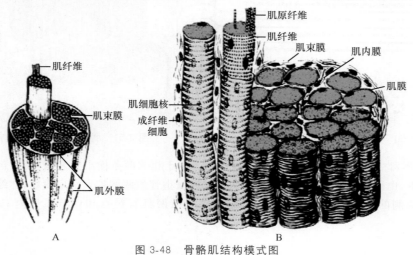

图 3-48　骨骼肌结构模式图

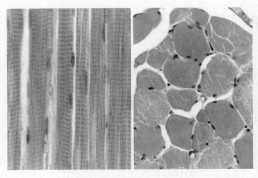

图 3-49　骨骼肌纤维光镜图(左为纵切，
右为横切)

维长轴平行排列的肌原纤维,每条肌原纤维上有明暗相间、交替重复排列的横带,分别将其称为明带(I带)和暗带(A带)。在同一肌纤维中,所有肌原纤维的明带和暗带都互相对齐,构成了骨骼肌纤维光镜下可见的明暗相间的横纹。在电镜下,位于暗带中央,有一着色较浅的窄带,称为H带,其中央有一条深色的线,称为M线;在明带的中央有一着色较深的细线,称为Z线。两条相邻的Z线之间的一段肌原纤维,称为**肌节**,由 1/2 明带＋1 暗带＋1/2 明带所组成。肌节是肌原纤维结构和功能的基本单位(图 3-50)。

(二) 骨骼肌纤维的超微结构

1. 肌原纤维　由粗、细两种肌丝有规律地交替排列而成。粗肌丝位于肌节的暗带,其中央固定于M线,两端游离。细肌丝一端固定于Z线上,另一端伸入粗肌丝之间,止于H带的外缘。因此,明带内只有细肌丝,暗带中央的H带内只有粗肌丝,而H带两侧的暗带内既有粗肌丝又有细肌丝。骨骼肌收缩时,细肌丝及其所固着的Z线向暗带的中央滑行,明带变短,肌节缩短。

2. 横小管　又称**T小管**(图 3-51),是肌膜向肌质内凹陷而成的小管网,围绕在每条肌原纤维的周围,与肌纤维长轴垂直分布。人的横小管位于明带与暗带交界处,其功能是将肌膜表面的兴奋迅速传至每一个肌节。

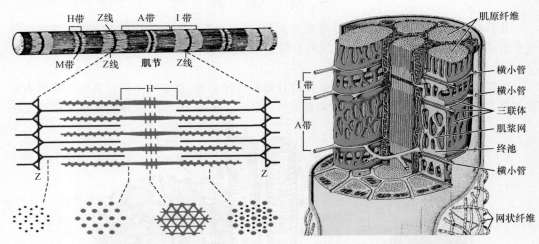

图 3-50　骨骼肌纤维逐级放大示意图　　　　图 3-51　骨骼肌超微结构模式图

3. 肌质网　是肌纤维内特化的滑面内质网。位于相邻两条横小管之间,纵行包绕在肌原纤维的周围,也称纵小管或L小管。肌质网在靠近横小管的两侧扩大呈扁囊状,称**终池**。每条横小管及两侧的终池合称为**三联体**(图 3-51)。肌质网具有贮存和调节肌质内 Ca^{2+} 浓度的作用。

二、心 肌

心肌主要由心肌纤维构成,分布于心壁和临近心脏的大血管壁上,能产生自动节律性收缩,收缩缓慢持久,不易疲劳。

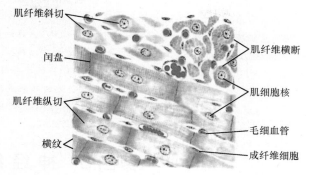

图 3-52　心肌纤维光镜结构模式图(示纵切和横切)

(一)心肌纤维的一般结构

心肌纤维呈短圆柱状,有分支,互相连接成网状。心肌纤维一般只有 1 个椭圆形的细胞核,位于细胞的中央。相邻心肌纤维的连接处染色较深,称为**闰盘**,是心肌的特征性结构。心肌纤维也有明暗相间的横纹,但不如骨骼肌纤维的明显(图 3-52)。

(二)心肌纤维的超微结构

心肌纤维的超微结构与骨骼肌纤维相似,也含有粗肌丝和细肌丝及其肌节。心肌纤维有以下特点:①肌质网不如骨骼肌的发达,终池小而少,横小管多与一侧的终池形成二联体;②横小管较粗,位于 Z 线水平;③闰盘位于 Z 线水平,有中间连接、桥粒和缝隙连接,分别使心房肌或心室肌同步舒缩,另外还允许离子及小分子物质通过(图 3-53)。

考点:心肌纤维的一般结构和超微结构特点

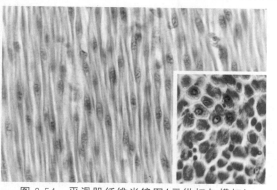

图 3-53　心肌纤维超微结构模式图

三、平 滑 肌

平滑肌主要由平滑肌纤维构成,广泛分布于内脏中空器官和血管壁内。此外,皮肤的立毛肌、眼球壁的睫状肌、瞳孔括约肌和瞳孔开大肌也属于平滑肌。

光镜下,平滑肌纤维呈长梭形,无横纹,长短不一,细胞中央有一个杆状或长椭圆形

的细胞核。平滑肌纤维多数是成层或成束分布的,在同一层内,相邻的平滑肌纤维彼此平行排列并互相嵌合(图 3-54)。

电镜下,相邻平滑肌间有缝隙连接,以至于平滑肌兴奋时,神经冲动可以迅速从一个细胞扩散到另一个细胞,使成束、成层的平滑肌同步收缩,很好地完成某一生理功能。平滑肌收缩缓慢持久,不易疲劳。

图 3-54　平滑肌纤维光镜图(示纵切与横切)

考点:平滑肌纤维的光镜结构特点

第四节 神经组织

案例3-4

患者,男,56岁。主诉:左侧肢体瘫痪半天。现病史:晨起时发现左侧肢体无力及麻木,头痛,无恶心、呕吐,能独立行走。但肢体无力逐渐加重。中午时左侧肢体完全不能动,头痛明显,轻度恶心但无呕吐。发病以来神志清楚,无饮水呛咳及吞咽困难,大、小便无异常。既往史:高血压史10余年,无糖尿病史。经作各项检查后确诊为:脑血栓形成。

问题:1. 出现肢体瘫痪应为哪一种神经元受损伤?

2. 神经元的结构特征包括哪些? 如何分类?

考点:神经组织的组成及功能

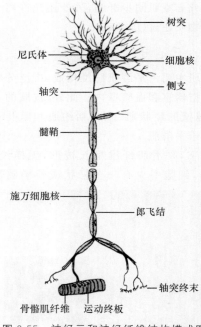

图 3-55 神经元和神经纤维结构模式图

（标注：树突、尼氏体、细胞核、侧支、轴突、髓鞘、施万细胞核、郎飞结、轴突终末、骨骼肌纤维、运动终板）

神经组织是构成**神经系统**的主要成分,由**神经细胞**和**神经胶质细胞**组成。神经细胞又称为**神经元**,是神经系统结构和功能的基本单位,彼此相互联系形成复杂的神经网络,具有接受刺激、整合信息、传导冲动的功能。神经胶质细胞的数量是神经元的10~50倍,对神经元起支持、保护、营养和绝缘等作用。

一、神 经 元

（一）神经元的结构

神经元形态多样,大小不等,但都包含**胞体**和**突起**两部分(图 3-55)。

1. 胞体 形态多样,有圆形、星形、锥体形和梭形等。神经元的胞体由细胞膜、细胞质和细胞核组成,是神经元功能活动中心。细胞核大而圆,着色浅,位于细胞的中央,核仁大而明显(图3-56)。胞质内除有一般细胞器外,还有尼氏体和神经原纤维。

（1）细胞膜:可兴奋膜,能接受内外环境的刺激,产生和传导冲动。

（2）细胞质:光镜下,可观察到其特征性结构有尼氏体和神经原纤维。①尼氏体:又称为

嗜染质,是神经元胞质内一种强嗜碱性的物质。光镜下呈小块状或颗粒状;电镜下,尼氏体由丰富的、平行排列的粗面内质网和游离核糖体构成,表明神经元具有活跃的蛋白质和神经递质合成功能。②神经原纤维:在镀银染色切片中,神经原纤维呈棕黑色细丝,相互交织成网(图 3-57)。神经原纤维构成神经元的细胞骨架,除有支持神经元的作用外,还与营养物质、神经递质及离子的运输有关。

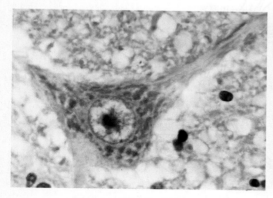

图 3-56 脊髓运动神经元
示细胞核和核仁

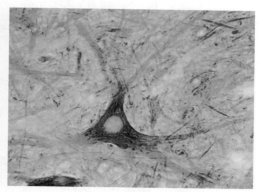

图 3-57 神经元中的神经原纤维(镀银法)

2. 突起 由神经元的细胞膜和细胞质向细胞表面突起而成,分为**树突**和**轴突**。

(1)树突:每个神经元有一个或多个树突,形如树枝状,在其分支上有树突棘。树突内胞质的结构与胞体基本相似。树突的主要功能是接受刺激,而树突和树突棘极大地扩展了神经元接受刺激的表面积。因此,神经元接受信息、整合信息的能力与其树突的分支程度以及树突棘的数目有密切关系。

(2)轴突:每个神经元只有一个轴突。短者仅数微米,长者可达 1 米以上。光镜下可见轴突的起始处为圆锥形,称轴丘,此处无尼氏体,故染色浅。轴突末端的分支较多,形成轴突终末。轴突的主要功能是传导神经冲动。

考点:神经元的形态结构

(二) 神经元的分类

1. 根据神经元的形态 可分为 3 类(图 3-58)。①**多极神经元**:有一个轴突和多个树突。②**双极神经元**:有一个轴突和一个树突。③**假单极神经元**:从胞体仅发出一个突起,随后分为两支,一支进入脑或脊髓称中枢突;一支分布于外周的其他组织和器官称为周围突。

2. 根据神经元的功能 可分为 3 类(图 3-59)。①**感觉神经元**:也称传入神经元,多为假单极神经元,能接受机体内、外环境的刺激,并将刺激转化为冲动传入中枢。②**运动神经元**:也称传出神经元,一般为多级神经元,能将脑或脊髓产生的冲动传出至周围的效应器如肌和腺体,调节它们的活动。③**中间神经元**:也称联络神经元,位于感觉神经元和运动神经元之间,主要为多

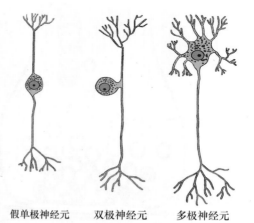

假单极神经元　　双极神经元　　多极神经元

图 3-58 神经元的形态

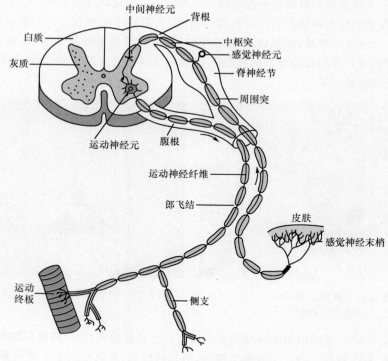

图 3-59　神经元的功能

极神经元,起信息加工和传递作用。机体对刺激所作出的反应都需要这 3 类神经元参与,它们和感受器、效应器共同构成反射弧。动物的进化程度越高,中间神经元的数量越多。人的中间神经元占神经元总数的 99% 以上,在中枢神经系统内形成错综复杂的神经元网络,是学习、记忆和思维的基础。

考点:神经元的分类

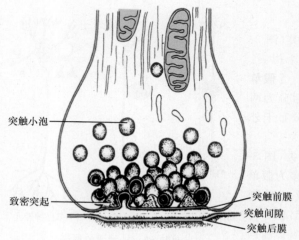

图 3-60　化学突触超微结构模式图

（三）突触

突触是神经元与神经元之间,或神经元与效应细胞之间一种特化的细胞连接方式,是神经元传递信息的重要结构。神经冲动只有通过突触,才能由一个神经元传到另一个神经元。

根据传递信息的方式不同,突触分为**化学突触**和**电突触两类**。其中,**化学突触**是以神经递质作为传递信息的媒介,是最常见的突触。电突触是以生物电讯号(电流)作为信息媒介,低等动物比较发达,哺乳动物和人少有。

在电镜下,**化学突触**由**突触前部**、**突触间隙**和**突触后部**3 部分构成(图 3-60)。突触前部由神经元轴突末梢的膨大部构成,突触后部是与突触前部相对的树突或胞体的一部分,两者之间的间隙为突触间隙,有 $15\sim30nm$ 宽。突触前、后部彼此相对的膜局部增厚,分别称为突触前膜和突触后膜。突触前部内含大量突触小泡和线粒体等。突触小泡内含有多种神经递质。突触后膜上有特异性神经递质受体,一种受体只能与一种神经递质相结合。

当神经元产生的神经冲动沿着轴突膜传递到突触前部时,突触小泡移近突触前膜并与之融合,通过胞吐方式将神经递质释放到突触间隙内,并与突触后膜上的相应受体结合,从而引起突触后神经元的兴奋或抑制。使突触后神经元发生抑制的突触,称为抑制性突触。化学突触在神经元之间的冲动传递是单向传导。

考点: 突触的概念及结构

二、神经胶质细胞

神经胶质细胞是中枢神经系统中除神经元之外的另外一大类细胞,广泛分布于神经元与神经元之间、神经元与非神经元之间,具有支持、营养、分隔、绝缘作用,以保证信息传递的专一性和不受干扰性。神经胶质细胞可分为中枢神经系统的神经胶质细胞和周围神经系统的神经胶质细胞。中枢神经系统的神经胶质细胞包括星形胶质细胞、少突胶质细胞、小胶质细胞和室管膜细胞。周围神经系统的神经胶质细胞包括施万细胞和卫星细胞(表3-4)。

表 3-4 神经胶质细胞的分类与功能

	类型	功能
中枢神经系统	星形胶质细胞	起支持和绝缘作用,参与构成血-脑屏障
	少突胶质细胞	形成中枢神经系统有髓神经纤维的髓鞘
	小胶质细胞	来源于血液中的单核细胞,具有吞噬功能
	室管膜细胞	起支持和保护作用,参与脑脊液的形成
周围神经系统	施万细胞	形成周围神经系统有髓神经纤维的髓鞘
	卫星细胞	保护神经元

考点: 神经胶质细胞的分类及功能

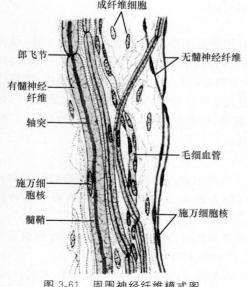

图 3-61 周围神经纤维模式图
示髓鞘、郎飞节

（标注：成纤维细胞、郎飞节、有髓神经纤维、轴突、施万细胞核、髓鞘、无髓神经纤维、毛细血管、施万细胞核）

三、神经纤维

神经纤维由神经元的长突起和包绕在其外面的神经胶质细胞构成。根据其有无髓鞘,可分为**有髓神经纤维**和**无髓神经纤维**。

(一) 有髓神经纤维

有髓神经纤维是由神经元的长突起外包髓鞘构成。髓鞘呈节段性包绕轴突,相邻两个节段间无髓鞘的狭窄处,称**神经纤维节(郎飞节)**(图3-61)。

有髓神经纤维的神经冲动是通过郎飞节处裸露的轴膜呈跳跃式传导的,即从一个郎飞节跳跃到下一个郎飞节,故传导速度很快。

(二) 无髓神经纤维

无髓神经纤维外无髓鞘,也无郎飞节,故神经冲动不作跳跃式传导,而是沿着细胞膜连续传导,故其传导速度较慢。

考点: 神经纤维的概念及分类

四、神经末梢

神经末梢是周围神经纤维的终末部分,遍布全身各组织、器官,形成各种末梢装置。根据其功能不同,神经末梢可分为**感觉神经末梢**和**运动神经末梢**。

(一) 感觉神经末梢

感觉神经末梢是指觉神经纤维的末端,又称为**感受器**,能感受各种内、外环境的刺激,并将其转化为神经冲动,通过感觉神经纤维传到中枢,产生感觉。根据形态结构不同,可分为**游离神经末梢**和**有被囊神经末梢**。

1. 游离神经末梢 由较细的有髓或无髓神经纤维的终末部分反复分支而成,其细支裸露,广泛分布于皮肤表皮、角膜和毛囊的上皮细胞之间,或分布在各型结缔组织内,如真皮、骨膜、脑膜、血管外膜、关节囊、肌腱、韧带、筋膜和牙髓等处(图 3-62)。游离神经末梢能感受触、压、痛、温觉的刺激。

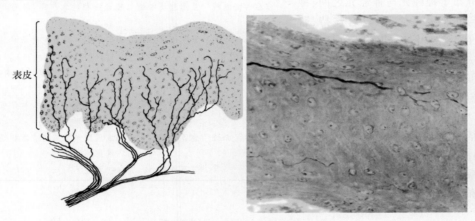

表皮

图 3-62 游离神经末梢

2. 有被囊神经末梢 即神经末梢的外面包有结缔组织形成的被囊。①触觉小体:呈卵圆形,长轴与皮肤表面垂直,分布于皮肤真皮乳头层内,以手指和足趾掌侧的皮肤内最多,能感受应力刺激,参与产生触觉(图 3-63)。②肌梭:呈梭形(图 3-64),分布于骨骼肌内,能感受肌纤维的舒缩变化,调节骨骼肌纤维的张力。故肌梭是调控骨骼肌活动的本体感受器。③环层小体:呈圆形或椭圆形,广泛分布在皮下组织、腹膜、肠系膜、韧带和关节囊等处(图 3-65)。环层小体能感受较强的应力,参与产生压觉和振动觉。

(二) 运动神经末梢

运动神经末梢是运动神经纤维的末端,分布于肌组织和腺体内,支配肌细胞的收缩和调节腺体的分泌,又称为效应器。运动神经末梢可分为躯体运动神经末梢和内脏运动神经末梢。

1. 躯体运动神经末梢 分布于骨骼肌并支配骨骼肌运动的神经末梢,因与骨骼肌连接时形成椭圆形板状隆起,故又称为运动终板(图 3-66 和图 3-67)。

2. 内脏运动神经末梢 分布于内脏及血管的平滑肌、心肌和腺体等处的神经末梢,与效应细胞构成突触结构。支配平滑肌、心肌的舒缩运动和调节腺体的分泌。

考点:神经末梢的分类及功能

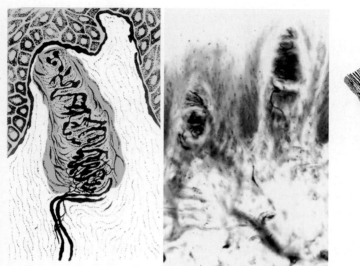

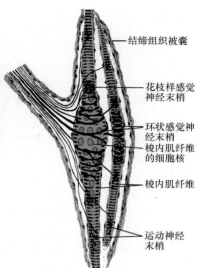

图 3-63 触觉小体(右为模式图,左为光镜结构)

图 3-64 肌梭模式图

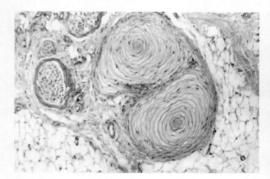

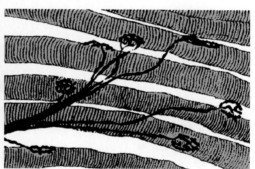

图 3-65 环层小体光镜图

图 3-66 运动终板模式图

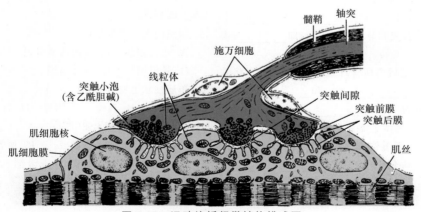

图 3-67 运动终板超微结构模式图

链接

神经递质

　　突触传递是通过突触前膜释放化学递质来完成的。一个化学物质被确认为神经递质,应符合以下条件:①在突触前神经元内具有合成递质的前体物质和酶系;②递质贮存于突触小泡内,当兴奋冲动抵达神经末梢时,小泡内递质能释放入突触间隙;③递质与突触后膜的特异受体结合,发挥其生理作用;④存在使这一递质失活的酶或其他环节(摄取回收);⑤用递质拟似剂或受体阻断剂能加强或阻断这一递质的突触传递作用。在神经系统内存在许多化学物质,但不一定都是神经递质,只有符合或基本符合以上条件的化学物质才能认为它是神经递质。

小结

　　人体内的四大基本组织是上皮组织、结缔组织、肌组织和神经组织。上皮组织由大量密集排列的上皮细胞和少量的细胞间质组成,分为被覆上皮、腺上皮和特殊上皮,具有保护、吸收、分泌、排泄和感觉等功能。结缔组织由多种细胞和大量的细胞间质构成,分为固有结缔组织(包括疏松结缔组织、致密结缔组织、脂肪组织和网状组织)、血液和淋巴液、软骨和骨。肌组织主要由肌细胞(肌纤维)和细胞间质构成,分为骨骼肌、心肌和平滑肌3种。其中,骨骼肌属随意横纹肌,心肌属不随意横纹肌,平滑肌属不随意非横纹肌。神经组织由神经元和神经胶质细胞组成。神经元具有接受刺激、整合信息、传导冲动的功能。神经胶质细胞对神经元起支持、保护、营养和绝缘等作用。

自测题

一、名词解释

1. 内皮　2. 间皮　3. 突触　4. 肌节　5. 骨单位
6. 神经纤维　7. 组织液

二、填空题

1. 上皮组织的结构特点是细胞数量_____,排列_____,细胞间质_____。

2. 成纤维细胞能合成和分泌_____和_____。

3. 浆细胞能合成和分泌_____,即_____,参与_____免疫。

4. 根据软骨基质内所含纤维成分的不同,可将软骨分为_____、_____和_____。

5. 肌组织分为_____、_____和_____。

6. 在电镜下,化学突触由_____、_____和_____3部分构成。

7. 人体四大基本组织分别是_____、_____、_____和_____。

8. 疏松结缔组织中有_____、_____和_____3种纤维。

9. 神经元根据形态分为_____、_____和_____。

10. 神经元根据功能分为_____、_____和_____。

11. 电镜下,上皮细胞的侧面有3种连接方式,即_____、_____和_____。

12. 血细胞包括_____、_____和_____。

13. 神经末梢分为_____和_____。

三、选择题

1. 组织内无血管的是(　　)
   A. 上皮组织　B. 疏松结缔组织　C. 肌组织
   D. 骨组织　　E. 神经组织

2. 单层柱状上皮分布在(　　)
   A. 食管　B. 气管　C. 阴道　D. 胃　E. 尿道

3. 假复层纤毛柱状上皮分布在(　　)
   A. 小肠　　　B. 气管　　　C. 血管
   D. 口腔　　　E. 膀胱

4. 蜂窝组织是指(　　)
   A. 网状组织　　　B. 疏松结缔组织
   C. 脂肪组织　　　D. 血液
   E. 致密结缔组织

5. 能吞噬异物并参与免疫反应的细胞是（ ）
　　A. 浆细胞　　　B. 巨噬细胞　　　C. 肥大细胞
　　D. 脂肪细胞　　E. 成纤维细胞

6. 白纤维是指（ ）
　　A. 胶原纤维　　B. 弹性纤维　　C. 肌纤维
　　D. 网状纤维　　E. 神经原纤维

7. 细胞质中含肝素的细胞是（ ）
　　A. 脂肪细胞　B. 巨噬细胞　C. 成纤维细胞
　　D. 肥大细胞　E. 网状细胞

8. 吞噬细菌死亡后变成脓细胞的是（ ）
　　A. 淋巴细胞　　　　B. 单核细胞
　　C. 中性粒细胞　　　D. 嗜碱粒细胞
　　E. 嗜酸粒细胞

9. 构成肌原纤维的结构和功能单位是（ ）
　　A. 肌丝　　　B. 肌节　　　C. 横小管
　　D. 终池　　　E. 肌质网

10. 神经组织的组成是（ ）
　　A. 神经元和细胞间质
　　B. 神经元和神经纤维
　　C. 神经元和神经胶质细胞
　　D. 神经胶质细胞和神经纤维
　　E. 细胞间质和神经纤维

11. 形成周围神经纤维髓鞘的神经胶质细胞是
（ ）
　　A. 星形胶质细胞　　　B. 少突胶质细胞
　　C. 小胶质细胞　　　　D. 神经膜细胞
　　E. 卫星细胞

12. 变移上皮主要分布于哪些器官的内表面（ ）
　　A. 小叶间胆管和肾小管
　　B. 气管和主支气管
　　C. 肾盂、输尿管和膀胱
　　D. 口腔、食管和阴道
　　E. 分布于胃、肠等器官内表面

13. 疏松结缔组织中的细胞不包括（ ）
　　A. 成纤维细胞　B. 脂肪细胞　C. 网状细胞
　　D. 肥大细胞　　E. 巨噬细胞

14. 能产生抗体的细胞是（ ）
　　A. 肥大细胞　B. 浆细胞　C. 巨噬细胞
　　D. 脂肪细胞　E. 成纤维细胞

15. 常在寄生虫感染或变态反应性疾病时明显增
多的是（ ）
　　A. 嗜酸粒细胞　　　B. 嗜碱粒细胞
　　C. 中性粒细胞　　　D. 淋巴细胞
　　E. 单核细胞

16. 急性化脓性感染明显增多的白细胞是（ ）
　　A. 嗜酸粒细胞　　　B. 嗜碱粒细胞
　　C. 中性粒细胞　　　D. 淋巴细胞
　　E. 单核细胞

17. 血细胞中体积最大的是（ ）
　　A. 红细胞　　　　B. 单核细胞　C. 淋巴细胞
　　D. 中性粒细胞　　E. 血小板

18. 关于平滑肌的描述,哪一项是错误的（ ）
　　A. 平滑肌纤维呈长梭形
　　B. 分布于内脏及血管等处
　　C. 每一条平滑肌纤维有一个细胞核,椭圆形,
　　　位于中央
　　D. 不受意识支配,是不随意肌
　　E. 受意识支配,是随意肌

19. 肌节是由（ ）
　　A. 1/2暗带组成　　　B. 暗带＋明带组成
　　C. 明带＋暗带组成　D. 1/2明带＋1/2暗带组成
　　E. 1/2明带＋1暗带＋1/2明带组成

20. 具有吞噬功能的神经胶质细胞是（ ）
　　A. 星形胶质细胞　　　B. 少突胶质细胞
　　C. 小胶质细胞　　　　D. 神经膜细胞
　　E. 施万细胞

21. 对神经元结构的描述中,错误的一项是（ ）
　　A. 由胞体和突起两部分组成
　　B. 细胞核大而圆,位于胞体的中央
　　C. 突起分轴突和树突两种
　　D. 胞质内含许多神经纤维
　　E. 胞质内有丰富的尼氏体

22. 在光镜下所见到的纹状缘或刷状缘,在电镜下
是密集排列的（ ）
　　A. 微绒毛　　　　B. 绒毛　　　　C. 纤毛
　　D. 微丝　　　　　E. 微管

四、简答题

1. 简述被覆上皮的分类、结构特点和主要功能。
2. 简述血液的组成。
3. 软骨分哪几类？各分布于何处？
4. 试述血细胞的分类和正常值。
5. 简述神经元的分类。
6. 比较外分泌腺和内分泌腺有哪些不同？
7. 列表比较骨骼肌、心肌和平滑肌的形态结构、分布及功能等。
8. 结缔组织的结构特点和分类如何？

（梁凯讴）

第四章

运 动 系 统

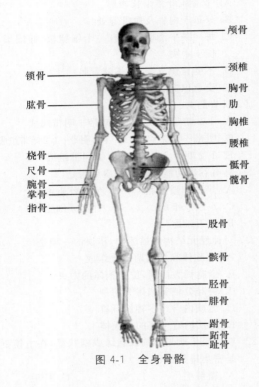

颅骨

颈椎

锁骨
胸骨
肱骨
肋
胸椎

腰椎

桡骨
尺骨
腕骨
掌骨
指骨

骶骨
髋骨

股骨

髌骨

胫骨
腓骨

跗骨
跖骨
趾骨

图 4-1　全身骨骼

人体运动的完成是通过身体里的一套非常复杂的程序来完成的,它涉及身体的每个系统。运动能促进机体的新陈代谢,保持人体健康。那么参与运动的器官有哪些呢?它们的位置在何处?有什么形态、结构?通过对本章的学习和探究就可以解决这些问题。

运动系统由**骨**、**骨连接**和**骨骼肌**三部分组成,约占成人体重的60%。全身骨借骨连接形成骨骼,构成人体的支架(图4-1)。在神经系统和其他系统的调节配合下,对人体起着运动、支持和保护的作用。在运动中,骨起杠杆作用,关节是枢纽,骨骼肌是动力器官。在体表能看到或摸到肌的隆起和骨的突起及凹陷等,称为**体表标志**。临床上常用这些标志来确定内脏器官的位置、血管和神经的走行以及针灸取穴、穿刺的部位等。

第一节　骨与骨连接

一、概　　述

成人共有206块骨,约占体重的1/5。作为一类器官,它主要由骨组织构成,外被骨膜,内含骨髓,有丰富的血管、淋巴管和神经。

(一) 骨的分类

1. 根据部位不同可分为**颅骨**、**躯干骨**和**四肢骨**。

2. 根据骨的形状不同可分为**长骨**、**短骨**、**扁骨**和**不规则骨**(图4-2)。

长骨呈长管状,分为一体两端,主要分布于四肢。体即**骨干**,位于长骨中部,其内为**骨髓腔**,容纳骨髓,两端膨大为**骺**。短骨形似立方形,多成群分布,如腕骨和跗骨。扁骨呈板状,主要构成骨性腔的壁,对腔内器官有保护作用,如颅盖骨、胸骨和肋骨等。不规则骨形态不规则,如椎骨、髋骨和颞骨等。有些不规则骨,内有含气的腔,称为**含气骨**,如上颌骨和蝶骨等。

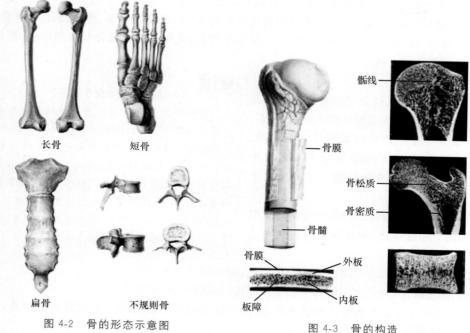

图 4-2　骨的形态示意图

图 4-3　骨的构造

（二）骨的构造

骨由**骨质**、**骨髓**和**骨膜**构成，并有血管、淋巴管和神经等结构（图 4-3）。

考点：骨的构造

1. 骨质　由骨组织构成，分为**骨密质**和**骨松质**。骨密质质地致密，位于骨的表面和长骨的干；骨松质由许多片状的骨小梁交织排列而成，呈海绵状，多位于长骨的两端和短骨、扁骨、不规则骨的内部。颅盖骨的骨松质在内、外板之间，称为**板障**。

2. 骨髓　骨髓为柔软而富含血液的组织，充填于骨髓腔及骨松质腔隙内，分为**红骨髓**和**黄骨髓**。红骨髓有造血功能，胎儿及幼儿的骨髓全是红骨髓，6 岁以后，长骨骨髓腔内的红骨髓逐渐被脂肪组织代替形成黄骨髓，无造血功能，但具有造血潜能；成年后在长骨的两端及短骨、扁骨和不规则骨的骨松质内终身保留红骨髓，临床常选择髂骨、胸骨等处穿刺抽取骨髓以检查骨髓的造血功能。

考点：骨髓的位置、类型、作用和临床意义

案例4-1

患者，男，15 岁。因发热、牙龈肿胀出血伴面色苍白就诊于某县医院。查体：脾轻度大，颈部和腋窝淋巴结大。血常规：白细胞明显增高，红细胞、血小板较正常低。骨髓检查报告为"急性淋巴细胞性白血病"，结合病史等初步诊断为"急性淋巴细胞性白血病"。

问题：1. 骨髓分为哪两种？哪种有造血功能？

　　　2. 红骨髓位于何处？临床骨髓穿刺常选何处？

3. 骨膜　骨膜是由致密结缔组织构成的，有丰富的血管和神经，被覆于除关节面以外的整个骨面。骨膜对骨的生长、营养、改造和修复具有重要作用，故手术时应尽量保留骨膜。

（三）骨的化学成分和物理特性

骨含有**有机质**和**无机质**两种成分。有机质主要是骨胶原纤维和黏多糖蛋白，使骨具有韧性和弹性;无机质主要是碱性磷酸钙,使骨具有硬度和脆性。骨的化学成分随年龄的增长而不断变化,成年骨组织中有机质和无机质的比例约为3∶7,使骨的硬度、弹性、韧性达到最好。年幼者有机质含量比成人高,弹性、韧性大,易发生变形;老年人无机质含量比例增高,脆性较大而易发生骨折。

（四）骨连接

骨与骨之间的连接装置叫**骨连接**。根据连接方式的不同,分为直接连接和间接连接。

1. 直接连接　两骨间借纤维结缔组织、骨或软骨相连,其间无间隙,不活动或仅有少许活动,这种连接称**直接连接**。可分为以下3类:

（1）**纤维连接**:两骨之间借纤维结缔组织相连,如颅骨的缝连接、椎骨棘突间的韧带连接等。

考点:直接连接的类型

（2）**软骨连接**:两骨之间借软骨直接相连,如椎间盘和耻骨联合。

（3）**骨性结合**:两骨之间借骨组织直接相连,如骶椎之间的融合。

2. 间接连接　又称**关节**或**滑膜关节**,由骨与骨之间借膜性的结缔组织囊相连而成,其间有腔隙,一般有较大的活动性。

> **链接**
>
> **人的骨是如何生长的?**
>
> 　　骨的生长,是指骨的加长与增粗。骨的生长是骨端与骨干之间的骺软骨层不断产生骨组织,使骨不断加长,于是青少年的个子也就不断增高。成年后,骺软骨骨化,骨停止增长。儿童时期骨膜内的成骨细胞不断产生骨组织,使骨表面增厚,同时骨干内壁的骨组织又不断被破坏、吸收,这样骨髓腔逐渐扩大,骨也就随之增粗,至成年之后这个过程就随之停止。

考点:关节的基本结构

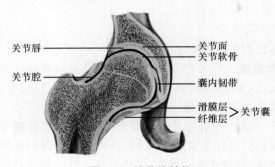

关节唇 —
关节腔 —
关节面
关节软骨
囊内韧带
滑膜层
纤维层　关节囊

图 4-4　关节的结构

（1）关节的基本结构:包括**关节面**、**关节囊**和**关节腔**(图 4-4)。①关节面:是参与构成关节的骨的接触面,通常一骨形成凸面,称**关节头**;另一骨形成凹面,称**关节窝**。关节面上覆盖一层关节软骨,光滑而富有弹性,可减少运动时的摩擦和缓冲震荡。②关节囊:由结缔组织膜构成的囊,附着在关节面周缘及附近的骨面并与骨膜相延续,包围关节,封闭关节腔,分内、外两层。纤维层为外层,由致密结缔组织构成,附着于关节面周围的骨面上,并与骨膜连续。滑膜层居内层,薄而光滑,由疏松结缔组织组成,紧贴纤维层的内面,并附着于关节软骨的周缘。滑膜层内有丰富的血管网,能分泌滑液,可以减少关节运动时关节软骨间的摩擦和营养关节软骨。③关节腔:为关节囊滑膜层与关节软骨之间所围成的密闭腔隙,内含有少量滑液。腔内呈负压,对维持关节的稳固性有一定作用。

（2）关节的辅助结构:有些关节除具备基本结构外,还有一些辅助结构。①**韧带**:呈束状或膜状,连于相邻两骨之间,由致密纤维结缔组织束构成,可加强关节的稳固性。②**关节盘**:位于两关节面之间,由纤维软骨板构成,周缘附于关节囊,能增加关节的弹性、减少对骨面的冲击,并可使两骨关节面互相适应,增加稳固性,更有利于关节的运动。如膝关节的半月板。③**关节唇**:附着于关节窝周缘的纤维软骨环,可加深关节窝,增加关节稳固性。

考点:关节的运动形式

（3）关节的运动:关节基本上是沿着冠状轴、垂直轴、矢状轴运动。有以下几种运动形式:①**屈和伸**:指关节沿冠状轴进行的运动。运动时两骨互相靠拢,角度变小的称屈,反之为伸。②**内收和外展**:指关节沿矢状轴的运动。运动时骨向正中面靠近为内收(或收),反之、离

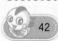

开正中面称外展(或展)。③**旋内和旋外**:骨环绕垂直轴进行的运动,称**旋转**。骨的前面转向内侧的称旋内,反之,转向外侧的称旋外。在前臂,手背转向前方的运动,又称为**旋前**;手掌恢复到向前,手背转向后方的运动,又称为**旋后**。④**环转**:骨围绕冠状轴和矢状轴的复合运动。环转运动时,骨的近端在原位转动,远端做圆周运动,运动时全骨描绘成一锥形轨迹。环转运动实际为屈、展、伸、收的依次连续运动。

二、躯干骨及连接

(一)躯干骨

躯干骨包括**椎骨**、**肋**和**胸骨**。

1. 椎骨 成人椎骨26块,**颈椎**7块、**胸椎**12块、**腰椎**5块、**骶骨**1块和**尾骨**1块。

考点:躯干骨的组成

考点:椎骨的组成

(1)椎骨的一般形态:椎骨属于不规则骨,由位于前方的**椎体**和后方的**椎弓**组成(图4-5)。椎体位于椎骨的前部,呈短圆柱状,是负重的主体。表面为一层较薄的骨密质,内部为骨松质,在垂直暴力作用下,易发生压缩性骨折。椎弓是椎体后部的弓状骨板,椎弓与椎体连接的部分较细,称为**椎弓根**,其上、下缘各有一切迹,分别称为**椎上切迹**和**椎下切迹**,相邻椎骨的椎上、下切迹围成**椎间孔**,有脊神经根和血管通过。椎弓的后部是宽厚的椎弓板,其上有7个突起:向上伸出一对**上关节突**、向下伸出的一对**下关节突**、向两侧伸出的一对**横突**、向后伸出一个**棘突**。椎体与椎弓围成的孔,称为**椎孔**。所有的椎孔连接起来形成**椎管**,容纳脊髓。

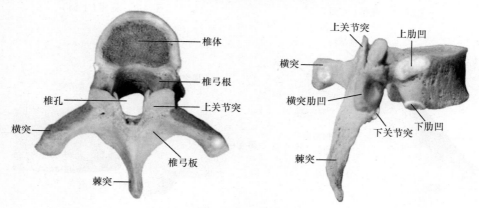

图 4-5 胸椎(上面观、侧面观)

(2)各部椎骨的主要特征:①颈椎:椎体较小,椎孔呈三角形,横突根部有圆形的**横突孔**,有椎动、静脉通过。第2～6颈椎的棘突短,末端分叉(图4-6)。第1颈椎又称**寰椎**,呈环形,无椎体、棘突和关节突,由前弓、后弓及两个侧块构成(图4-7)。第2颈椎又称**枢椎**,椎体上有**齿突**与寰椎前弓后面的齿突凹相关节(图4-8)。第7颈椎又称**隆椎**,棘突较长,末端不分叉。当头前屈时,该突特别隆起,皮下易于触及,是临床记数椎骨序数和针

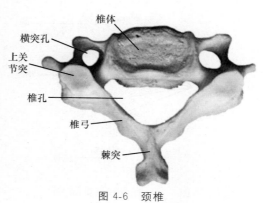

图 4-6 颈椎

灸取穴的标志(图4-9)。②胸椎:椎体从上而下逐渐增大,有和肋骨相关节的椎体肋凹和横突肋凹。棘突较长,伸向后下方,呈叠瓦状(图4-5)。③腰椎:椎体粗大,棘突宽短呈板状,呈矢状水平位后伸,棘突间隙较宽(图4-10)。临床常在第3、4或4、5腰椎间隙进行腰椎穿刺。④骶骨:由5块骶椎融合而成,呈倒三角形。底的前缘向前突出,称为**岬**,为女性盆骨测量的重要标志。骶骨的前后面分别有4对**骶前孔**和**骶后孔**。两侧有**耳状面**。骶骨中央有一纵贯全长的管道,称为**骶管**,向上与椎管相连,向下开口形成**骶管裂孔**。此孔两侧有向下突出的**骶角**,临床常以它为标志进行骶管麻醉(图4-11和图4-12)。⑤尾骨:由4块退化的尾椎融合而成,借软骨和韧带与骶骨相连(图4-11和图4-12)。

考点:颈椎、胸椎、腰椎和骶骨的形态特征及骨性标志

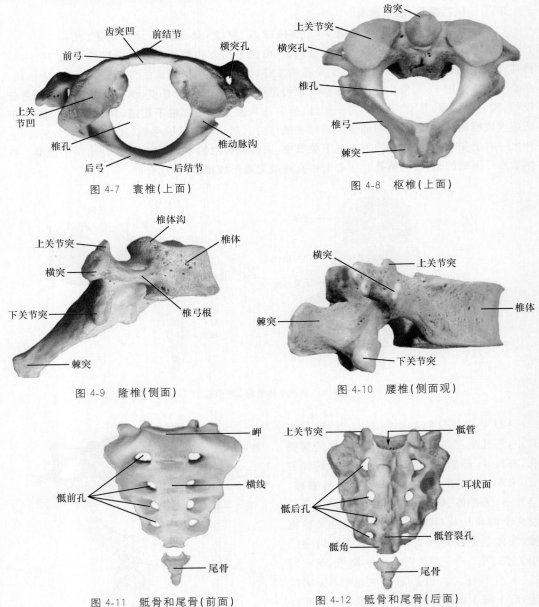

图4-7 寰椎(上面)　　图4-8 枢椎(上面)

图4-9 隆椎(侧面)　　图4-10 腰椎(侧面观)

图4-11 骶骨和尾骨(前面)　　图4-12 骶骨和尾骨(后面)

2. **胸骨** 位于胸前部正中皮下,属于典型的扁骨,由**胸骨柄**、**胸骨体**和**剑突**组成。胸骨柄上缘正中的切迹称为**颈静脉切迹**,两侧为锁切迹,与锁骨相关节。胸骨体与胸骨柄连接处形成微向前突的横嵴称**胸骨角**,它平对第2肋软骨,为计数肋的标志。胸骨的下端为一末端游离的薄骨片,称为剑突(图4-13)。

3. **肋** 共12对,由**肋骨**和**肋软骨**构成。肋骨为细长弓状的扁骨,富有弹性。分为中部的体及前、后端。肋骨体有内、外两面及上、下两缘。肋骨体内面近下缘处有**肋沟**,肋间血管和神经沿此沟走行。肋骨前端接肋软骨,后端稍膨大,称肋头,肋头的外侧有肋结节。肋软骨为透明软骨,不骨化,连接于第1~10对肋骨的前端(图4-14)。

考点:胸骨的组成;胸骨角及意义

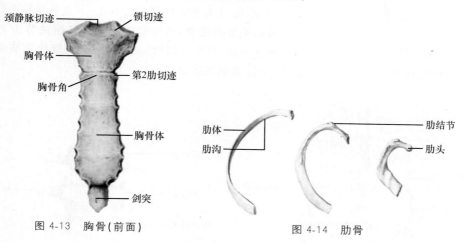

图 4-13　胸骨(前面)　　　　　图 4-14　肋骨

(二) 躯干骨的连接

案例4-2

　　患者,男,49岁。因汽车抛锚,在推车时腰部突然剧痛,自感脊柱下部出现"弹响"后,疼痛向左侧大腿和小腿的后面放射。左侧小腿外侧部、足和小趾有麻木及刺痛。体格检查:腰部有钝痛,用力和咳嗽时加重,脊柱腰曲变小,躯干歪向右侧。腰椎因疼痛而运动明显受限,左侧下肢上举时疼痛明显,左大腿坐骨神经行径有触痛。影像检查诊断为 L_5 椎间盘突出。临床诊断: L_5 椎间盘突出。

问题:1. 椎间盘位于何处?由哪几部分组成?成人有多少个?

　　　2. 髓核突出的常见方位是什么?

　　　3. 防止椎间盘向前突出的结构是什么?

1. **脊柱** 由24块椎骨、1块骶骨和1块尾骨,借椎间盘、韧带和关节连接而成。脊柱构成人体的中轴,上承颅骨,下连髋骨,具有运动、保护及支持体重等作用。

(1) 椎骨间的连接:相邻椎骨之间借**椎间盘**、**韧带**和**关节**相连接。1) 椎间盘:是连接相邻两个椎体的纤维软骨盘,成人共有23个,由**纤维环**和**髓核**构成。纤维环为呈环形排列的纤维软骨,围绕在髓核的周围,可防止髓核向外突出;髓核是位于中央部的柔软而富有弹性的胶状物质。椎间盘坚韧,富有弹性,能承受压力和震荡,并允许椎体之间作少许运动。纤维环的后外侧部较薄弱,若纤维环破裂,髓核突入椎管或椎间孔,压迫脊髓或脊神经根,可产生相应的症状,临床上称为椎间盘突出(图4-15)。2) 韧带:脊柱的韧带可分为以下几种(图4-16):①**前纵韧带**:位于椎体的前面,上至枕骨大孔前缘,下达第1或第2骶椎体,与椎体边缘

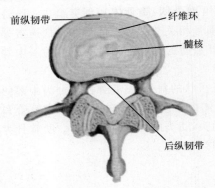

前纵韧带　纤维环

髓核

后纵韧带

图 4-15　椎间盘(水平切面)

及椎间盘结合较紧。前纵韧带有防止脊柱过度后伸的作用。②**后纵韧带**：位于各椎体的后面，起自枢椎，向下达骶管。它有限制脊柱过度前屈的作用。③**棘上韧带**：是连接胸、腰、骶椎各棘突尖之间的纵行韧带，能限制脊柱过度前屈。④**黄韧带**：是连接相邻椎弓板间的短韧带，由弹力纤维构成，坚韧富有弹性。参与围成椎管，并有限制脊柱过度前屈的作用。⑤**棘间韧带**：为连接于相邻棘突之间的短韧带，能限制脊柱过度前屈。

3) 关节：主要有由相邻椎骨的上、下关节突的关节面构成的**关节突关节**，可作轻微滑动。**寰枢关节**由寰椎和枢椎构成，可使头部做左右旋转运动；**寰枕关节**由寰椎的上关节凹与枕髁构成，可使头作前俯、后仰和侧屈运动。

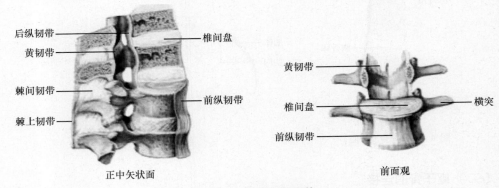

后纵韧带　椎间盘

黄韧带

棘间韧带　前纵韧带

棘上韧带

正中矢状面

黄韧带

椎间盘　横突

前纵韧带

前面观

图 4-16　椎骨间的连接

（2）脊柱的整体观及运动：成人脊柱长约 70cm，女性略短。其长度可因姿势不同而略有差异，静卧可比站立高出 2～3cm，这是由于椎间盘被压缩所致。椎间盘的总厚度约占脊柱全长的 1/4。①**前面观**：椎体自上而下逐渐增大，从骶骨耳状面以下又渐次缩小。这与脊柱承受的重力有关。②**侧面观**：可见脊柱有 4 个生理性弯曲，即**颈曲、腰曲**凸向前，**胸曲、骶曲**凸向后。脊柱生理性弯曲增大了脊柱的弹性，在行走和跳跃时，有减轻对脑和内脏器官冲击与震荡的作用。

③**后面观**：颈椎棘突短，末端分叉，近水平位，但第 7 颈椎棘突较长而突出；胸椎棘突细长，斜伸向后下方，呈叠瓦状排列；腰椎棘突呈板状，水平伸向后方（图 4-17）。新生儿脊柱无颈曲及腰曲，在生后发育成长中才逐

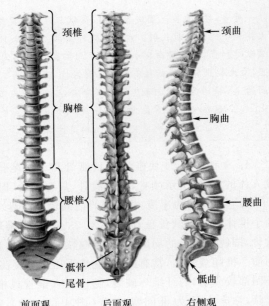

颈椎　颈曲

胸椎

胸曲

腰椎　腰曲

骶骨
尾骨　骶曲

前面观　后面观　右侧观

图 4-17　脊柱的整体观

渐出现。当婴儿开始抬头时,出现颈曲;开始站立、走路时出现腰曲。④脊柱的运动:脊柱除支持和保护功能外,还有灵活的运动功能。虽然相邻两椎骨间运动范围较小,但整个脊柱的活动范围较大,尤其是颈部和腰部。脊柱可作前屈、后伸、侧屈、旋转和环转运动。

2. 胸廓　由12块胸椎、12对肋、1块胸骨借骨连接构成。

考点:胸廓的组成

(1)胸廓的连接:1)**肋椎关节**:是肋骨与脊柱的连接,包括12对肋头的关节面与12个胸椎的肋凹构成的**肋头关节**;肋结节的关节面与胸椎横突的肋凹构成的**肋横突关节**(图4-18)。

2)**胸肋关节**:由第2~7对肋软骨与胸骨体相应的肋切迹构成。第1对肋软骨与胸骨柄直接连接;第8~10对肋软骨依次与上位肋软骨相连构成**肋弓**。第11、12对肋软骨前端游离于腹壁肌中。

(2)胸廓的形态:胸廓呈上窄下宽,前后略扁的圆锥形。胸廓有上、下两口,前、后、外侧壁。**胸廓上口**较小,由第1胸椎体、第1对肋及胸骨柄上缘所围成,是食管、气管、大血管和神经等出入胸腔的通道;**胸廓下口**宽阔而不整齐,由第12胸椎、第11肋和第12肋前端、肋弓和剑突围成。两侧肋弓之间的夹角称**胸骨下角**。相邻两肋之间的间隙,称**肋间隙**(图4-19)。

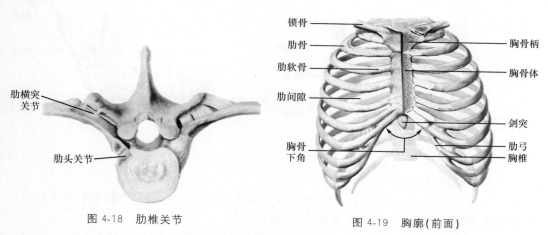

图 4-18　肋椎关节　　　　　　　　图 4-19　胸廓(前面)

(3)胸廓的运动:胸廓除支持和保护胸腔脏器外,还参与呼吸运动。吸气时,在肌的作用下肋前端上抬,胸骨上升,胸廓前后径和横径均加大,胸腔容积增大;呼气时,在重力和肌的作用下胸廓作相反的运动,使胸腔的容积缩小。

链接

胸廓的临床意义

胸廓的形态和大小与年龄、性别、体型及营养、健康状况密切相关。新生儿胸廓横径与前后径大致相等,呈桶状;成人呈扁圆锥形;老年人因弹性减退,运动减弱,胸廓则扁而长。成年女性比男性略圆而短。经常参加体育锻炼的人,胸廓较为宽短;身体瘦弱或胸肌和肺发育不良的人,胸廓扁平、狭长。佝偻病患儿的胸廓前后径大,胸骨向前突出,形成所谓的"鸡胸"。肺气肿患者的胸廓各径线都增大,形成"桶状胸"。一些严重消耗性疾病患者或极度消瘦者,形成扁平胸。患有肺不张、肺萎缩或胸腔积液、胸壁肿瘤等疾病时,可出现胸廓两侧面的不对称现象。因此,观察胸廓外形是检查和诊断疾病的一个重要指标。

三、颅骨及连接

颅骨共23块（6块听小骨未计入），除下颌骨和舌骨外，都借缝或软骨牢固相连，彼此间不能活动。颅骨分为后上部的脑颅骨和前下部的面颅骨两部分。

（一）脑颅骨

脑颅骨共8块，不成对的有**额骨**、**枕骨**、**蝶骨**和**筛骨**，成对的有**顶骨**和**颞骨**。脑颅骨围成颅腔，容纳脑。

考点：脑颅骨和面颅骨的组成

（二）面颅骨

面颅骨共15块，不成对的有**犁骨**、**下颌骨**和**舌骨**，成对的有**上颌骨**、**鼻骨**、**泪骨**、**颧骨**、**下鼻甲**及**腭骨**。面颅骨构成颜面的支架，围成眶、骨性口腔和鼻腔。

下颌骨位于面颅下部，分为一体两支，下颌体居中央，呈马蹄形，其上缘为容纳下颌牙根的牙槽，体的外侧面左右各有一**颏孔**。下颌支为由下颌体后端向上伸出的长方形骨板，其上缘有两个突起，前方的称为**冠突**，后方的称为**髁突**，其上端的膨大为**下颌头**。下颌支内面中央有**下颌孔**，通过下颌管与颏孔相同。下颌体和下颌支相交处形成**下颌角**（图4-20）。

考点：下颌骨的形态特征

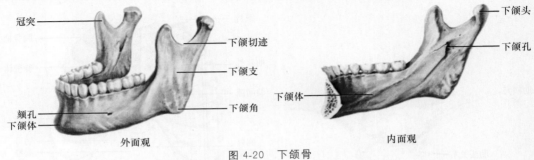

外面观　　　　　　　　　　　　　　　　内面观

图4-20　下颌骨

（三）颅的整体观

1. 颅的顶面观　呈卵圆形，前窄后宽。额骨和两顶骨相连处为**冠状缝**，左右顶骨相连处为**矢状缝**，顶骨与枕骨相连处为**人字缝**（图4-21）。

2. 颅的前面观　颅的前面可分为额区、眶、骨性鼻腔、骨性口腔（图4-22）。

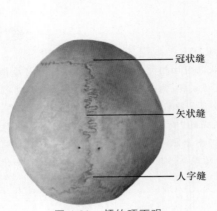

图4-21　颅的顶面观

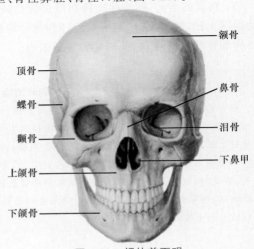

图4-22　颅的前面观

（1）**眶**：容纳眼球及其附属结构，呈四棱锥体形，尖向后内，经**视神经管**通入颅中窝。底向前外，它的上、下缘分别称**眶上缘**和**眶下缘**。眶上缘的内侧部有**眶上切迹**（眶上孔）。眶下缘中点的下方有**眶下孔**。眶的上壁前外侧份有**泪腺窝**，内侧壁前下份有**泪囊窝**，它向下经鼻泪管通鼻腔；眶外侧壁后半的上、下方各有**眶上裂**和**眶下裂**。

（2）**骨性鼻腔**：位于面颅的中央，上方以筛板与颅腔相隔，下方以硬腭骨板与口腔分界，两侧邻接筛小房、眶和上颌窦。它被**骨性鼻中隔**分为左右两半。外侧壁自上而下有 3 个卷曲的骨片，分别称为**上鼻甲**、**中鼻甲**和**下鼻甲**。每个鼻甲下方有相应的鼻道，分别为**上鼻道**、**中鼻道**和**下鼻道**。骨性鼻腔前方的开口为**梨状孔**，后方的开口为**鼻后孔**（图 4-23）。

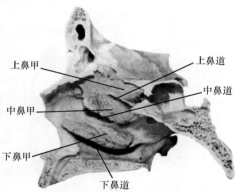

图 4-23　鼻腔外侧壁（右侧）

上鼻甲　　上鼻道
中鼻甲　　中鼻道
中鼻甲　　下鼻甲　　下鼻道

（3）**鼻旁窦**：共 4 对，包括**额窦**、**上颌窦**、**筛小房**和**蝶窦**，它们是同名骨内含气的空腔，都与鼻腔相通。额窦位于额骨内，开口于中鼻道；上颌窦最大，位于上颌骨内，开口于中鼻道，由于窦口高于窦底部，故在直立位时不易引流；筛小房位于筛骨内，由许多不规则的小房组成，可分**前**、**中**、**后筛小房**，前、中筛小房开口于中鼻道，后筛小房开口于上鼻道；蝶窦位于蝶骨体内，开口于蝶筛隐窝。鼻旁窦有减轻颅骨的重量和对发音起共鸣的作用。　考点：鼻旁窦及开口部位

3. **颅的侧面观**　在乳突的前方有**外耳门**，外耳门前方有一弓状**颧弓**，可在体表摸到。颧弓上方的凹陷，称为**颞窝**。在颞窝内，有额、顶、颞、蝶骨的会合处构成"H"形的缝，称为**翼点**。考点：翼点的概念及临床意义翼点的骨质比较薄弱。其内面有脑膜中动脉的前支经过，此处骨折时，容易损伤该动脉，导致硬膜外血肿而危及生命（图 4-24）。

4. **颅底内面观**　颅底内面凹凸不平，由前向后呈阶梯状排列着**颅前窝**、**颅中窝**和**颅后窝**。窝内有很多孔裂，有血管和神经通过（图 4-25）。

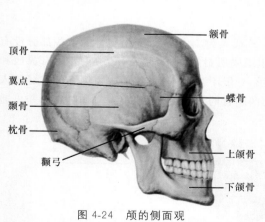

图 4-24　颅的侧面观

额骨
顶骨
翼点
颞骨
枕骨
颧弓
蝶骨
上颌骨
下颌骨

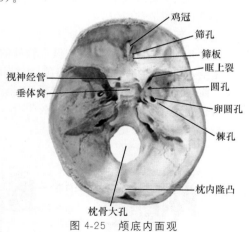

图 4-25　颅底内面观

鸡冠
筛孔
筛板
眶上裂
视神经管
垂体窝
圆孔
卵圆孔
棘孔
枕内隆凸
枕骨大孔

（1）**颅前窝**：底的正中有向上的突起称**鸡冠**，两侧为**筛板**，其上的许多小孔称**筛孔**，筛板较薄，外伤时易发生骨折，导致脑脊液鼻漏。

（2）**颅中窝**：中央是蝶骨体，上面中央的凹陷为**垂体窝**。窝的前外侧有**视神经管**。在垂体窝的两侧，从前内向后外依次为**圆孔**、**卵圆孔**和**棘孔**。

（3）**颅后窝**：中央有**枕骨大孔**，其前外缘有**舌下神经管**内口。枕骨大孔的后上方为十字形隆起的**枕内隆凸**。隆凸的两侧有**横窦沟**，横窦沟折向前下内方为**乙状窦沟**，它向下终于**颈静脉孔**。在前外侧壁的颞骨上有**内耳门**，通内耳道。

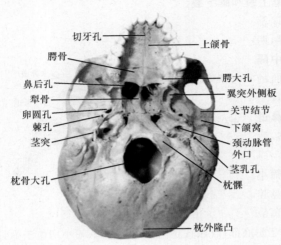

图 4-26　颅底外面观

左侧标注（从上到下）：
切牙孔
腭骨
鼻后孔
犁骨
卵圆孔
棘孔
茎突
枕骨大孔

右侧标注（从上到下）：
上颌骨
腭大孔
翼突外侧板
关节结节
下颌窝
颈动脉管外口
茎乳孔
枕髁
枕外隆凸

5.颅底外面观　颅底外面凹凸不平，前部中央为上颌骨和腭骨构成的**骨腭**，其前和两侧为**牙槽弓**，骨腭后下方为**鼻后孔**。后部的中央有枕骨大孔，它的两侧椭圆形突出的关节面称为**枕髁**，枕髁的根部有**舌下神经管外口**，外侧有**颈静脉孔**，孔的前方从后向前有**颈动脉管外口**、**棘孔**、**卵圆孔**。颈动脉管外口的后外方有细长骨突称为**茎突**，茎突的后外方有颞骨的**乳突**。茎突与乳突之间的孔称为**茎乳孔**。茎乳孔前方大而深的凹陷为**下颌窝**，前方的横行隆起称为**关节结节**。枕骨大孔后上方的粗糙隆起为**枕外隆凸**（图 4-26）。

（四）颅骨的连接

颅骨之间，多数借缝或软骨相互连接，只有下颌骨与颞骨之间构成**颞下颌关节**，又称**下颌关节**（图 4-27）。

1.组成　由下颌头及颞骨的下颌窝和关节结节构成。

2.特点　关节囊内有关节盘，关节盘的周缘与关节囊相连，将关节腔分为上、下两部。关节囊的前部薄而松弛，关节易向前脱位。

颞下颌关节属联动关节，运动灵活，两侧必须同时运动，可使下颌骨上提、下降、前进、后退和侧方运动。个别人关节囊前壁特别松弛，如张口过大、过猛，下颌头向前滑到关节结节前方，可造成颞下颌关节前脱位。

（五）新生儿颅的特征

新生儿脑颅较大，面颅较小，仅占脑颅的 1/8（成人为 1/4）。新生儿颅骨的某些部分没有发育完全，其颅顶各骨之间留有间隙，由结缔组织膜所封闭，称为**颅囟**，其中重要的有前囟和后囟。**前囟**位于矢状缝与冠状缝相交处，呈菱形，一般于 1～2 岁闭合。**后囟**位于矢状缝和人字缝相交处，呈三角形，于出生后不久闭合。前囟闭合的早晚可作为婴儿发育的标志，并可通过它观察颅内压的变化（图 4-28）。

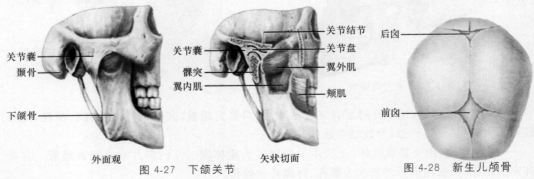

左图标注：
关节囊
颞骨
下颌骨
外面观

中图标注：
关节结节
关节盘
翼外肌
颊肌
髁突
翼内肌
矢状切面

图 4-27　下颌关节

右图标注：
后囟
前囟

图 4-28　新生儿颅骨

四、上肢骨及连接

（一）上肢骨

考点:上肢骨的组成

　　上肢骨包括**锁骨、肩胛骨、肱骨、桡骨、尺骨**和**手骨**,每侧 32 块,共 64 块。

　　1. 锁骨　位于胸廓前上部的两侧,呈"～"形,有一体和两端。锁骨内侧 2/3 凸向前,外侧 1/3 凸向后,内侧端粗大称为**胸骨端**,外侧端扁平称为**肩峰端**。全长在体表均可触及,锁骨骨折多发生在中、外 1/3 交界处(图 4-29)。

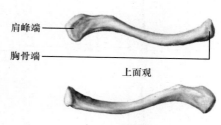

肩峰端
胸骨端
上面观

下面观

图 4-29　锁骨

　　2. 肩胛骨　位于胸廓后外上方,是三角形的扁骨,有两面、三缘和三角。肩胛骨的前面有一大的浅窝称**肩胛下窝**;后面上部有一向前外上方突出的骨嵴称**肩胛冈**,冈的上下分别称**冈上窝**和**冈下窝**,冈的外侧端扁平称为**肩峰**,为肩部的最高点。**上缘**外侧部有一向前弯曲的指状突起,称为**喙突**。外侧缘肥厚,临近腋窝;**内侧缘**薄而长,靠近脊柱。**外侧角**肥厚,有一朝向外侧的浅窝称**关节盂**。**上角**平对第 2 肋,**下角**平对第 7 肋或第 7 肋间隙,可作为计数肋骨的标志(图 4-30)。

考点:肩胛骨的形态及骨性标志

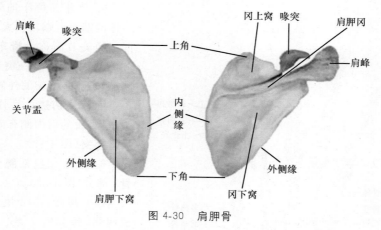

肩峰　喙突　冈上窝　喙突　肩胛冈
上角　肩峰
关节盂　内侧缘
外侧缘　外侧缘
肩胛下窝　下角　冈下窝

图 4-30　肩胛骨

　　3. 肱骨　位于臂部,有一体和两端。上端有半球形的**肱骨头**。肱骨头前下方和外侧各有一隆起的**小结节**和**大结节**,两结节之间的纵沟称为**结节间沟**,内有肱二头肌长头腱通过。上端与体交界处稍细,称为**外科颈**,是骨折的易发部分。肱骨体的中部外侧面有粗糙的**三角肌粗隆**。体的后面有由内上斜向外下的**桡神经沟**,有桡神经通过,肱骨干的骨折可伤及此神经。肱骨下端前后

考点:肱骨的形态及骨性标志

稍扁,外侧部有半球形的**肱骨小头**,内侧部有**肱骨滑车**,下端的后面在肱骨滑车的上方有**鹰嘴窝**。肱骨小头的外侧和肱骨滑车的内侧各有一个突起,分别称为**外上髁**和**内上髁**。内上髁的后下方有一浅沟,称为**尺神经沟**,有尺神经通过,内上髁骨折时,易伤及尺神经(图4-31)。

考点:桡骨和尺骨的形态及骨性标志

4. 桡骨　位于前臂外侧部,有一体两端。上端稍膨大称**桡骨头**,桡骨头的上面有**关节凹**,桡骨头的周缘有**环状关节面**。桡骨头的下内侧有一粗糙突起,称为**桡骨粗隆**。桡骨下端的腕关节面与腕骨相关节;下端的内侧面有凹形关节面,称为尺切迹;下端的外侧向下突起,称为**桡骨茎突**(图4-32)。

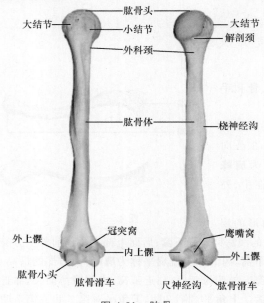

图 4-31　肱骨

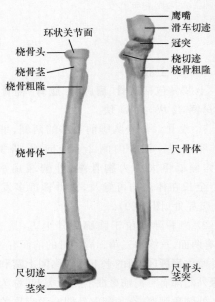

图 4-32　桡骨和尺骨

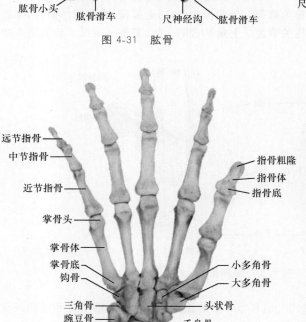

图 4-33　手骨(右侧)

5. 尺骨　位于前臂内侧部,有一体两端。上端较粗大,前面有较大凹陷的关节面称为**滑车切迹**。在切迹的上、下方各有一突起,分别称为**鹰嘴**和**冠突**,冠突的外侧面有一弧形关节面称**桡切迹**。尺骨下端称**尺骨头**,尺骨头的后内侧有向下的突起称**尺骨茎突**(图4-32)。

6. 手骨　包括**腕骨**、**掌骨**和**指骨**3部分(图4-33)。

(1)腕骨:由8块短骨组成,排成两列,每列有4块。由桡侧向尺侧,近侧列依次为**手舟骨**、**月骨**、**三角骨**和**豌豆骨**;远侧列依次为**大多角骨**、**小多角骨**、**头状骨**和**钩骨**。

(2)掌骨:由5块长骨组成,由

桡侧向尺侧依次称为第1～5掌骨。

（3）指骨：由5块长骨组成，除拇指有2节指骨外，其余各指都有3节。由近侧向远侧依次为近节指骨、中节指骨和远节指骨。

（二）上肢骨的连接

上肢骨的连接，主要有**胸锁关节**、**肩锁关节**、**肩关节**、**肘关节**、**前臂骨间的连接**、**手关节**。

1. 胸锁关节　由锁骨的胸骨端和胸骨的锁切迹构成，囊内有关节盘，可使锁骨作向上、下、前、后和轻微的旋转运动（图4-34）。

2. 肩锁关节　由肩胛骨肩峰的关节面与锁骨肩峰端的关节面构成，可作轻微的活动。

3. 肩关节　由肱骨头与肩胛骨的关节盂构成（图4-35）。结构特点：①肱骨头大，关节盂浅而小。②关节盂周缘有关节唇，使之略为加深。③肩关节囊薄而松弛，囊内有肱二头肌长头腱通过。④囊的上部、后部和前部有韧带和肌肉加强。关节囊的前下部较薄弱，肱骨头常向前下方脱位。

考点：肩关节的组成、结构特点及运动形式

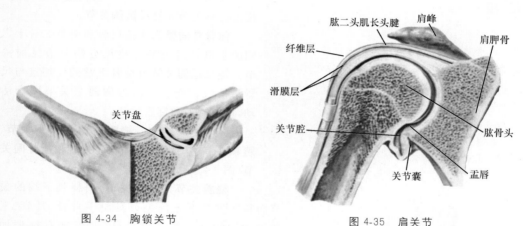

图 4-34　胸锁关节　　　　　　　图 4-35　肩关节

肩关节为人体运动最灵活的关节，可作屈、伸、展、收、旋转、环转运动。

4. 肘关节　由肱骨下端和桡、尺骨上端构成（图4-36），包括3个关节：①**肱尺关节**，由肱骨滑车与尺骨滑车切迹构成。②**肱桡关节**，由肱骨小头与桡骨头关节凹构成。③**桡尺近侧关节**，由桡骨头的环状关节面与尺骨的桡切迹构成。结构特点：①3个关节共包在1个关节囊

考点：肘关节的组成、结构特点及运动形式

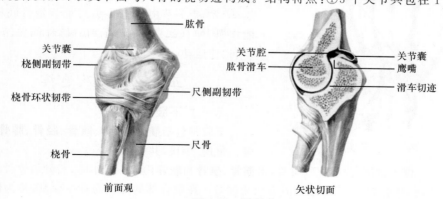

前面观　　　　　　　　矢状切面

图 4-36　肘关节

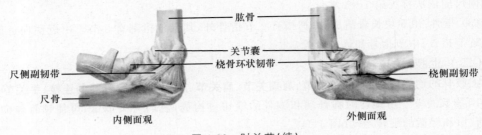

图 4-36　肘关节（续）

内。②关节囊的前后壁薄弱而松弛,两侧有桡侧副韧带和尺侧副韧带加强。③桡骨环状韧带于桡骨头处较发达包绕桡骨头,防止桡骨头脱出。4 岁以下的幼儿,桡骨头发育不全,且环状韧带较松弛,故当肘关节伸直位牵拉前臂时,易发生桡骨头半脱位。

肘后三角

尺骨鹰嘴和肱骨内、外上髁是肘部 3 个重要的骨性标志。正常状态下当肘关节后伸时,上述三点连成一条直线;当肘关节屈至 90°时,三点连成一等腰三角形称肘后三角。在肘关节脱位时,三点的位置关系会发生改变。

肘关节可作屈、伸运动,其桡尺近侧关节还参与前臂的旋前、旋后运动。

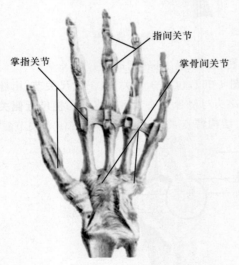

图 4-37　手关节

5. 前臂骨间的连接　包括**前臂骨间膜**、**桡尺近侧关节**和**桡尺远侧关节**。

前臂骨间膜为连接尺骨和桡骨二骨干之间的坚韧的纤维膜。桡尺近侧关节见肘关节。**桡尺远侧关节**由桡骨下端的尺切迹与尺骨头构成。桡、尺近、远侧两个关节联合活动,可作旋前和旋后运动。

6. 手关节　包括**桡腕关节**、**腕骨间关节**、**腕掌关节**、**掌骨间关节**、**掌指关节**和**指骨间关节**(图 4-37)。

桡腕关节又称**腕关节**,由桡骨下端的关节面和尺骨头下方的关节盘与手舟骨、月骨、三角骨共同构成。关节囊松弛,四周都有韧带加强。腕关节可作屈、伸、展、收和环转等运动。腕骨间关节为腕骨间的连接,运动微小。腕掌关节由远侧列腕骨与 5 块掌骨底构成。其中拇指腕掌关节最为重要,可作对掌、内收、外展、屈和伸等运动。掌指关节由各掌骨头与近节指骨底构成,能作屈、伸、收、展、环转运动。指骨间关节只能作屈、伸运动。

五、下肢骨及连接

（一）下肢骨

下肢骨包括**髋骨**、**股骨**、**髌骨**、**胫骨**、**腓骨**和**足骨**。每侧 31 块,共 62 块。

考点：下肢骨的组成

考点：髋骨的组成、主要结构名称及骨性标志

1. 髋骨　位于盆部,为不规则扁骨,由**髂骨**、**坐骨**和**耻骨**构成。幼年时,三骨借软骨相连,至 15～16 岁时,软骨骨化,三骨逐渐融合成为髋骨。在融合部的外侧面有一深窝,称为**髋臼**。髋臼下方有坐骨和耻骨围成的**闭孔**(图 4-38)。

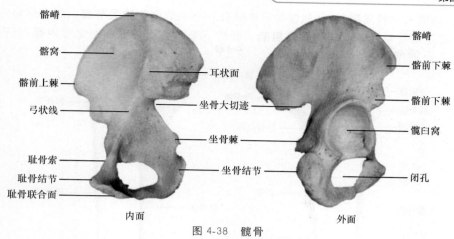

图 4-38 髋骨

（1）髂骨：位于髋骨的后上部，其上缘肥厚称**髂嵴**，两侧髂嵴最高点的连线在后正中线上约与第 4 腰椎棘突相平，是腰椎穿刺时确定穿刺部位的标志。髂嵴的前后突起分别为**髂前上棘**和**髂后上棘**，它们下方的突起分别称为**髂前下棘**和**髂后下棘**。髂嵴的前、中 1/3 交界处向外侧突出称为**髂结节**。髂骨内面的浅窝，称为**髂窝**，其下界为**弓状线**，后方的关节面称为**耳状面**。

（2）坐骨：位于髋骨的后下部，分为**坐骨体**和**坐骨支**。坐骨后下方有粗大的**坐骨结节**，其后上方的三角形突起称**坐骨棘**。坐骨棘的上、下方的切迹，分别称**坐骨大切迹**和**坐骨小切迹**。

（3）耻骨：位于髋骨的前下部，分为**耻骨体**、**耻骨上支**和**耻骨上支**。耻骨上支的前端向前突起称**耻骨结节**。耻骨上支上缘锐薄的骨嵴，称**耻骨梳**。耻骨内侧的椭圆形粗糙面称**耻骨联合面**。

2. 股骨 位于大腿部，为人体最粗最长的长骨，约为身高的 1/4，分为一体两端。上端有伸向内上方的球形膨大称**股骨头**，头下外侧的狭细部分称**股骨颈**。颈与体交界处有两个隆起，上外侧的隆起称**大转子**，是重要的体表标志，可在体表扪及，下内侧的隆起称**小转子**。股骨体微凸向前。股骨下端有两个膨大，分别称为**内侧髁**和**外侧髁**，两髁的前面为**髌面**，后面的深窝为**髁间窝**，两髁侧面最突出部分分别称为**内上髁**和**外上髁**（图 4-39）。

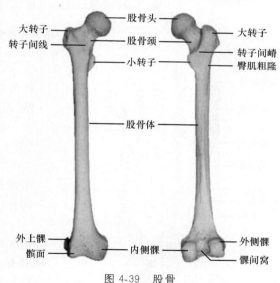

图 4-39 股骨

考点：股骨的主要结构名称及骨性标志

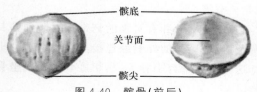

图 4-40 髌骨（前后）

3. 髌骨 是全身最大的籽骨，位于膝关节前方，被股四头肌腱包绕，上宽下尖，前面粗糙，后面光滑（图 4-40）。

4. 胫骨 位于小腿内侧，分为一体两端。上端膨大，形成**内侧髁**和**外侧髁**，两髁之间向上的隆起称**髁间隆起**,外侧髁的后外侧有一小关节面称**腓关节面**。胫骨体呈三棱柱形,在前缘上端有粗糙的隆起称**胫骨粗隆**。胫骨下端内侧面向下的突起称**内踝**,外侧有**腓切迹**(图4-41)。

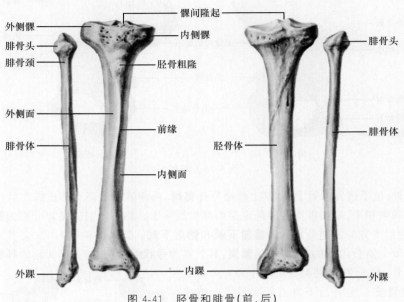

图4-41 胫骨和腓骨(前、后)

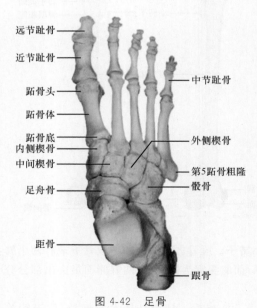

图4-42 足骨

5.腓骨 位于小腿外侧部,细而长,分为一体两端。上端略膨大称**腓骨头**,下端膨大称**外踝**(图4-41)。

6.足骨 可分为**跗骨、跖骨**及**趾骨**3部分(图4-42)。

(1)跗骨:属于短骨,共7块,分为近侧和远侧两列。近侧列有:跟骨、距骨和足舟骨;远侧列有:内侧楔骨、中间楔骨、外侧楔骨和骰骨。

(2)跖骨:属于长骨,共5块,从内侧向外侧依次称为第1~5跖骨。每块跖骨可分为底、体和头3部分。

(3)趾骨:属于长骨,共14块,:趾为2节,其余各趾均为3节。

(二)下肢骨的连接

下肢骨的连接主要有骨盆、髋关节、膝关节和足关节等。

1.骶髂关节 由骶骨、髂骨的耳状面构成。关节囊紧张,并有坚强的韧带进一步加强其稳固性,运动幅度极小。骶髂关节的后下方有两条由骶、尾骨的外侧缘连接至坐骨结节和坐骨棘的韧带,分别称为**骶结节韧带**和**骶棘韧带**。这两条韧带与坐骨大、小切迹分别围成**坐骨大孔**和**坐骨小孔**,有神经、血管和肌肉通过(图4-43)。

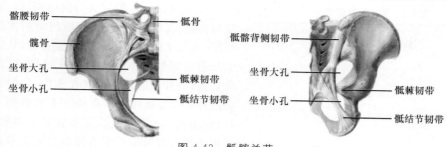

图 4-43 骶髂关节

2. 耻骨联合 由左右耻骨的联合面借**耻骨间盘**而成。女性的耻骨联合有一定的活动性,在妊娠或分娩过程中,耻骨联合可出现轻度的分离,使骨盆发生暂时性的扩大。

3. 骨盆

(1)骨盆的组成和分部:骨盆由骶骨、尾骨及左右髋骨借关节和韧带连接而成。其主要功能是支持体重、保护盆腔脏器,在女性还是胎儿娩出的通道。骨盆以界线为界分为上方的**大骨盆**和下方的**小骨盆**。**界线**是由骶骨的岬及其两侧弓状线、耻骨梳、耻骨结节至耻骨连合上缘构成的环状线。大骨盆较宽大,向前开放。小骨盆有上、下两口:上口由界线围成,骨盆下口由尾骨尖、骶结节韧带、坐骨结节和坐骨支、耻骨下支、耻骨联合下缘围成。两口之间的空腔称**骨盆腔**。两侧坐骨支与耻骨下支连成耻骨弓,其间的夹角称**耻骨下角**(图 4-44)。

考点:骨盆的组成,骨盆上、下口

> **案例4-3**
>
> 某即将分娩的孕妇到医院产科检查,发现骨盆狭窄,医生决定进行剖宫产。
>
> **问题:** 1. 骨盆由哪些结构组成?
> 2. 何谓界线?大、小骨盆是如何划分的?
> 3. 小骨盆下口由哪些结构组成?
> 4. 女性骨盆有何特征?

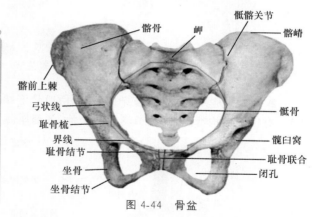

图 4-44 骨盆

(2)骨盆的性别差异(图 4-45):成年男、女骨盆有一定差异(表 4-1)。

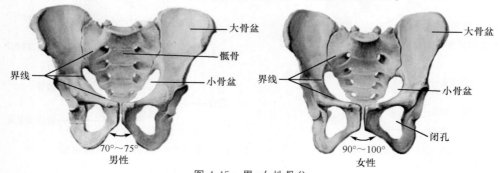

图 4-45 男、女性骨盆

表 4-1　男、女骨盆的差异

项目	男性	女性
骨盆外形	窄而长	宽而短
骨盆上口	心形	近圆形
骨盆下口	较窄小	较宽大
小骨盆腔	漏斗形	圆桶形
耻骨下角	70°～75°	90°～100°

髋关节的组成、结构特点及运动形式

4. 髋关节　由股骨头与髋臼构成。有以下结构特点：①髋臼深，周缘有髋臼唇增加髋臼的深度，增大了髋臼与股骨头的接触面，从而增强关节的稳固性。②关节囊厚而坚韧，周围有韧带加强，股骨颈前面全部包在囊内，但股骨颈后面的外1/3在囊外。所以临床上股骨颈发生骨折，有囊内、外之分。③关节囊后下部较薄弱，所以股骨头容易向后下方脱位。④关节囊内有股骨头韧带，连于股骨头与髋臼之间，韧带中含有营养股骨头的血管。

髋关节可作屈、伸、收、展、旋内、旋外和环转运动。因受髋臼的限制，髋关节的运动范围较肩关节小，但稳固性好（图 4-46）。

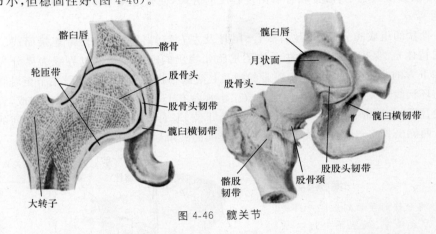

图 4-46　髋关节

5. 膝关节　是人体最大最复杂的关节，由股骨下端，胫骨上端和髌骨构成（图 4-47 至图 4-49）。有以下结构特点：①关节囊广阔松弛、各部厚薄不一。②关节囊周围有韧带加固，前

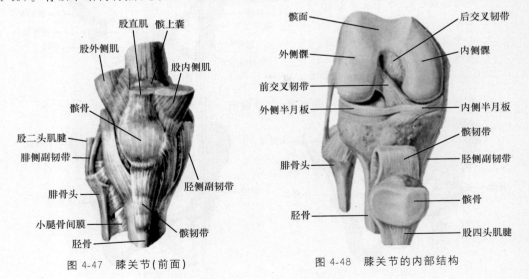

图 4-47　膝关节（前面）

图 4-48　膝关节的内部结构

壁有**髌韧带**,两侧壁有**腓侧副韧带**和**胫侧副韧带**。③囊内还有**前**、**后交叉韧带**,前、后交叉韧带牢固地连接于股骨和胫骨之间,前交叉韧带于伸膝时紧张,防止胫骨前移,后交叉韧带于屈膝时紧张,防止胫骨后移。④在股骨内外侧髁和胫骨内外侧髁的关节面之间有两个纤维软骨板,周缘厚而内缘薄,下面平坦而上面凹陷,分别称**内**、**外侧半月板**。内侧半月板较大,呈"C"形,外侧半月板较小,近似"O"形。半月板加深了关节窝的深度,从而加强了膝关节的稳固性,同时在跳跃和剧烈运动时可起缓冲作用。

考点:膝关节的组成、结构特点及运动形式

膝关节主要作屈、伸运动,在半屈膝时,还可作轻度的旋转运动。

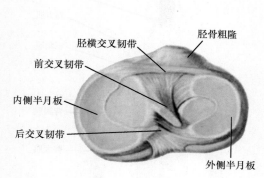

图 4-49　半月板

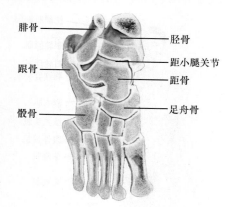

图 4-50　足的关节(冠状切面)

6. **小腿骨间的连接**　小腿胫、腓二骨连接紧密,活动度很小。其上端有微动的胫腓关节,下端靠韧带联合,二骨的体借骨间膜连接。

7. **足关节**　包括距小腿(踝)关节、跗骨间关节、跗跖关节、跖趾关节和趾间关节等(图 4-50)。

(1) **距小腿关节**　又称**踝关节**,由胫、腓骨下端的关节面与距骨滑车构成。关节囊前、后壁较薄而松弛,两侧较厚有韧带增强,足过度内翻时易导致扭伤。踝关节主要作背屈(伸)和跖屈(屈)运动。

(2) **跗骨间关节**:主要可作足内翻(足底面朝向内侧)和足外翻(足底面朝向外侧)运动。**跗跖关节**可作轻微的运动,**跖趾关节**可作屈伸及轻微的收展运动,**趾间关节**只能作屈、伸运动。

(3) **足弓**:是由跗骨、跖骨、足底韧带和肌腱构成的凸向上的弓形结构(图 4-51)。当站立时

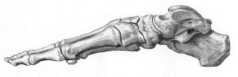

图 4-51　足弓

足骨仅以跟结节和第1、第5跖骨头三点着地,保证了站立的稳定。足弓具有弹性,可在跳跃和行走时缓冲震荡,同时还有保护足底血管神经免受压迫的作用。

案例4-4

一个足球运动员,在长期训练中其右足经常损伤,肌肉和韧带因足过度内翻和外翻均有不同程度的拉伤。他最近发现自己走路若超过 20min 或在运动时足底疼痛,而且逐渐加重,在平卧休息时则有所减缓。

问题:1. 你认为患者的右足什么结构遭到了破坏?

2. 为什么会出现足底疼痛?

(陈开润)

第二节 骨 骼 肌

一、概 述

骨骼肌是运动系统的动力器官,分布于头、颈、躯干和四肢,多数附着于骨骼,少数附着于皮肤。全身骨骼肌有 600 多块,分布广泛,约占体重的 40%。每块肌都是一个器官,有具体的位置、形态、构造和辅助结构,并且有丰富的血液、淋巴供应和神经支配,执行一定的功能(图 4-52)。

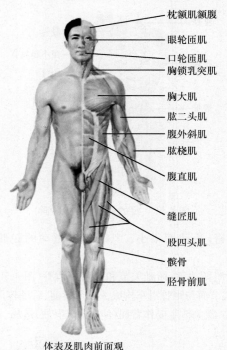

体表及肌肉前面观

枕额肌额腹
眼轮匝肌
口轮匝肌
胸锁乳突肌
胸大肌
肱二头肌
腹外斜肌
肱桡肌
腹直肌
缝匠肌
股四头肌
髌骨
胫骨前肌

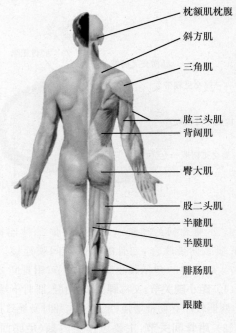

体表及肌肉后面观

枕额肌枕腹
斜方肌
三角肌
肱三头肌
背阔肌
臀大肌
股二头肌
半腱肌
半膜肌
腓肠肌
跟腱

图 4-52 全身肌肉

长肌　半羽肌　羽肌　多羽肌

多腹肌　扁肌　轮匝肌　二腹肌

图 4-53 骨骼肌的形态和构造

(一) 肌的分类和构造

1. 肌的分类 骨骼肌的形态多样,按其外形可分为长肌、短肌、扁肌和轮匝肌(图 4-53)。**长肌**呈梭形,多见于四肢,收缩时肌显著缩短,可引起较大幅度的运动。有的长肌有两个或两个以上的起始头,依其头数被称为二头肌、三头肌和四头肌。**短肌**形态短小,主要分布于躯干深层,具有节段性,收缩时运动幅度较小。**扁肌**呈宽扁的薄片状,主要分布于胸、腹壁,收缩时具有运动躯干、保护内脏的作用。**轮匝肌**呈环形,位于孔、裂的周围,收缩时可使孔裂关闭(图 4-53)。

2. 肌的构造 骨骼肌由中间的**肌腹**和两端

的**肌腱**构成。肌腹主要由肌纤维组成,色红而柔软,具有收缩和舒张能力。肌腱主要由致密结缔组织构成,色白而强韧,无收缩能力,主要起连接作用。扁肌的肌腱呈膜状,称**腱膜**(图 4-53)。

(二) 肌的起止、配布和作用

1. 肌的起止　骨骼肌一般以两端附着于两块或两块以上的骨表面,中间跨过一个或几个关节。通常把接近躯体正中面或四肢近端的附着点称为**起点**,远离躯体正中面或接近四肢远端的附着点称为**止点**。骨骼肌收缩时,牵引两骨靠近而产生关节运动,在关节运动中总有一骨的位置相对固定,另一骨的位置相对移动,骨骼肌在固定骨上的附着点,称**定点**或起点,在移动骨上的附着点,称**动点**或止点。骨骼肌收缩时动点向定点移动,起点和止点是相对的,在一定条件下,两者可以互换(图 4-54)。

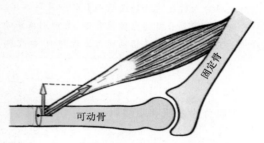

图 4-54　肌的起止

2. 肌的分布和作用　骨骼肌大多数分布在关节周围,其分布方式和多少与关节的运动形式密切相关。一个关节运动轴的两侧至少分布有两组作用相互对抗的肌,称为**拮抗肌**;而分布在一个关节运动轴同侧的两组或多组作用相同的肌,称为**协同肌**。

(三) 肌的辅助结构

骨骼肌的辅助结构包括**筋膜**、**滑膜囊**和**腱鞘**等,位于骨骼肌的周围,这些结构对骨骼肌的活动有保护和辅助作用。

1. 筋膜　位于肌的表面,分为**浅筋膜**和**深筋膜**两种(图 4-55)。

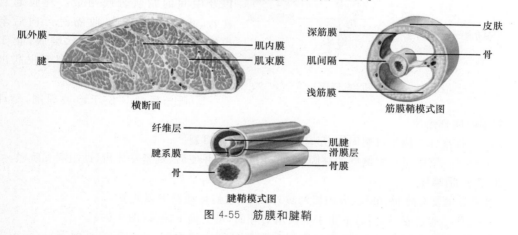

图 4-55　筋膜和腱鞘

(1) 浅筋膜:位于真皮下,又称**皮下筋膜**,由疏松结缔组织构成,其内含有脂肪、浅静脉、皮神经以及浅淋巴结和淋巴管等。临床上做皮下注射,即将药液注入浅筋膜内。

(2) 深筋膜:位于浅筋膜深面,又称**固有筋膜**,由致密结缔组织构成,分布于全身且互相连续,具有保护和约束骨骼肌的作用。深筋膜包裹肌或肌群、腺体、血管和神经等,形成筋膜鞘。四肢的深筋膜伸入肌群之间并与骨相连,分隔肌群,称肌间隔。

2. 滑膜囊　滑膜囊为扁薄密闭的结缔组织小囊,囊腔内含有少量滑液。多位于肌腱、韧带与骨面之间,可减少摩擦、保护肌和肌腱。

3. 腱鞘　为包裹在长肌腱外面的鞘管,由外层的**纤维层**和内层的**滑膜层**组成,多位于手足活动性较大的部位。纤维层是深筋膜增厚而形成的,位于腱鞘的外面。滑膜层呈内、外两层套管状,两层之间含有少量滑液。腱鞘具有约束肌腱和减少摩擦的作用(图4-55)。

腱 鞘 炎

　　腱鞘炎是一种常见病,多发生在手腕、手指、肩等部位。由于这些部位活动频繁,损伤机会多,倘若不注意,长期的摩擦、慢性劳损或寒冷刺激,可使肌腱与腱鞘发生无菌性炎性反应,局部出现渗出水肿。肌腱在腱鞘内活动受限而引起一系列临床症状。一些需要长期重复劳损关节的职业如打字、货物搬运或需要长时间电脑操作等,都会引发或加重此病。患者会感到关节疼痛、肿胀、晨僵、活动障碍,若发生在手指,在活动时可出现弹响,故也称"扳机指"或"弹响指"。

二、头 肌

头肌分为面肌和咀嚼肌。

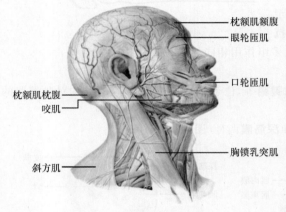

图4-56 头颈肌(右侧面)

考点:枕额肌的组成、起止点和作用

(一)面肌

　　面肌位于面部和颅顶,大多起自颅骨,止于面部皮肤。主要分布于口裂、眼裂和鼻孔的周围,可开大或闭合孔裂,并牵动面部皮肤产生喜、怒、哀、乐等各种表情,故又称**表情肌**(图4-56)。

　　1.枕额肌 薄而扁,由枕腹和额腹以及中间的帽状腱膜组成。枕腹起自枕骨,止于帽状腱膜,收缩时可向后牵拉帽状腱膜;额腹起自帽状腱膜,止于额部皮肤,收缩时可提眉使额部皮肤出现皱纹。

　　2.眼轮匝肌 位于睑裂周围,呈环形,收缩时闭合睑裂。

　　3.口轮匝肌 位于口裂周围,呈环形,收缩时闭合口裂。

　　4.颊肌 紧贴于口腔侧壁的黏膜面,可外拉口角,并使唇、颊紧贴牙齿,助咀嚼和吮吸。

(二)咀嚼肌

咀嚼肌主要有咬肌、颞肌、翼内肌和翼外肌等,它们运动颞下颌关节。

　　1.咬肌 起自颧弓,向后下止于下颌角的外面,可上提下颌骨(图4-56)。

　　2.颞肌 起自颞窝骨面,肌束呈扇形向下通过颧弓的内侧,止于下颌骨的冠突,可上提下颌骨。

　　3.翼内肌 起自翼突,止于下颌角内面,可上提并向前运动下颌骨。

　　4.翼外肌 起自翼突,止于下颌角,可使下颌骨向前并作侧方运动。

三、颈 肌

　　颈肌位于头颅和胸之间,根据位置分为颈浅肌群、舌骨上下肌群和颈深肌群。颈浅肌群主要有颈阔肌、胸锁乳突肌,颈深肌群主要有前、中、后斜角肌等。

1. **颈阔肌**　薄而宽阔的皮肌,位于颈前外侧部的浅筋膜内,收缩时紧张颈部皮肤并下拉口角。

2. **胸锁乳突肌**　斜列于颈部两侧,起自胸骨柄前面和锁骨的胸骨端,斜向后上方,止于颞骨的乳突。一侧收缩使头向同侧倾斜,面转向对侧,两侧同时收缩可使头后仰(图 4-56)。

考点:胸锁乳突肌的位置、起止点和作用

> **案例4-5**
>
> 患儿,女,2个月,父母发现其颈部总偏向一侧遂就诊。体格检查:患儿头部向左侧倾斜,面部转向右侧,颈部左前区有一质地较硬的肿块。初步诊断:左侧先天性斜颈。
>
> 问题:1. 先天性斜颈主要由什么原因引起?
>
> 2. 说出胸锁乳突肌的位置、起止和作用?
>
> 3. 你认为应该怎样矫正和治疗?

3. **舌骨上肌群**　位于舌骨与下颌骨之间,收缩时上提舌骨、协助吞咽。

4. **舌骨下肌群**　位于颈前部,舌骨下方的正中线两侧,主要作用是下降舌骨和喉。

四、躯 干 肌

躯干肌根据位置分为背肌、胸肌、膈、腹肌和会阴肌。

(一) 背肌

背肌位于躯干的背面,分为浅、深两群(图 4-57)。浅群主要有**斜方肌**、**背阔肌**等,深群主要有**竖脊肌**。

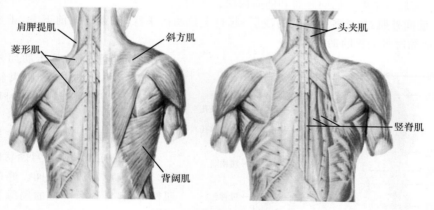

图 4-57　背肌(浅、深层)

1. **斜方肌**　位于项部及背上部的浅层,一侧为三角肌形的阔肌,两侧合并则呈斜方形。上部肌束可上提肩胛骨;中部肌束可使肩胛骨向脊柱靠拢;下部肌束可下降肩胛骨;两侧同时收缩,使头后仰。

考点:斜方肌的位置和作用

2. **背阔肌**　为全身最大的扁肌,位于背下部及胸部后外侧,收缩时可使肱骨内收、旋内和后伸;当上肢上举固定时,可作引体向上。

考点:背阔肌的位置和作用

3. **竖脊肌**　又称骶棘肌,为背肌中最长的长肌,纵列于棘突两侧的纵沟内,背浅层肌的深面,双侧同时收缩使脊柱后伸和仰头,单侧收缩使脊柱侧屈,维持人体直立姿势。

(二) 胸肌

胸肌主要有胸大肌、胸小肌、前锯肌和肋间肌(图 4-58 和图 4-59)。

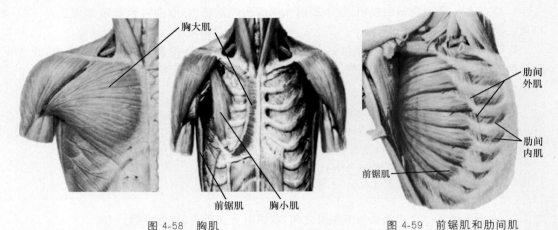

图 4-58 胸肌　　　　　　图 4-59 前锯肌和肋间肌

1. **胸大肌** 位于胸廓的前上部,宽而厚呈扇形,收缩时可使肩关节内收、前屈和旋内;当上肢固定时则可上提躯干,也可上提肋协助吸气。

2. **胸小肌** 位于胸大肌的深面,呈三角形,收缩时可拉肩胛骨向前下方,当肩胛骨固定时则可上提肋协助吸气。

3. **前锯肌** 为贴附于胸廓侧壁的宽大扁肌,收缩时可拉肩胛骨向前并使其紧贴胸廓,当肩胛骨固定时可上提肋以助深吸气。

4. **肋间肌** 主要有肋间外肌和肋间内肌。

（1）**肋间外肌**:位于各肋间隙的浅层,起自上位肋的下缘,肌束斜向前下方,止于下位肋的上缘,收缩时可上提肋助吸气。

考点:胸肌的类型、位置和作用

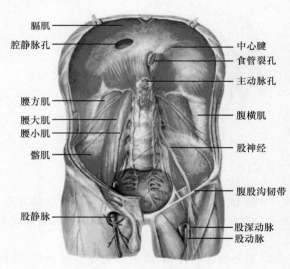

图 4-60 膈及腹后壁

（2）**肋间内肌**:位于肋间外肌的深面,起自下位肋的上缘,肌束斜向内上方,止于上位肋的下缘,收缩时可下降肋助呼气。

（三）膈

膈为一向上膨隆呈穹隆状的扁薄阔肌,介于胸腔和腹腔之间。膈的周边为肌性部,起自胸廓下口的周缘及腰椎前面,各部肌纤维向中央集中止于**中心腱**。

膈上有 3 个裂孔:①**主动脉裂孔**,在第 12 胸椎的前方,有降主动脉及胸导管通过;②**食管裂孔**位于主动脉裂孔的左前方,约平第 10 胸椎,有食管及迷走神经通过;③**腔静脉孔**,位于食管裂孔右前方的中心腱内,约平第 8 胸椎,有下腔静

脉通过(图 4-60)。

膈是重要的呼吸肌。收缩时,膈穹隆下降,胸腔容积扩大,以助吸气;舒张时,膈穹隆上升复位,胸腔容积变小,以助呼气。膈与腹肌同时收缩,则能增加腹压,协助排便、呕吐及分娩等。

（四）腹肌

腹肌位于胸廓下部与骨盆之间，包括腹前外侧群和腹后群。

1. 腹前外侧群 参与构成腹腔的前壁和外侧壁，包括腹直肌、腹外斜肌、腹内斜肌和腹横肌等（图4-61和图4-62）。

（1）**腹直肌**：位于腹前壁正中线的两侧，包裹于腹直肌鞘内，为上宽下窄的带状肌，其全长被3～4条横行的腱划分成多个肌腹。起自耻骨联合和耻骨嵴，止于胸骨剑突和第5～7肋软骨的前面。

链接

与呼吸运动有关的肌肉

在平静吸气时，肋间外肌收缩使肋上提和外翻，增加胸腔前后径和横径，膈收缩使胸腔的上下径加大，因而肺容积增大，肺吸入空气。平静呼气时，肋间外肌和膈松弛，肋间内肌收缩，肋下降，胸腔各径缩短，肺容积减小，肺内气体呼出。用力深吸气时，还有其他肌参与，如胸大肌、前锯肌和胸小肌等，使胸腔容积更大。同样，在深呼气时，腹肌更有力地收缩，帮助呼气。

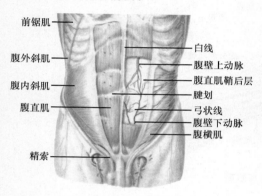

图 4-61　腹前外侧群肌

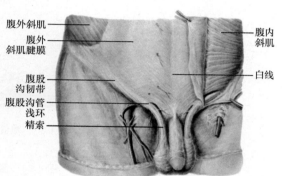

图 4-62　腹前壁肌（下部）

（2）**腹外斜肌**：为一宽薄扁肌，位于腹前外侧壁的浅层。起自下位8个肋骨的外面，大部分肌束由后外上斜向前内下方，在腹直肌外侧缘移行为腹外斜肌腱膜，经过腹直肌前面，参与构成腹直肌鞘前层，止于白线。腹外斜肌腱膜的下缘卷曲增厚，连于髂前上棘与耻骨结节之间，形成**腹股沟韧带**。在耻骨结节的外上方，腹外斜肌腱膜形成一个三角形裂孔，称为**腹股沟管浅环**或**皮下环**。

（3）**腹内斜肌**：位于腹外斜肌深面，呈扇形。大部分肌束斜向内上方，至腹直肌的外侧缘移行为腱膜，向内分为前、后两层并包裹腹直肌，参与构成腹直肌鞘前、后层，最后止于白线。腹内斜肌腱膜的下内侧部与腹横肌腱膜的下部会合形成腹股沟镰（联合腱），止于耻骨梳。腹内斜肌下部的肌束与腹横肌下部的肌束一起包绕精索和睾丸，形成提睾肌，收缩时可上提睾丸。

（4）**腹横肌**：位于腹内斜肌深面，肌束向前内横行，在腹直肌外侧缘移行为腱膜，参与构成腹直肌鞘的后层，止于白线。腹横肌下部的肌束和腱膜，分别参与提睾肌和腹股沟镰的组成。

腹前外侧群肌的作用：共同保护腹腔脏器；收缩时可以缩小腹腔，增加腹压以助呼气、排便、分娩和呕吐；可使脊柱前屈、侧屈和旋转。

2. 腹后群 参与构成腹腔的后壁，主要有腰大肌和腰方肌（腰大肌将在下肢肌中叙述）。腰方肌位于腹后壁脊柱两侧，后方有竖脊肌，收缩时能下降和固定第12肋并使脊柱侧屈（图4-60）。

考点：腹前外侧肌群的名称、位置和作用

3. 腹肌形成的结构

（1）**腹直肌鞘**：是由腹前外侧壁的3层扁肌的腱膜构成,包裹腹直肌的纤维性鞘。腹直肌鞘分前、后两层。前层完整,由腹外斜肌腱膜与腹内斜肌腱膜的前层组成,后层由腹内斜肌腱膜后层与腹横肌腱膜组成。在脐下4～5cm,腹内斜肌腱膜后层与腹横肌腱膜全部转至腹直肌前面参与构成鞘的前层,该处形成凸向上的弧形线,称**弓状线**,此线以下缺乏鞘的后层,腹直肌后面直接与腹横筋膜相贴(图4-63)。

考点：腹直肌鞘的组成和形态结构特点

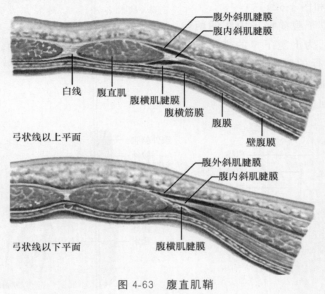

弓状线以上平面

腹外斜肌腱膜
腹内斜肌腱膜
白线　腹直肌　腹横肌腱膜　腹膜　壁腹膜
腹横筋膜

弓状线以下平面

腹外斜肌腱膜
腹内斜肌腱膜
腹横肌腱膜

图 4-63　腹直肌鞘

（2）**白线**：位于腹前壁正中线上,由两侧腹直肌鞘的纤维交织而成。起自剑突,止于耻骨联合,约在白线中部有一脐环。

（3）**腹股沟管**：位于腹股沟韧带内侧半的上方,为腹肌与腱膜之间,由外上斜向内下的裂隙,长4～5cm。男性有精索,女性有子宫圆韧带通过。腹股沟管有内、外两口和前、后、上、下四壁。内口称**腹股沟管深环**(腹环),位于腹股沟韧带中点上方约1.5cm处;外口即腹股沟管浅环(皮下环);前壁为腹外斜肌腱膜和部分腹内斜肌,后壁为腹横筋膜和腹股沟镰,上壁为腹内斜肌和腹横肌的弓状下缘,下壁为腹股沟韧带(图4-64)。

考点：腹股沟管的位置、形态结构特点和通过结构

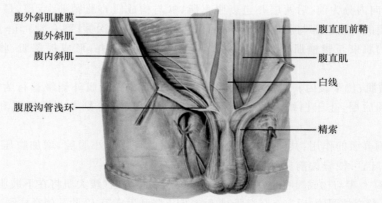

腹外斜肌腱膜
腹外斜肌
腹内斜肌
腹股沟管浅环
腹直肌前鞘
腹直肌
白线
精索

图 4-64　腹股沟管

案例4-6

　　患者,男,45岁,由于腹股沟部发现一个肿物,胀痛就医。检查时发现此肿物在站立、咳嗽时明显突出,让患者平卧时用手将肿物向腹腔推送即消失;且肿物柔软,光滑。
问题: 1. 根据你学到的解剖学知识,应考虑这个患者患了哪种疾病?
　　　　2. 试述腹股沟区的解剖学形态结构。

(五) 会阴肌

　　会阴肌是封闭小骨盆下口所有肌的总称,主要包括肛提肌、会阴浅深横肌、尿道括约肌和尾骨肌等。承托盆腔脏器。

五、四 肢 肌

(一) 上肢肌

上肢肌主要包括**肩肌**、**臂肌**、**前臂肌**和**手肌**。

1. 肩肌　分布于肩关节周围,能运动肩关节和增强肩关节稳定性(图4-65)。

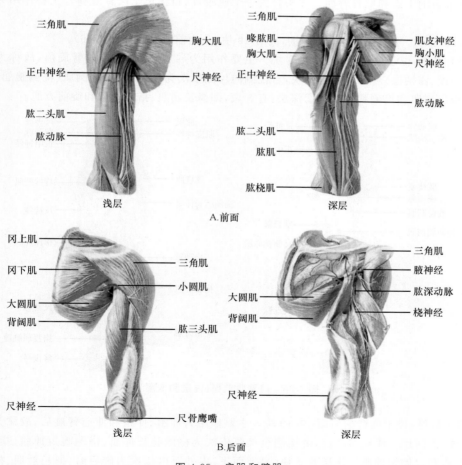

A.前面

B.后面

图 4-65　肩肌和臂肌

考点:三角肌的位置、起止点和作用

（1）**三角肌**:位于肩部外上方,呈三角形,起自锁骨的外侧段、肩峰和肩胛冈。肌束包绕肩关节并逐渐向外下方集中,止于肱骨体外侧方的三角肌粗隆。收缩时,主要使肩关节外展,是常用的肌内注射部位。

（2）**冈上肌**:位于冈上窝,使肩关节外展。

（3）**冈下肌**:位于冈下窝,使肩关节旋外。

（4）**小圆肌**:位于冈下肌的下方,使肩关节旋外。

（5）**大圆肌**:位于小圆肌的下方,使肩关节旋内、内收和后伸。

（6）**肩胛下肌**:起自肩胛下窝,使肩关节旋内和内收。

2. 臂肌　位于肱骨周围,分前、后两群。前群为屈肌,后群为伸肌(图4-65)。

（1）前群:主要包括肱二头肌、肱肌和喙肱肌。①**肱二头肌**:呈菱形,起端有两个头。长头以长肌腱起自肩胛骨的关节盂上方,通过肩关节囊,短头在内侧,起自肩胛骨的喙突,两头会合成一肌腹,向下延伸为肌腱,经过肘关节前方,止于桡骨粗隆。主要作用是屈肘关节,当前臂屈并处于旋前位时,可使前臂旋后。②**肱肌**:位于肱二头肌深面,具有屈肘关节。

考点:肱二头肌的位置、起止点和作用

（2）后群:有**肱三头肌**,位于臂的后方,起端有三个头,即长头、内侧头和外侧头。起自肩胛骨关节盂的下方和肱骨背面。三头合为一个肌腹,以扁腱止于尺骨鹰嘴。主要作用为伸肘关节。

3. 前臂肌　位于尺、桡骨的周围,共有19块,分为前、后两群(图4-66)。

（1）前群:位于前臂的前面,共9块。主要作用为屈腕、屈指和使前臂旋前,故称为屈肌群,分为浅、深两层。①浅层:有6块,自桡侧向尺侧依次为肱桡肌、旋前圆肌、桡侧腕屈肌、掌长肌、指浅屈肌和尺侧腕屈肌。②深层:有3块,即拇长屈肌、指深屈肌和旋前方肌。

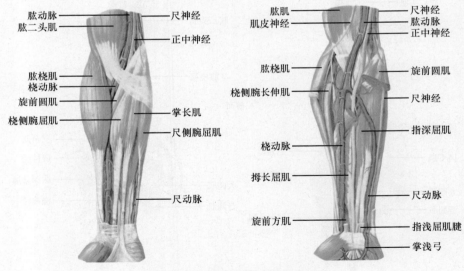

图4-66　前臂肌前群(浅层和深层)

（2）后群:位于前臂的后面,共10块。主要作用为伸腕、伸指和使前臂旋后,故称为伸肌群,分浅、深两层。浅层有5块,由桡侧至尺侧依次为桡侧腕长伸肌、桡侧腕短伸肌、指伸肌、小指伸肌和尺侧腕伸肌。深层有5块,自上而下,由外至内依次为旋后肌、拇长展肌、拇短伸肌、拇长伸肌和示指伸肌(图4-67)。

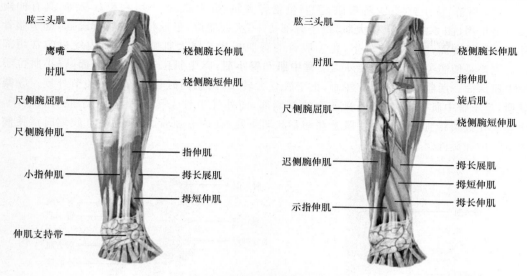

图 4-67　前臂肌后群(浅层和深层)

4. 手肌　为短小的肌,集中分布于手的掌面,分为外侧、中间和内侧 3 群。

(1) 外侧群:在拇指掌侧形成丰满的隆起称**鱼际**,主要作用是使拇指作屈、收、展和对掌等运动。

(2) 内侧群:位于小指掌侧,构成**小鱼际**,有使小指作屈、展和对掌等运动。

(3) 中间群:位于掌心和掌骨之间,主要是屈掌指关节、伸指间关节,并可使 2、4、5 等手指内收和外展(图 4-68)。

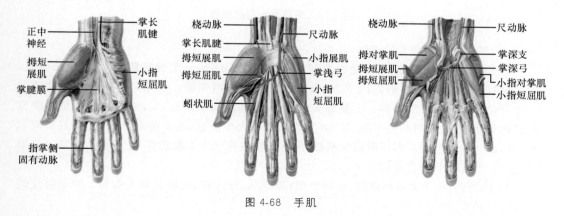

图 4-68　手肌

(二) 下肢肌

下肢肌包括髋肌、大腿肌、小腿肌和足肌。

1. 髋肌　髋肌位于髋关节周围,分为前、后群,主要运动髋关节。

(1) 前群:主要有**髂腰肌**等。髂腰肌由腰大肌和髂肌组成。腰大肌主起自腰椎体侧面和横突;髂肌起自髂窝,两肌向下合并后,经腹股沟韧带深面,止于股骨小转子。收缩时可使髋关节前屈和旋外(图 4-60)。

（2）后群：位于臀部，又称臀肌，主要包括臀大肌、臀中肌、臀小肌和梨状肌等，具有伸髋关节等作用（图4-69）。①**臀大肌**：位于臀部皮下，大而肥厚，形成特有的臀部隆起，起于髂骨外面和骶骨背面，肌束斜向外下，止于股骨的臀肌粗隆。臀大肌肥厚，是肌内注射的常用部位。主要是使髋关节后伸和旋外。②**臀中肌和臀小肌**：臀中肌位于臀大肌深面，臀小肌位于臀中肌深面。两肌都起自髂骨外面，止于股骨大转子，两肌同时收缩可使髋关节外展。③**梨状肌**：位于臀中肌下方，起于骶骨前面的外侧部，向外经坐骨大孔出骨盆，止于股骨大转子。坐骨大孔被梨状肌分隔成梨状肌上孔和梨状肌下孔，孔内有血管、神经通过。收缩时可使髋关节外展和旋外。

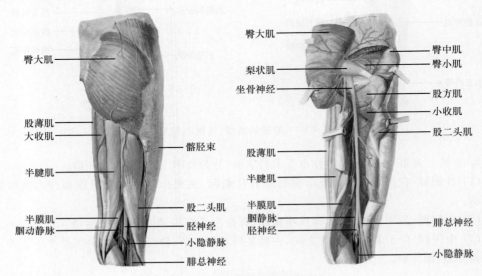

图4-69 臀肌及大腿肌后群

2.大腿肌 位于股骨的周围，分为前、后和内侧3群。

（1）前群：位于大腿前面，有缝匠肌和股四头肌（图4-70）。①**缝匠肌**：是全身最长的肌，呈扁带状，起自髂前上棘，斜向内下方，止于胫骨上端的内侧面。收缩时可屈髋关节和膝关节，并可使屈曲的膝关节旋内。②**股四头肌**：是全身体积最大的肌，有四个头，分别称为股直肌、股内侧肌、股外侧肌和股中间肌。除股直肌位于大腿前面，起自髂前下棘；其余三头均起自股骨，四个头向下合并形成**股四头肌腱**，向下包绕髌骨延续为**髌韧带**，止于胫骨粗隆。收缩时伸膝关节，股直肌还有屈髋关节。

（2）内侧群：位于大腿内侧部，有耻骨肌、长收肌、股薄肌、短收肌和大收肌。收缩时使髋关节内收（图4-70）。

（3）后群：位于大腿的后部，有股二头肌、半腱肌和半膜肌（图4-69）。①**股二头肌**：位于大腿后部外侧，有长、短两头。长头起自坐骨结节，短头起自股骨粗线，两头合并后，止于腓骨头。②**半腱肌**：位于大腿后部内侧，肌腱细长，几乎占肌的一半，起自坐骨结节，止于胫骨上端的内侧。③**半膜肌**：在半腱肌的深面，以扁薄的腱膜起自坐骨结节，其腱膜几乎占肌的一半，止于胫骨内侧髁的后面。

后群肌主要作用是屈膝关节和伸髋关节。

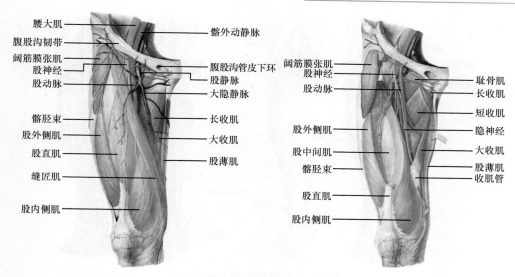

图 4-70 大腿肌前群

3. 小腿肌 参与维持人体直立姿势和行走等,分为前、后和外侧群。

(1)前群:位于小腿前部,自内侧向外侧依次为胫骨前肌、拇长伸肌和趾长伸肌(图 4-71)。

作用:前群肌均可伸踝关节;胫骨前肌还可使足内翻;拇长伸肌还可伸拇趾;趾长伸肌还能伸第2～5趾。

(2)外侧群:位于腓骨的外侧。有腓骨长肌和腓骨短肌。收缩时使足外翻和屈距小腿关节(图 4-71)。

(3)后群:位于小腿骨后方,可分浅、深两层(图 4-72)。①浅层:为强大的**小腿三头肌**,浅表的二个头称**腓肠肌**,位置较深的一个头称**比目鱼肌**。腓肠肌的内、外侧头起自股骨内、外侧髁,比目鱼肌起自胫腓骨上端的后面,三个头合并后,在小腿的上部形成膨隆的小腿肚,向下延续为**跟腱**,止于跟骨结节。作用:屈踝关节和膝关节;在站立时,能固定踝关节和膝关节,以防止身体向前倾倒。②深层:自内侧向外侧依次为趾长屈肌、胫骨后肌和拇长屈肌。作用:三肌均可屈踝关节;趾长屈肌和拇长屈肌还可屈第2～5趾和拇趾;胫骨后肌还可使足内翻。

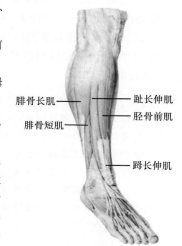

图 4-71 小腿前外侧肌群

考点:小腿三头肌的组成、起止点和作用

4. 足肌 可分为足背肌和足底肌。足背肌协助伸趾,足底肌协助屈趾和维持足弓。

(三)上、下肢的局部结构

1. 腋窝 位于胸外侧壁和臂上部内侧之间的锥形腔隙,有重要的血管、神经通过。临床上常在此测量体温。

2. 肘窝 位于肘关节前面的三角形浅凹。外侧界为肱桡肌,内侧界为旋前圆肌,上界为肱骨内、外上髁间的连线。窝内有重要的血管、神经通过。

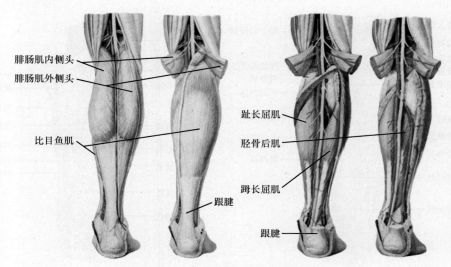

腓肠肌内侧头
腓肠肌外侧头
趾长屈肌
比目鱼肌
胫骨后肌
踇长屈肌
跟腱
跟腱

图 4-72　小腿后群(浅层和深层)

3. 股三角　位于大腿前面上部,上界为腹股沟韧带,内侧界为长收肌内侧缘,外侧界为缝匠肌的内侧缘。股三角内由外向内依次排列有股神经、股动脉和股静脉(图 4-70)。

4. 腘窝　位于膝关节的后面,呈菱形,窝的上外侧界为股二头肌,上内侧界为半腱肌和半膜肌,下外侧界为腓肠肌的外侧头,下内侧界为腓肠肌的内侧头。腘窝内容纳有血管、神经、脂肪和淋巴结等。

小结

运动系统由 3 部分组成,分别为骨、骨连接和骨骼肌。运动系统在神经系统的控制下及其他系统的协调下具有运动、支持和保护功能。

全身骨借骨连接形成骨骼,构成人体的支架。骨在运动中起杠杆作用,骨连接在运动中发挥非常重要的作用。骨骼肌附着于骨,肌肉收缩时就会产生运动。

运动系统的器官占全身重量的 60%,赋予人体基本形态。一些骨的突起、凹陷和肌肉隆起在体表可以触摸到。这些重要的体表标志在决定体内器官、血管和神经的位置及外科手术的定位时发挥重要作用。

自测题

一、名词解释

1. 胸骨角　2. 关节　3. 翼点　4. 界线

5. 腹股沟管

二、填空

1. 运动系统包括＿＿＿、＿＿＿和＿＿＿。

2. 骨的构造主要由＿＿＿、＿＿＿、＿＿＿构成。

3. 关节的基本结构包括＿＿＿、＿＿＿和＿＿＿。

4. 从侧方观察,脊柱有 4 个生理弯曲,其中＿＿＿曲和＿＿＿曲凸向前,而＿＿＿曲和＿＿＿曲凸向后。

5. 椎间盘的周围部叫＿＿＿,由＿＿＿构成,中央部叫＿＿＿,富有弹性。

6. 肘关节包括＿＿＿、＿＿＿和＿＿＿ 3 个关节。

7. 髂骨上缘叫＿＿＿,其最高点平对＿＿＿。

8. 腹股沟管位于＿＿＿内侧半的上方,男性有

_____ 通过,女性有 _____ 通过。

9. 一侧胸锁乳突肌收缩,使头向 _____ 侧倾斜,面部转向 _____ 侧,两侧同时收缩可使头 _____ 。

10. 膈上有 3 个裂孔,分别是 _____ 、_____ 和 _____ 。

三、选择题

A 型题

1. 以下不是长骨的是( )
   A. 肱骨   B. 掌骨   C. 锁骨
   D. 趾骨   E. 腓骨

2. 骨髓( )
   A. 全部位于长骨的骨髓腔内
   B. 黄骨髓有造血功能
   C. 胎儿和 5 岁以下的小儿只有红骨髓
   D. 老年人的骺内存在黄骨髓
   E. 红骨髓不会转变为黄骨髓

3. 椎骨( )
   A. 共有 25 块
   B. 一般由椎体和椎弓组成
   C. 第 1 颈椎又称枢椎
   D. 胸椎的棘突最短
   E. 腰椎棘突斜向后下方

4. 椎弓和椎体围成( )
   A. 椎间孔   B. 椎孔
   C. 横突孔   D. 椎骨上、下切迹
   E. 椎管

5. 肋( )
   A. 第 7～10 肋软骨连成肋弓
   B. 分为真肋、假肋和浮肋
   C. 外面近下缘处有肋沟
   D. 第 1～8 肋前端连于胸骨,称真肋
   E. 以上都不对

6. 胸骨( )
   A. 分为胸骨体和胸骨柄两个部分
   B. 上缘有一颈静脉切迹
   C. 与肋软骨都以关节相连
   D. 成人胸骨体内含有黄骨髓
   E. 以上全对

7. 常用于计数肋和椎骨的结构有( )
   A. 第 7 颈椎棘突   B. 肩胛骨下角
   C. 胸骨角   D. 两髂嵴最高点的连线
   E. 以上都有

8. 在胸廓上容易摸到的体表标志是( )
   A. 胸椎横突   B. 锁骨
   C. 颈静脉切迹   D. 第 7 颈椎棘突
   E. 以上全对

9. 慢性鼻窦炎常发于( )
   A. 额窦   B. 蝶窦
   C. 上颌窦   D. 筛小房前群
   E. 筛小房后群

10. 在体表不易摸到的骨性标志是( )
    A. 肩峰   B. 尺骨冠突
    C. 桡骨茎突   D. 肱骨尺神经沟
    E. 肩胛骨喙突

11. 髋骨( )
    A. 由髂、坐、耻骨在髋臼处融合而成
    B. 组成闭孔的有耻骨和坐骨
    C. 髂前上棘位置最表浅
    D. 髂骨翼终身只含红骨髓
    E. 以上全对

12. 不参与构成骨盆结构的是( )
    A. 骶尾骨   B. 髋骨   C. 骶髂关节
    D. 髋关节   E. 耻骨联合

13. 肩关节( )
    A. 关节盂较深
    B. 关节囊前壁薄弱
    C. 关节囊各壁均有韧带加强
    D. 内有关节盘
    E. 以上都不对

14. 肘关节( )
    A. 由肱骨和尺骨构成
    B. 关节囊两侧薄弱,前后有韧带加强
    C. 可作屈伸、收展运动
    D. 有囊内韧带
    E. 以上都不对

15. 髋关节( )
    A. 关节头大、关节窝小
    B. 关节囊包裹全部股骨颈
    C. 关节囊内有股骨头韧带
    D. 关节易向上脱位
    E. 以上都不对

16. 有关膝关节的叙述,错误的是( )
    A. 由股骨下端与胫腓骨上端构成
    B. 关节囊薄弱而松弛
    C. 有囊内、外韧带加强

D. 关节腔内有内、外侧半月板

E. 可沿冠状轴作屈伸运动

17. 脊椎可作（　　）

　　A. 前屈后伸运动　　B. 侧屈运动

　　C. 旋转运动　　　　D. 环转运动

　　E. 上述所有运动

18. 胸大肌和背阔肌在肩关节下述哪一项运动均起作用（　　）

　　A. 内收和旋内　　B. 内收和旋外

　　C. 内收和后伸　　D. 内收和前屈

　　E. 旋内和前屈

19. 肋间肌的作用（　　）

　　A. 肋间外肌提肋助吸气

　　B. 肋间内肌提肋助呼气

　　C. 肋间外肌降肋助呼气

　　D. 肋间内肌降肋助吸气

　　E. 肋间外肌提肋助呼气

20. 腹股沟韧带（　　）

　　A. 位于两侧髂前上棘之间

　　B. 由腹内斜肌腱膜构成

　　C. 为腹股沟管的前壁

　　D. 由腹外斜肌腱膜构成

　　E. 以上都不对

21. 膈（　　）

　　A. 收缩时穹隆下降助呼气

　　B. 松弛时穹隆上升助吸气

　　C. 收缩时穹隆上升呼气

　　D. 松弛时穹隆下降助呼气

　　E. 收缩时穹隆下降助吸气

22. 三角肌的主要作用是使臂（　　）

　　A. 外展　　　　B. 内收　　　　C. 旋内

　　D. 旋外　　　　E. 前屈

23. 肱二头肌（　　）

　　A. 位于臂前部深面

　　B. 长头起于喙突

　　C. 短头起自关节盂上方

　　D. 下端止于尺骨粗隆

　　E. 可屈肘

24. 既可屈髋关节又可屈膝关节的肌是（　　）

　　A. 股二头肌　　B. 缝匠肌　　C. 股直肌

D. 髂腰肌　　　E. 以上都不是

25. 胸锁乳突肌（　　）

　　A. 在体表不能显示

　　B. 起于胸骨

　　C. 两侧收缩使头前屈

　　D. 一侧收缩头偏向同侧脸转向对侧

　　E. 上述都不是

26. 骨膜（　　）

　　A. 是覆盖于整个骨外表面的薄膜

　　B. 由疏松结缔组织构成

　　C. 外层有骨细胞，内层含破骨细胞

　　D. 有丰富的血管而无神经分布

　　E. 对骨的营养、生长和修复起重要作用

27. 骨的理化性质（　　）

　　A. 无机质形成骨的支架

　　B. 有机质使骨具有弹性和韧性

　　C. 年轻人骨的有机质约占 2/3

　　D. 老年人骨的有机质约占 2/3

　　E. 幼儿骨有机质比例大于 2/3

28. 骶管麻醉时，其定位标志是（　　）

　　A. 骶岬　　B. 骶正中嵴　　C. 骶粗隆

　　D. 骶后孔　　E. 骶角

29. 胸骨角（　　）

　　A. 平对第 2 肋

　　B. 平对第 2 肋软骨

　　C. 参与构成胸锁关节

　　D. 平对第 2 肋间隙

　　E. 以上都不是

30. 在体表易摸到的骨性标志是（　　）

　　A. 全部颈椎棘突　　B. 前部肋骨

　　C. 胸椎横突　　　　D. 胸骨角

　　E. 骶岬

四、问答题

1. 试述肩关节的结构特点和运动。

2. 试述膈的位置、形态、裂孔及通过的结构。

3. 试述腹股沟管的位置、构成和内容物。

4. 计数椎骨和肋骨的标志各有哪些？

5. 常被选作肌内注射的肌肉有哪些？为什么？

（邓仁川）

第五章

消化系统

人们为了维持生长、发育和生殖等生命活动,需要不断从外界吸取各种营养物质。那么,人们通过哪些器官完成营养的摄取、消化和吸收呢? 通过本章的学习,让我们解开心中的疑惑吧!

第一节 概 述

一、消化系统的组成

消化系统由消化管和消化腺组成(图 5-1)。**消化管**包括**口腔、咽、食管、胃、小肠**(十二指

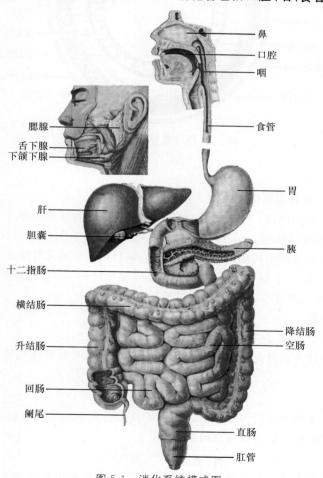

鼻
口腔
咽
食管
腮腺
舌下腺
下颌下腺
胃
肝
胆囊
胰
十二指肠
横结肠
降结肠
升结肠
空肠
回肠
阑尾
直肠
肛管

图 5-1 消化系统模式图

考点:消化系统组成,上、下消化道概念

肠、**空肠**和**回肠**)和**大肠**(**盲肠**、**阑尾**、**结肠**、**直肠**和**肛管**)。临床上把口腔到十二指肠的一段消化管称为**上消化道**,空肠以下的消化管称为**下消化道**。**消化腺**包括**肝**、**胰**、**唾液腺**(**腮腺**、**下颌下腺**、**舌下腺**)和散在于消化管壁的小腺体。

消化系统的主要功能是消化食物,吸收营养,排出食物残渣。

二、消化管壁的结构

除口腔外,消化管壁的一般结构由内向外依次分为黏膜、黏膜下层、肌层和外膜4层(图5-2)。

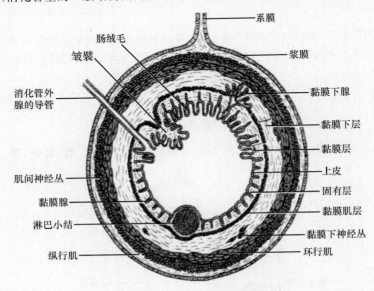

图 5-2 消化管壁的一般结构

(一)黏膜

由上皮、固有层和黏膜肌层构成。

1. 上皮 衬于黏膜内面。口腔、咽、食管和肛门的上皮为复层扁平上皮,主要起保护作用;胃肠管的上皮为单层柱状上皮,参与食物的消化与吸收。

2. 固有层 由结缔组织构成,内含血管、神经、淋巴组织和消化管壁的小腺体。

3. 黏膜肌层 由1~2层平滑肌构成,平滑肌收缩与舒张可改变黏膜形态,促进腺体分泌物的排出和血液、淋巴的运行,有利于营养物质的吸收。

(二)黏膜下层

由疏松结缔组织构成,含有较大的血管、神经和淋巴管。

黏膜和黏膜下层共同突向消化管腔,形成环形、纵行和半月形黏膜皱襞,扩大黏膜的表面积。

(三)肌层

口腔、咽、食管上段及肛门为骨骼肌,胃、小肠及大肠为平滑肌。肌层一般呈内环外纵两层排列,其间有肌间神经丛,可调节肌的运动。

考点:消化管壁的一般结构

(四)外膜

分纤维膜和浆膜两种。纤维膜由薄层结缔组织构成,分布于食管和大肠末端;浆膜由薄层结缔组织及表面的间皮构成,分布于胃、小肠和大肠,其表面光滑,可分泌滑液,减少器官之间的摩擦,有利于胃肠运动。

三、胸部标志线和腹部分区

人们通常在胸、腹部体表,画出若干条标志线(图 5-3)和分区(图 5-4),这对从体表确定内脏各器官的正常位置及体表投影、临床诊断和病理检查都有重要意义。

(一)胸部标志线

1. 前正中线　通过身体前面正中所作的垂线。

2. 锁骨中线　通过锁骨中点所作的垂线。

3. 腋前线　通过腋窝前缘(腋前襞)所作的垂线。

4. 腋中线　通过腋前、后线连线的中点所作的垂线。

5. 腋后线　通过腋窝后缘(腋后襞)所作的垂线。

6. 肩胛线　通过肩胛下角所作的垂线。

7. 后正中线　通过身体后面正中所作的垂线。

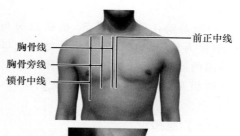
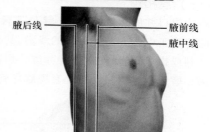
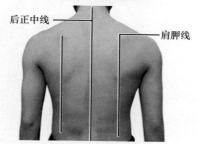

图 5-3　胸部标志线

(二)腹部分区

通常用 2 条水平线和 2 条垂线把腹部分成 9 个区。2 条水平线即左、右肋弓最低点连线和左、右髂结节连线;2 条垂线即通过左右腹股沟韧带中点所作垂线。这 9 个区分别为**左季肋区**、**腹上区**、**右季肋区**、**左外侧区**、**脐区**、**右外侧区**、**左腹股沟(左髂区)**、**耻区(腹下区)**、**右腹股沟(右髂区)**。临床上以前正中线与通过脐的水平线将腹部分为左上腹、左下腹、右上腹和右下腹 4 个区。

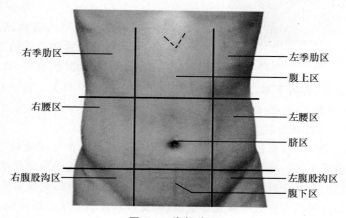

图 5-4　腹部分区

第二节 消 化 管

一、口 腔

口腔是消化管的起始部,前借口裂与外界相通,后经咽峡与咽相续。口腔的前壁为唇,侧壁为颊,顶为腭,底为肌性结构。口腔借上、下牙弓分为前外侧部的口腔前庭和后内侧部的固有口腔。当上、下颌牙咬合时,口腔前庭与固有口腔之间可借第 3 磨牙后方的间隙相通。临床上当患者牙关紧闭时,可借此通道置开口器或插管,注入药物或营养物质。

(一)唇和颊

唇构成口腔的前壁,分为**上唇**和**下唇**。两唇之间的裂隙为**口裂**,其两侧结合处为**口角**。上唇的前面正中线上有一纵行的浅沟,其上、中 1/3 交界处为**人中**,昏迷患者急救时常在此处进行针刺或指压刺激,促使患者苏醒。颊构成口腔的两侧壁,与上唇之间的浅沟为**鼻唇沟**,与上颌第 2 磨牙相对的颊黏膜处有腮腺导管的开口。

(二)腭

腭构成固有口腔的顶,其前 2/3 为**硬腭**,由腭骨外覆黏膜构成;其后 1/3 为**软腭**,后缘游离,中央有向下的突起称**腭垂**。腭垂的两侧各有两对黏膜皱襞分别连于舌根和咽的侧壁,前方的 1 对称**腭舌弓**,后方的 1 对称**腭咽弓**。两弓之间的窝称**扁桃体窝**,容纳**腭扁桃体**。腭垂、两侧的腭舌弓与舌根共同围成**咽峡**,是口腔与咽的分界线(图 5-5)。

(三)舌

舌位于口腔底,具有感受味觉、协助咀嚼、吞咽食物和辅助发音等功能。

1. 舌的形态 舌分上下两面。上面称**舌背**,前 2/3 为**舌体**,后 1/3 为**舌根**,舌体的前端称**舌尖**。舌的下面正中线有连于口腔底的黏膜皱襞,称**舌系带**,其根部

考点:咽峡的组成

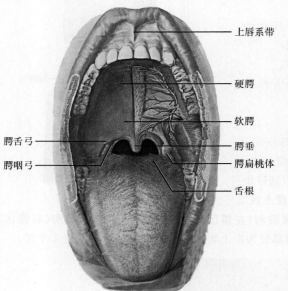

图 5-5 口腔

的两侧各有黏膜隆起,称**舌下阜**,是舌下腺大管与下颌下腺的开口处。舌下阜的后外方延续为**舌下襞**,其深面埋舌下腺(图 5-5 至图 5-7)。

2. 舌的构造 舌以骨骼肌为基础,外覆黏膜而成。

(1)舌黏膜:呈淡红色,有许多小突起,称舌乳头。根据形态与功能的不同分为**丝状乳头**、**菌状乳头**、**轮廓乳头**等。丝状乳头小而多,呈白丝绒状,具有感受触觉的功能;菌状乳头大而少,呈红色圆点状,分散于丝状乳头之间,多见于舌尖和舌的侧缘;轮廓乳头体形最大,排列在界沟的前方。后 2 种乳头中含有**味觉感受器(味蕾)**,具有感受味觉的功能。舌根背面的黏膜内,有淋巴组织构成大小不等的丘状隆起,称**舌扁桃体**(图 5-5 和图 5-6)。

图中标注:上唇系带 硬腭 软腭 腭垂 腭扁桃体 舌根 腭舌弓 腭咽弓

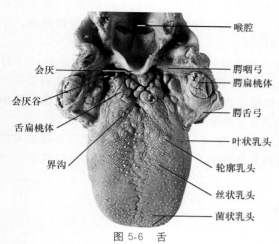

图 5-6 舌

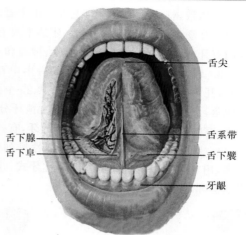

图 5-7 口腔底和舌下面

（2）**舌肌**：为骨骼肌,可分舌内肌与舌外肌（图 5-8）。**舌内肌**构成舌的主体,肌束排列成纵、横和垂直 3 个方向,收缩时可改变舌的形状;**舌外肌**收缩时可改变舌的位置,舌外肌最重要的是**颏舌肌**。颏舌肌起自下颌体内面中线的两侧,肌纤维呈扇形止于舌,双侧颏舌肌同时收缩舌前伸;单侧收缩时可使舌伸向对侧。当一侧颏舌肌瘫痪时,舌尖偏向瘫痪侧。

（四）牙

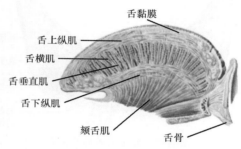

图 5-8 舌正中矢状切面

考点:舌乳头的结构特点和功能

案例5-1

患者,女,20 岁,牙痛,疼痛难忍,彻夜不眠,医生检查时,肉眼看不到有什么异常改变,但在叩击时发现患者有明显疼痛。

问题:该患者患什么疾病? 你认为医生应立即采取哪项措施?

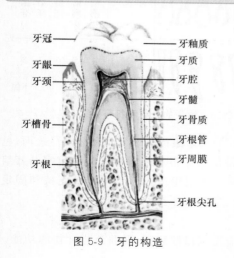

图 5-9 牙的构造

案例 5-1 分析

医生叩击时牙痛说明牙齿已经损伤,最大的可能是龋齿,医生应行龋齿修补术。

牙是人体最坚硬的器官,嵌于上、下颌骨的牙槽内,分别排成上、下牙弓,具有咬切、碾磨食物和辅助发音的功能。

1. 牙的形态 牙分为**牙冠**、**牙颈**、**牙根**3 部分（图 5-9）。暴露于口腔内的称牙冠,色白有光泽;嵌于牙槽内的称牙根;介于牙冠与牙根之间的部分被牙龈覆盖,称牙颈。

2. 牙的构造 牙主要由**牙质**、**釉质**、**牙骨质**和**牙髓**构成（图 5-9）。

考点:牙的形态、结构

牙质致密坚硬,构成牙的主体。在牙冠,牙质的表面覆有1层白色光泽的釉质;在牙颈和牙根及牙质的表面覆有牙骨质。牙的中央有一空腔称为牙腔,通过牙根管,与牙槽相通。牙腔内有牙髓,牙髓由结缔组织、血管、神经和淋巴管组成。

3. **牙的名称及萌出时间** 人的一生中有两套牙发生(图5-10至图5-13)。出生后,6个月左右,开始萌出**乳牙**,3岁左右出齐,共20个。乳牙分**切牙**、**尖牙**和**磨牙**3种。6岁左右乳牙开始脱落,更换成**恒牙**,12~14岁出齐。恒牙分为**切牙**、**尖牙**、**前磨牙**和**磨牙**4种。第3磨牙萌出较晚,有些人到成年后才萌出,故称**迟牙**,有些人甚至终生不萌出,因此,成人恒牙有28~32个。

4. **牙的排列与牙式** 牙呈对称性排列。临床上为了记录牙的位置,以被检查者的方位为准,用"+"记号记录牙排列形式称**牙式**,并用罗马数字Ⅰ~Ⅴ表示乳牙,用阿拉伯数字1~8表示恒牙(图5-10至图5-13)。

考点:牙的分类、名称和牙式

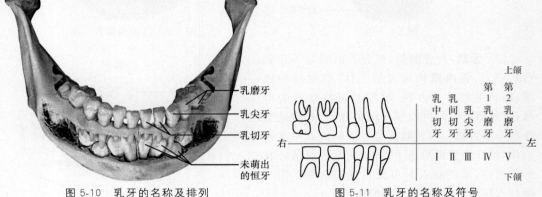

图5-10 乳牙的名称及排列

图5-11 乳牙的名称及符号

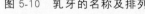

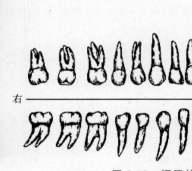

图5-12 恒牙的名称与排列

图5-13 恒牙的名称和符号

5. **牙周组织** 由牙龈、牙周膜、牙槽骨构成(图5-9)。**牙龈**覆盖于牙颈和牙槽弓表面,色淡红,坚韧且富有弹性,含有血管和淋巴管;**牙周膜**是位于牙根和牙槽骨之间的致密结缔组织,具有固定牙根的作用;**牙槽骨**是构成牙槽的骨质。牙周组织,对牙有保护、支持和固定作用。

(五)口腔腺

口腔腺(**唾液腺**)是开口于口腔的腺体总称,具有湿润口腔黏膜,帮助消化食物的功能。

口腔腺包括**腮腺**、**下颌下腺**和**舌下腺**(图 5-14)。

1. 腮腺 最大的唾液腺，呈三角楔形，位于耳郭前下方。其导管发自腮腺前缘，于颧弓下一横指处沿咬肌表面前行，至咬肌前缘转向深部穿越颊肌，开口于上颌第二磨牙相对的颊黏膜处。

2. 下颌下腺 位于下颌体的深面，呈卵圆形，腺管开口于舌下阜。

3. 舌下腺 位于舌下襞的深面，腺管开口于舌下阜或舌下襞。

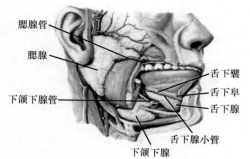

图 5-14 口腔腺

考点：口腔腺的位置

考点：腮腺导管的开口部位

案例5-2

患者，男，7 岁。晨起患者告诉他妈妈脖子痛，不能转头，并说幼儿园里也有小朋友和他得的病一样。妈妈发现他耳郭前下部明显肿了起来。妈妈立即意识到孩子病了，马上去医院，医生诊断为流行性腮腺炎。

问题：请问唾液腺有哪些腺体组成？各腺体的位置、开口在哪里？

案例 5-2 分析

唾液腺的名称、位置及开口是护考内容。腮腺位于耳郭前下方，其导管开口于上颌第二磨牙相对的颊黏膜处；下颌下腺位于下颌体的深面，开口于舌下阜；舌下腺位于舌下襞的深面，开口于舌下阜或舌下襞。

二、咽

咽呈前后略扁的漏斗形的肌性管道，上起颅底，下端平第 6 颈椎体下缘续于食管，全长约 12~14cm。咽的后壁与侧壁较完整，前壁自上而下分别与鼻腔、口腔和喉腔相通，以软腭和会厌上缘的平面为界，咽可分为**鼻咽**、**口咽**和**喉咽**3 部分。咽是消化道与呼吸道的共同通道(图 5-15 和图 5-16)。

考点：咽的位置、分部及交通

（一）鼻咽部

位于鼻腔的后方，颅底至软腭游离缘平面以上的部分，前方与鼻腔相通。鼻咽的侧壁正对下鼻甲后方有**咽鼓管咽口**，鼓室借此口平衡与外界的压力。在咽鼓管咽口的后上方有一深窝称**咽隐窝**，是鼻咽癌的好发部位。

（二）口咽部

位于口腔的后方，软腭游离缘平面至会厌上缘之间的部分，前方借咽峡与口腔相通。咽后壁有丰富的淋巴组织，称为**咽扁桃体**。舌扁桃体、腭扁桃体和咽扁桃体在鼻腔、口腔与咽相通的部位，构成了**咽淋巴环**。

考点：腭扁桃体的位置

（三）喉咽部

位于喉腔的后方，会厌软骨上缘平面至第 6 颈椎体下缘平面之间，前方经喉口通喉腔，向下续接食管，两侧外下方各有一深窝为**梨状隐窝**，为异物易滞留的部位。

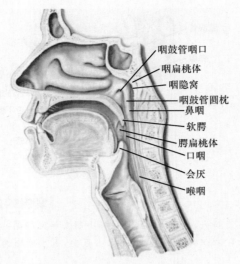

图 5-15 头颈部正中矢状切面

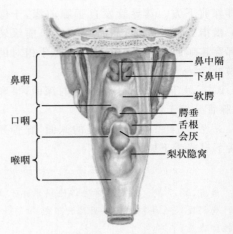

图 5-16 咽后面观

三、食　　管

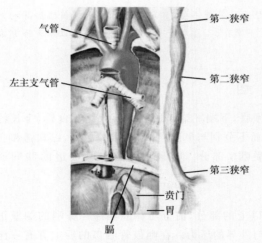

图 5-17 食管的位置毗邻

（一）食管的位置和分部

食管为前后略扁长约 25cm 的肌性管道，是消化管最狭窄部分。食管上端平第 6 颈椎体下缘处与咽相接，沿脊柱前方下行，经胸廓上口入胸腔，穿膈的食管裂孔入腹腔，平第 11 胸椎体高度续于胃的贲门，食管全长分 3 部分（图 5-17）。

1. 颈部　位于气管和颈椎之间，长约 5cm，两侧有颈部大血管。

2. 胸部　位于胸腔内，18～20cm，自上而下以此与气管、左主支气管和心包相毗邻。

3. 腹部　自食管裂孔至贲门处，长 1～2cm。

案例5-3

患者，男，68 岁，自诉其嗓子疼痛，并有异物感已四年有余。医生检查时发现鼻咽部有一肿瘤，呈菜花样变，病理检查恶性程度很高，决定立即做手术切除。

问题：请问应考虑什么疾病？发生在何部位？为什么要立即做手术？

案例 5-3 分析

该病例考虑鼻咽癌晚期，鼻咽癌好发于咽隐窝。因为是晚期，所以要立即做手术切除。

（二）食管的狭窄

食管全长有 3 处较狭窄：第 1 处狭窄位于食管和咽的连接处，距中切牙约 15cm；第 2 处狭窄位于食管与左主支气管交叉处,距中切牙约 25cm;第 3 处狭窄为穿膈肌处,距中切牙约 40cm。这些狭窄处容易滞留异物,也是肿瘤好发部位。临床进行插管时,要注意这些狭窄处,避免损伤食管(图 5-18)。

考点:食管生理性狭窄的位置及临床意义

护考链接

食管癌的诊疗方法

诊断方法:①食管镜;②钡剂造影;③食管腔内超声检查;④颈部体表超声和上腹部 CT 扫描;⑤食管黏膜脱落细胞学检查。

治疗方法:①手术治疗;②放射治疗;③药物治疗。

点评:护考大纲要求掌握食管的 3 个狭窄部位及临床意义。食管镜检查时,插管通过狭窄处要注意避免损伤食管。

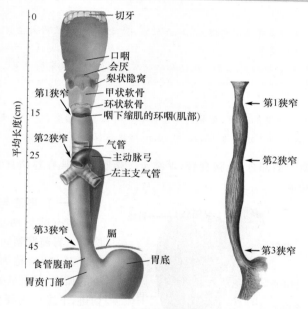

图 5-18　食管的起始及狭窄

(三)食管的微细结构

食管空虚时,前后壁贴近,黏膜表面形成 7～10 条纵行皱襞;当食团通过时,管腔扩大,黏膜皱襞展平。食管壁由**黏膜、黏膜下膜、肌层和外膜**4 层构成。

1. 黏膜　上皮为复层扁平上皮,具有保护功能。

2. 黏膜下层　含大量的食管腺,其分泌的黏液润滑食管,有利于食团通过。

3. 肌层　肌纤维的排列呈内环外纵行。食管上 1/3 为骨骼肌,下 1/3 为平滑肌,中 1/3 为骨骼肌和平滑肌相混合。

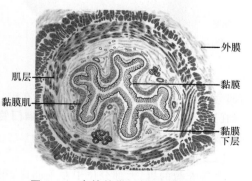

图 5-19　食管的微细结构图(低倍)

考点:食管壁的微细结构

4. 外膜　为疏松结缔组织构成的纤维膜。

案例5-4

患者，男，56岁。因进行性吞咽困难，近3个月体重下降明显入院。体检发现左锁骨上淋巴结肿大。医生怀疑为"食管癌"。

问题：确诊需要做哪些检查？为什么食管癌容易直接浸润周围器官？

案例 5-4 分析

确诊需要作食管镜、钡剂造影、食管腔内超声检查。食管壁的外膜是纤维膜，所以食管癌容易直接浸润周围器官。

四、胃

案例5-5

患者，男，42岁。患者多年来胃部疼痛，时好时坏，食欲不佳，曾服用大量胃药仍不见好转，医生决定用胃镜为其检查以利确诊。

问题：胃镜从口腔经过哪些结构到达胃？经过哪些狭窄？如何确定狭窄的位置？

案例 5-5 分析

胃镜从口腔经过咽和食管到达胃，食管的3个狭窄分别位于起始处、与左主支气管交叉处和穿膈肌处，插管时根据狭窄距离中切牙分别为15、25和40cm确定位置。

胃是消化管最膨大的部分，上接食管，下续十二指肠。胃具有容纳食物、分泌胃液和对食物进行初步消化的功能。

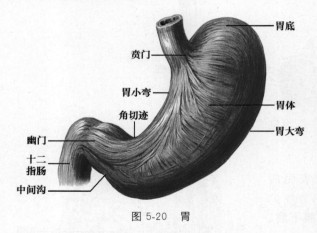

图 5-20　胃

（一）形态与分部

胃有前后两壁、上下两缘和入出两口。**胃前壁**朝向前上方，**胃后壁**朝向后下方。上缘称为**胃小弯**，呈凹向右上方的弧形，其最低处形成一切迹称为**角切迹**，下缘称为**胃大弯**，为凸向左下方的弧形。胃入口为**贲门**，上接食管，出口为**幽门**，与十二指肠相续（图5-21）。

胃可分为4个部分，靠近贲门的部分为**贲门部**，界限不明确。贲门平面以上，向左上方的膨出部为**胃底**，临床上常称为**胃穹**。角切迹右侧至幽门

考点： 胃的形态分部

的部分为**幽门部**，临床上常称为**胃窦**。在幽门部大弯侧有一不太明显的浅沟，称**中间沟**，此沟将幽门部分为左侧的**幽门窦**和右侧的**幽门管**。幽门部和小弯附近是溃疡的好发部位。胃底和幽门部之间的部分为**胃体部**（图5-20）。

考点： 胃的位置

（二）位置和毗邻

中等充盈的胃，大部分位于左季肋区，小部分位于腹上区。胃前壁的右侧部与肝左叶下面相邻，左侧部与膈相邻，中间部在剑突下方直接与腹前壁接触，是胃的触诊部位。胃后壁隔网膜囊与横结肠、胰、脾、左肾和肾上腺等器官相邻。胃底部紧邻膈和脾（图5-21）。

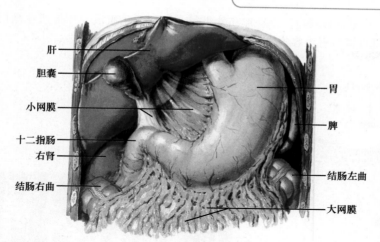

图 5-21　胃的位置及毗邻

（三）胃壁的结构特点

胃壁由黏膜、黏膜下层、肌层和浆膜构成（图 5-22 和图 5-23）。

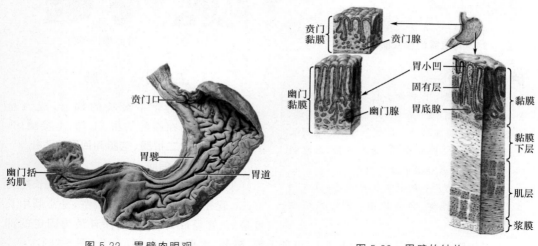

图 5-22　胃壁肉眼观　　　　　　　　　图 5-23　胃壁的结构

1. 黏膜　胃黏膜较厚,呈橘红色,有光泽。胃空虚时,黏膜形成许多皱襞;胃充盈时,皱襞大多展平消失,从而增加胃腔的表面积。胃小弯处有 2～4 条恒定的纵行皱襞。胃黏膜表面密集的小凹陷称为胃小凹,是胃腺管的开口。

（1）上皮:为单层柱状上皮细胞,能分泌大量黏液。黏液涂布于胃黏膜表面,上皮细胞之间的紧密连接和细胞表面的黏液构成**胃黏膜屏障**,可防止胃液对黏膜自身的侵蚀和消化。

（2）固有层:由薄层结缔组织构成,内含很多管状的**胃腺**（图 5-24 和图 5-25）。根据胃腺所在部位不同,可分为**贲门腺、幽门腺**和**胃底腺**。贲门腺和幽门腺分别位于贲门部和幽门部,主要分泌**黏液**和**溶菌酶**等;胃底腺位于胃底或胃体部,是分泌胃液的主要腺体。胃底腺的主要细胞有:①**壁细胞**:又称**盐酸细胞**,主要分泌**盐酸**和**内因子**,盐酸有激活胃蛋白酶原和杀菌作用,内因子可促进维生素 B_{12} 的吸收。②**主细胞**:又称**胃酶细胞**,主要分泌**胃蛋白酶原**,胃蛋白酶原被盐酸激活后,参与蛋白质的消化。

2. 肌层　较厚，由内斜行、中环形和外纵行 3 层平滑肌组成。环形肌在幽门处增厚形成**幽门括约肌**，可以调节胃内容物进入小肠的速度。

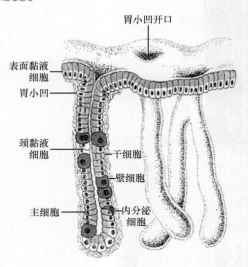

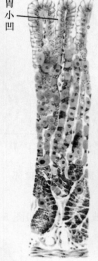

图 5-24　胃底腺的模式图和切片图

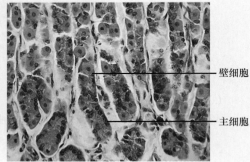

图 5-25　胃底腺(高倍)

护考链接

正确插胃管：①动作要轻柔，尤其通过食管狭窄处。强调"咽"而非"插"。②患者不适，应暂停片刻，嘱深呼吸，分散注意力，缓解紧张；误入喉内，应拔管重插；插入不畅，忌硬性插入，检查胃管是否盘曲在口咽部。

点评：食管 3 个狭窄是护考内容，胃管通过 3 个狭窄时，动作要轻柔，避免损伤食管黏膜。

五、小　　肠

小肠是消化管中最长的部分，成人全长 5～7m，盘曲在腹腔的中、下部，上接幽门，下续盲肠，分**十二指肠**、**空肠**和**回肠**3 部分。

（一）十二指肠

十二指肠位于胃与空肠之间，成人长度为 25cm，管径 4～5cm，紧贴腹后壁，是小肠中长度最短、管径最大、位置最深且最为固定的部分。十二指肠呈"C"形从右侧包绕胰头，可分**上部**、**降部**、**水平部**和**升部**4 部分(图 5-26)。

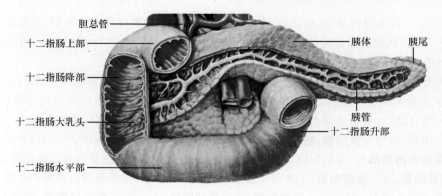

图 5-26　十二指肠及胰

1. 上部 起自胃的幽门,走向右后方,至胆囊颈的后下方,急转成为降部。上部近幽门处肠管,壁较薄,黏膜面较光滑,没有或很少环状襞,此段称**十二指肠球**,是十二指肠溃疡的好发部位。

2. 降部 十二指肠上部沿右肾内侧缘下降,至第 3 腰椎水平,弯向左侧,此部的黏膜有许多环状襞,其后内侧壁有纵行隆起,称**十二指肠纵襞**。纵襞的下端为圆形隆起,称**十二指肠大乳头**,是胆总管和胰管的共同开口。

3. 水平部 十二指肠降部向左横行,至第 3 腰椎左侧续于升部。

4. 升部 自第 3 腰椎体左侧向上,到达第 2 腰椎左侧急转向前下方,形成**十二指肠空肠曲**,移行为空肠。十二指肠空肠曲由十二指肠悬肌固定于腹后壁。十二指肠悬肌和包绕其表面的腹膜共同构成**十二指肠悬韧带**,是手术时确认空肠的重要标志。

考点:十二指肠的分部

案例5-6

患者,男,68 岁,反复发作性上腹部隐痛伴反酸 10 余年。今突发持续性上腹部剧痛,如刀割样,伴有恶心、呕吐,急诊入院。体检:痛苦面容,脉细数,血压下降,全腹压痛、反跳痛。经腹部 X 线平片确诊为十二指肠溃疡穿孔。

问题:溃疡穿孔穿过消化管壁的哪几层?

案例 5-6 分析

溃疡穿孔通过黏膜、黏膜下层、肌层和外膜 4 层。

(二)空肠和回肠

空肠始于十二指肠空肠曲,回肠在右髂窝续盲肠。空肠和回肠盘曲在腹腔的中下部,形成迂曲的**小肠襻**,两者的分界处不明显。空回肠主要特征比较如下(表 5-1 和图 5-27)。

考点:空回肠的特点

表 5-1 空肠和回肠比较

项目	空肠	回肠	项目	空肠	回肠
位置	腹腔的左上部	腹腔的右下部	血管	丰富,颜色较红	较少,颜色较浅
长度	近端 2/5	远端 3/5	环状襞	高而密	低而疏
管径	较粗	较细	淋巴滤泡	孤立淋巴滤泡	孤立/集合淋巴滤泡
管壁	较厚	较薄			

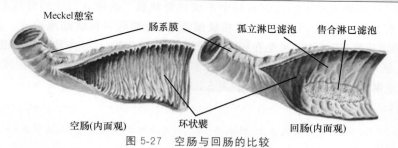

图 5-27 空肠与回肠的比较

案例5-7

患者,女,56 岁,因多年胃、十二指肠溃疡行胃大部及十二指肠切除术,将残胃与空肠吻合。

问题:如何确定空肠起始端? 大小肠如何区别?

案例 5-7 分析

十二指肠空肠曲可以确定空肠起始端,大小肠区别依据盲结肠结构特征结肠带、结肠袋和脂肪垂。

（三）小肠黏膜的结构特点

1. **环状襞** 由黏膜和黏膜下层向肠腔突出而成,从空肠到回肠,环状襞由高而密逐渐过渡到低而疏(图 5-28)。

2. **肠绒毛** 由环状襞表面的黏膜上皮和固有层向肠腔突出形成许多细小突起,称**肠绒毛**。上皮为单层柱状上皮,覆盖在绒毛的表面,细胞游离面有微绒毛形成的**纹状缘**,固有层组成绒毛的中轴,绒毛中轴的毛细淋巴管,称**中央乳糜管**(图 5-29)。**环状皱襞**和**绒毛**以及上皮细胞游离面的**纹状缘**扩大了小肠表面积约 600 倍,使整个小肠黏膜表面积达 $200 \sim 400 m^2$。

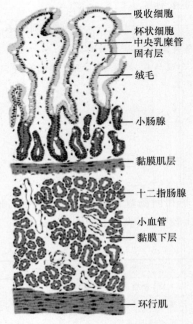

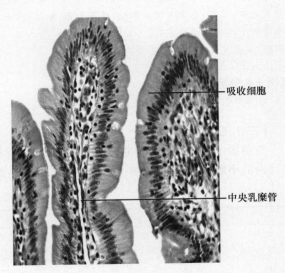

图 5-28　十二指肠壁的微细结构　　　　图 5-29　小肠绒毛纵切面光镜图

3. **肠腺** 由小肠上皮下陷到固有层中形成的**管状腺**。腺体开口于相邻绒毛根部之间,腺上皮与绒毛上皮相连续。肠腺主要由**柱状细胞、潘氏细胞**和**杯状细胞**构成。柱状细胞最多,分泌多种消化酶;潘氏细胞聚集在肠腺的底部,分泌溶菌酶;杯状细胞分泌黏液(图 5-30)。

考点:小肠黏膜的结构特点

4. **淋巴组织** 小肠固有层内散在分布许多淋巴组织,是小肠壁主要的防御结构。淋巴组织形成**孤立淋巴滤泡**和**集合淋巴滤泡**(图 5-30)。

案例5-8

患者,女,3 岁,较胖,突然大哭不止,叫嚷肚子痛,当天大便时发现有血迹,立即送往医院检查,医生诊断为急性肠扭转。

问题:最可能发生扭转的是哪段肠管? 为什么?

案例 5-8 分析

最可能发生扭转的是小肠,因为小肠有系膜,活动度大。

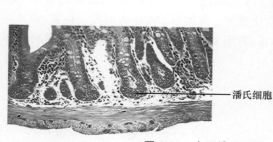
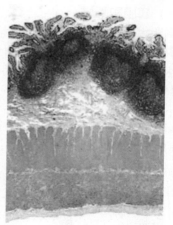

潘氏细胞

图 5-30 小肠绒毛及淋巴组织

六、大 肠

大肠起于回肠末端,终于肛门,成人大肠约 1.5 m,分为**盲肠、阑尾、结肠、直肠**和**肛管**(图 5-31)。

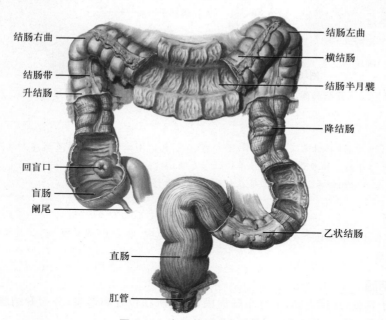

结肠右曲　结肠左曲
结肠带　横结肠
升结肠　结肠半月襞
回盲口　降结肠
盲肠
阑尾　乙状结肠
直肠
肛管

图 5-31 大肠的形态与分部

盲肠和结肠表面有 3 种特征性结构:①**结肠带**:由肠壁纵行肌增厚形成;②**结肠袋**:由肠壁上的横沟隔成的袋状部分;③**肠脂垂**:由结肠带附着处聚集的大小不等的脂肪突起构成(图 5-32)。

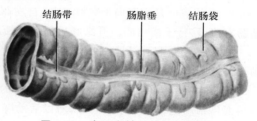

结肠带　肠脂垂　结肠袋

图 5-32 盲肠和结肠的结构特征

考点:大肠的分部;盲结肠的结构特点

（一）盲肠和阑尾

盲肠为大肠起始部的膨大盲端,长6～8cm,位于右髂窝内,向左接回肠,向上续升结肠。回、盲肠的连接处黏膜返折成上、下两个半月形的皱襞,称为**回盲瓣**,此瓣具有括约肌的作用,可防止大肠内容物逆流入小肠(图5-33)。

阑尾为蚓状盲管,位于右髂窝内,长6～8cm,直径0.6～0.8cm,其根部固定于盲肠的后内侧部3条结肠带汇合处,末端游离,变化很大。阑尾根部在体表的投影位置,通常以脐和右髂前上棘连线的中、外1/3交界处作标志,临床上称**麦氏点**,急性阑尾炎时该处可有压痛和反跳痛,阑尾手术切口常选择此处(图5-34)。

考点:阑尾的位置、体表投影及临床意义

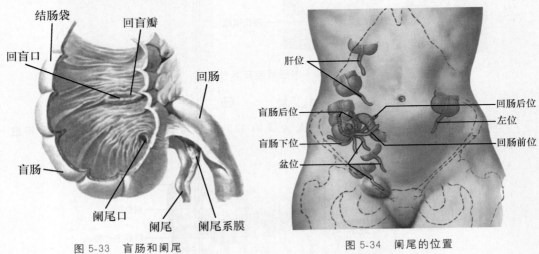

图5-33 盲肠和阑尾　　　　　　　图5-34 阑尾的位置

案例5-9

患者,女,26岁,转移性右下腹疼痛伴恶心、呕吐1天。体检:麦氏点明显压痛和反跳痛,白细胞及中性粒细胞均升高。初步诊断为急性单纯性阑尾炎。
问题:医生考虑阑尾切除术,切口应选择在何处?经过腹壁哪些层次?

案例5-9分析

阑尾切除术时切口应选择在麦氏点。手术依次经过皮肤、浅筋膜、腹外斜肌、腹内斜肌、腹横肌、腹横筋膜和壁腹膜。

（二）结肠

结肠起于盲肠,续接直肠,围绕小肠周围,按其所在位置和形态,分为**升结肠、横结肠、降结肠**和**乙状结肠**4部分(图5-31)。

1. 升结肠　是盲肠向上延续部分,自右髂窝沿腹后壁的右侧上升,至肝下方向左弯形成**结肠右曲**,移行于横结肠。升结肠后面借结缔组织附着于腹后壁,活动度较小。

2. 横结肠　起自结肠右曲,向左横行至脾处再向下弯成**结肠左曲**,移行于降结肠。横结肠全部被腹膜包被,并借**横结肠系膜**连于腹后壁,活动度较大。

3. 降结肠　从结肠左曲开始,沿腹后壁的左侧下降,至左髂嵴处移行于乙状结肠。降结肠后面借结缔组织附着于腹后壁,所以活动度较小。

4. 乙状结肠　平左髂嵴处接续降结肠,呈"乙"字形弯曲,至第 3 骶椎前面移行为直肠。**考点:结肠的分部**
乙状结肠全部被腹膜包被,并借**乙状结肠系膜**连于左髂窝和小骨盆后壁,其活动度较大。

(三) 直肠

直肠位于盆腔内,长 10～14cm,上端平第 3
骶椎处续接乙状结肠,沿骶尾骨的前面下行,穿
盆膈,终于**肛管**。直肠有两个弯曲:上段与骶骨
前面的曲度一致,形成**骶曲**;下段绕过尾骨尖,
形成凸向前的**会阴曲**。临床上进行乙状结肠镜
检查时,应顺着直肠两个弯曲的方向插入乙状
结肠镜,以免损伤肠壁。直肠的下段膨大,称为**直肠壶腹**;末端缩窄称为**肛管**或**直肠肛门部**。直肠
壶腹的黏膜,形成 2～3 条半月状的**直肠横襞**,其中位于右前侧壁距肛门约 7cm 处有 1 条比较恒定
的直肠横襞,在乙状肠镜检查和直肠指检时,常以此横襞作为标志(图 5-35 和图 5-36)。

护考链接

大肠歌诀　大肠围成四方框,框内藏有空回
肠;大肠分为五部分,盲阑结直和肛管;盲结特点
袋带垂,升横降乙续直肠;阑尾位居右髂窝,诊治
莫忘麦氏点。

点评:解剖名词概念多,歌诀记忆效果好。

考点:直肠的位置、形态、构造和弯曲

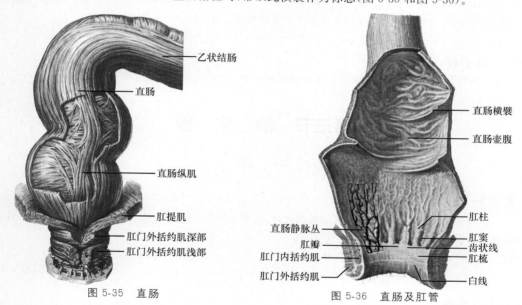

图 5-35　直肠

乙状结肠
直肠
直肠纵肌
肛提肌
肛门外括约肌深部
肛门外括约肌浅部

图 5-36　直肠及肛管

直肠横襞
直肠壶腹
肛柱
肛窦
齿状线
肛梳
白线
直肠静脉丛
肛瓣
肛门内括约肌
肛门外括约肌

案例5-10

患者,男,57 岁,发现大便后经常有鲜血数滴,或在粪便上粘有血迹,便后疼痛,并且肛门边缘有
些赘生物,如豆粒大。医生诊断内、外痔。
问题:如何鉴别内、外痔?手术时应注意避免损伤肛门周围哪些结构?为什么?

案例 5-10 分析

临床区别内、外痔疮依据齿状线,手术中应避免损伤肛门外括约肌,损伤后会造成大便失禁。

(四) 肛管

肛管长 3～4cm,上端与直肠相接,下端终于肛门。肛管内面黏膜形成 6～10 条纵行皱
襞,称为**肛柱**。各肛柱的下端有半月形的皱襞相连,称为**肛瓣**。肛瓣与相邻肛柱下端之间形
成**肛窦**。各肛瓣与肛柱下端,连成锯齿状的环形线,称为**齿状线**,为皮肤和黏膜相互移行的分

肛门指诊可查出什么疾病？①直肠癌；②直肠息肉；③内痔；④肛瘘；⑤肛门直肠周围脓肿；⑥肛乳头瘤。

点评：肛门指诊简单易行，可检查出多种疾病。

界线。齿状线以下光滑而略有光泽的环形区域，称为**肛梳**或**痔环**。痔环和肛柱的深面有丰富的静脉丛，此丛如淤血扩张则易形成痔，齿状线以上者称为**内痔**，以下者称为**外痔**，上下均有者称为**混合痔**。肛梳下缘有环形浅沟，称为**白线**，为肛门内外括约肌的分界（图5-36）。直肠周围有肛门内、外括约肌围绕，**肛门内括约肌**由直肠壁环行平滑肌

考点：肛管齿状线的临床意义

增厚而成，收缩时能协助排便；**肛门外括约肌**是位于肛门内括约肌周围的环行骨骼肌，可随意括约肛门和控制排便。

案例5-11

患者，男，60岁，发现脓血便月余就诊。患者自述近半年来，大便习惯改变，便秘与腹泻交替发生，有时脓血便，体重减轻。医生怀疑直肠癌。

问题：直肠指检、直肠镜和病理学检查可以确诊直肠癌吗？确诊后如何治疗？

案例5-11分析

直肠癌确诊必须通过病理学检查。直肠癌确诊后应采取手术、放疗、化疗和中药治疗。

第三节 消 化 腺

一、肝

案例5-12

患者，男，28岁，近日常感右上腹持续性疼痛，伴食欲不振、恶心、呕吐、乏力、厌油腻。医生叩诊后，说患者有肝脏肿大。

问题：正常肝脏的体表投影如何？怎样判断肝大？

案例5-12分析

肝上界与膈穹隆一致，其最高点右侧在右锁骨中线与第5肋骨相交处，左侧在左锁骨中线与第5肋间隙相交处；肝下界在右侧与右肋弓一致，在腹上区低于剑突下3～5cm。成人超出此范围考虑肝大。

肝脏是人体内最大的消化腺，成人肝重占体重的2%～2.5%。肝脏是新陈代谢的重要器官，具有分泌胆汁、贮存糖原、参与代谢、解毒和机体防御等功能。

（一）肝的位置和形态

肝脏大部分位于右季肋区和腹上区，小部分位于左季肋区。肝上界与膈穹隆一致，其最高点右侧在右锁骨中线与第5肋骨相交处，左侧在左锁骨中线与第5肋间隙相交处；肝下界在右侧与右肋弓一致，在腹上区低于剑突下3～5cm。一般认为，肝上界位置正常的情况下，成人如在肋弓下触及肝脏，则多为病理性肝大，7岁以下小儿肝下缘位置低于右肋弓下1～2cm，临床可在右肋弓下触及。肝的位置可随膈的运动上、下移动，平静呼吸时升降可达2～3cm。

肝呈红褐色，质软而脆，受暴力打击时易破裂出血。肝呈楔形，分为上、下两面，前、后两缘。肝上面隆凸，与膈相对，称为**膈面**，表面借**镰状韧带**分为小而薄的左叶和大而厚的右叶。

肝上面后部**冠状韧带**前、后层间无腹膜被覆的三角区，称为**肝裸区**。肝下面凹凸不平，与腹腔脏器接触，称为**脏面**。脏面有“H”形沟，左纵沟前半部有**肝圆韧带**，后半部有**静脉韧带**；右纵沟前半部为**胆囊窝**，容纳**胆囊**，后半部有**下腔静脉**通过；**横沟**有**肝总管**、**淋巴管**、**神经**、**肝门静脉**及**肝固有动脉**的分支出入，称为**肝门**。上述进出肝门的结构，被结缔组织所包绕，称为**肝蒂**。肝脏面被“H”形沟分为**左叶**、**右叶**、**方叶**和**尾状叶**(图 5-37 和图 5-38)。

考点：肝的位置、形态

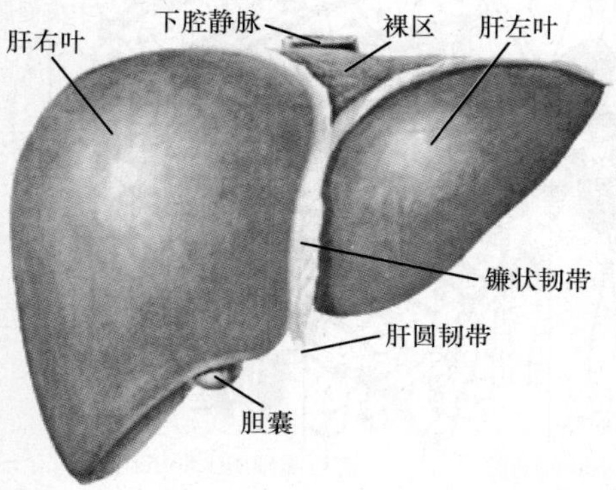

图 5-37 肝的形态(膈面)

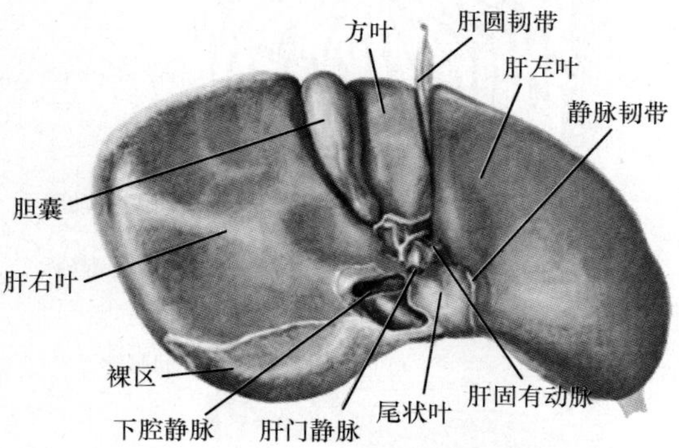

图 5-38 肝的形态(脏面)

(二) 肝的微细结构

肝表面有薄层致密结缔组织构成的被膜。被膜在肝门处随肝门静脉、肝固有动脉、肝总管和淋巴管的分支伸入肝内，将肝实质分隔为许多结构和功能的基本单位，称为**肝小叶**。相邻几个肝小叶之间有**肝门管区**(图 5-39)。

1. 肝小叶 是肝脏结构和功能的基本单位，呈六棱柱体，小叶中央有 1 条中央静脉，肝细胞以**中央静脉**为中心呈放射状排列，称为**肝板(肝索)**(图 5-39 至图 5-41)。**肝细胞**为多边形，可有 1～2 个大而圆的核，核仁明显，胞质内除含有丰富的细胞器外，还含有糖原和脂滴等。肝板之间的不规则间隙称为**肝血窦**，血窦内有**肝巨噬细胞**(Kupffer cell)，有很强的吞噬功能。肝血窦互相吻合，并与中央静脉相通。肝血窦的内皮细胞与肝细胞之间的狭窄间隙称为**窦周隙**。肝细胞与血窦进行物质交换必须经过窦周隙。肝板内相邻肝细胞之间有**胆小管**(图 5-41 至图 5-43)，胆小管在肝板内穿行并吻合成网。肝细胞分泌的胆汁直接进入胆小管，并循胆小管从肝小叶中央流向周边，汇入**小叶间胆管**(图 5-41)。

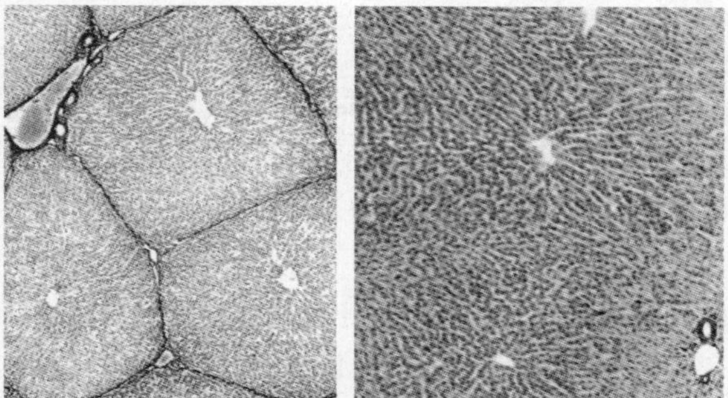

图 5-39 肝小叶的微细结构

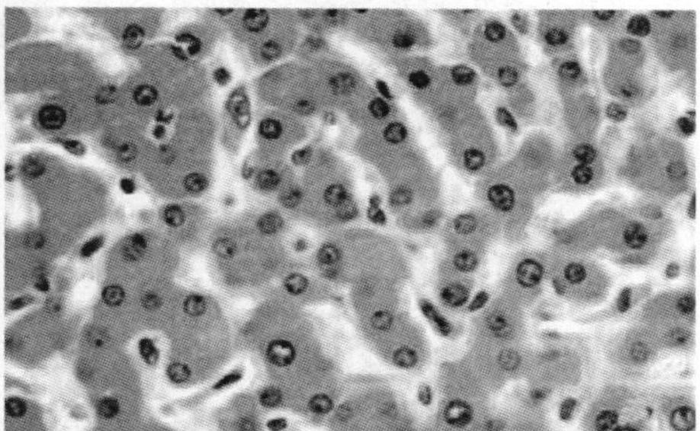

图 5-40 肝小叶光镜图(高倍)

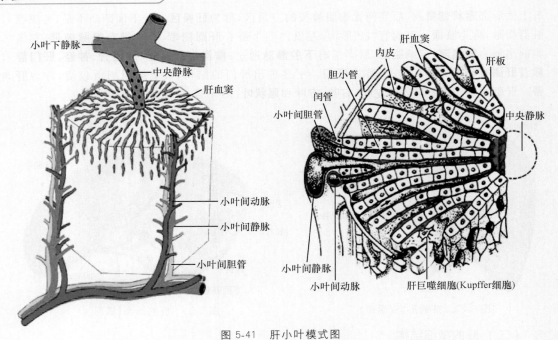

图 5-41　肝小叶模式图

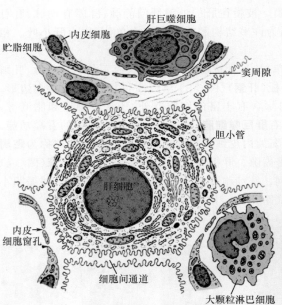

图 5-42　肝细胞、肝血窦、窦周隙及胆小管的关系

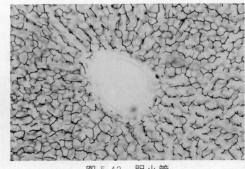

图 5-43　胆小管

考点:肝小叶结构特点和门管区的概念

2. 肝门管区　在相邻几个肝小叶之间,结缔组织较多,内含**小叶间动脉、小叶间静脉**和**小叶间胆管**,此区称为**肝门管区**(图5-44)。小叶间动脉的管腔小而规则,内皮细胞稍突向管腔,管壁较厚,由平滑肌纤维组成。小叶间静脉的管腔较大不规则,管壁较薄,平滑肌纤维不发达。小叶间胆管的管壁由单层立方或柱状上皮构成,细胞的胞核圆形,管腔较小。

3. 肝内血液循环　肝的血液供应丰富,接受肝固有动脉和肝门静脉的双重血液供应,经分支再汇合成肝静脉出肝。

肝固有动脉 → 小叶间动脉

肝血窦 → 中央静脉 → 小叶下静脉 → 肝静脉

肝门静脉 → 小叶间静脉

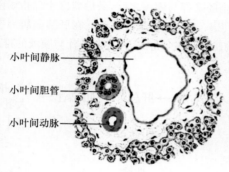

小叶间静脉

小叶间胆管

小叶间动脉

模式图

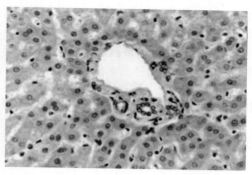

光镜图

图 5-44　肝门管区

（三）胆囊和输胆管道

1. 胆囊　位于肝脏下面的胆囊窝内，胆囊有浓缩和储存胆汁的功能。胆囊呈梨形，分为**胆囊底、胆囊体、胆囊颈、胆囊管**4 部分（图 5-45），胆囊底的体表投影在右锁骨中线与右肋弓的交点附近。胆囊病变时，此处有明显压痛，临床称为**墨菲征阳性**。

考点:胆囊的形态、位置

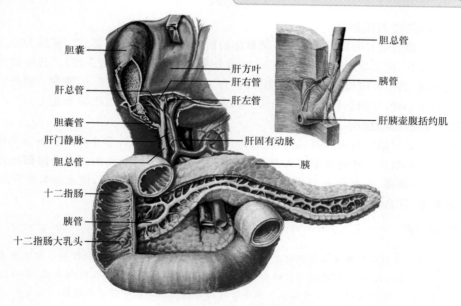

胆囊

肝总管

胆囊管

肝门静脉

胆总管

十二指肠

胰管

十二指肠大乳头

肝方叶

肝右管

肝左管

肝固有动脉

胰

胆总管

胰管

肝胰壶腹括约肌

图 5-45　胰、胆囊和输胆管道

2. 输胆管道　将肝细胞产生的胆汁输送到十二指肠的管道,可分为**肝内胆管**和**肝外胆管**两部分。肝内胆管包括**胆小管、小叶间胆管**等。肝外胆管包括**左、右肝管、肝总管、胆囊**与**胆总管**等。肝左管与肝右管由小叶间胆管逐渐汇合而成,出肝门后两管汇合成肝总管。肝总管在肝十二指肠韧带内下降,并在韧带内与胆囊管以锐角汇合成胆总管(图 5-45)。胆总管长 4～8cm,在肝十二指肠韧带内下行,经十二指肠上部的后方,下行至十二指肠降部与胰头之间,最后斜穿十二指肠降部中份的后内侧壁与胰管汇合,形成膨大的**肝胰壶腹**,开口于十二指肠大乳头。在肝胰壶腹周围有增厚的环形平滑肌包绕,称**肝胰壶腹括约肌**。此括约肌的收缩与舒张,可控制胆汁与胰液的排出。

考点:胆汁的产生和排出途径

胆汁产生与排出途径如下:

肝细胞分泌胆汁 → 胆小管 → 小叶间胆管 → 肝左、右管 → 肝总管 → 胆总管 → 十二指肠大乳头

胆囊管 ← 胆囊

十二指肠

案例5-13

患者,女,56 岁,右上腹阵发性绞痛伴恶心呕吐 6 小时入院。体检:急性面容,体温 39.7℃,脉搏 108 次/分,呼吸 28 次/分,血压 90/60 mm Hg,右上腹部有压痛,墨菲征阳性,B超示胆囊增大,诊断为急性胆囊炎。

问题:1. 何为墨菲征阳性?
　　2. 急性胆囊炎如何治疗?

案例 5-13 分析

墨菲征阳性,说明胆囊有急性炎症。急性胆囊炎有保守和手术治疗两种。

二、胰

(一) 胰的位置和形态

胰腺位于腹后壁胃的后方,第1～2腰椎体的前方,是腹膜的外位器官。胰腺为呈三棱柱形的实质性器官,质柔软,色灰红,重75～125g,分**头、体、尾**3部分(图 5-45)。胰头被十二指肠从右侧包绕,胰尾伸向脾门。在胰的实质内,有1条纵贯胰腺的管道,为**胰管**。胰管沿途收纳胰腺的各级小管,与胆总管汇合后,形成肝胰壶腹,共同开口于十二指肠大乳头。

(二) 胰的微细结构

胰腺表面覆以结缔组织被膜,结缔组织伸入胰腺将实质分成许多小叶。胰腺实质由内分泌部和外分泌部组成。**外分泌部**占大部分,分泌胰液,内含多种消化酶。**内分泌部**散在于外分泌部之间,称**胰岛**,主要由 A、B 两种细胞组成,**A 细胞**分泌**胰升糖素**,使血糖浓度升高;**B 细胞**分泌**胰岛素**,使血糖浓度降低(图 5-46)。

考点:胰的位置、形态

护考链接

胰腺炎的发病机制

急性胰腺炎是胰酶对胰腺及周围组织的自我消化,引起一系列器官的功能障碍。胰腺含有丰富的消化酶如蛋白酶、脂肪酶、淀粉酶等。正常情况下脂肪酶、淀粉酶等以活性状态存在,其他酶均以非活性状态存在。病理情况下,这些酶在胰腺导管及细胞内被活化后即可引起胰腺炎的发生。

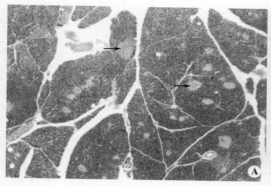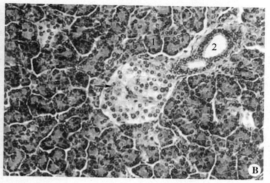

图 5-46　胰的微细结构

第四节　腹　　膜

一、腹膜与腹膜腔的概念

腹膜为全身面积最大、分布最复杂的浆膜,薄而光滑,呈半透明状。其中衬于腹、盆壁内面的称为**壁腹膜**;衬于腹、盆腔器官表面的称为**脏腹膜**。脏腹膜与壁腹膜互相移行,围成不规则的潜在性腔隙,称为**腹膜腔**。腹膜腔内有少量浆液,在器官活动时可减少摩擦。男性腹膜腔为封闭的腔隙;女性腹膜腔则借输卵管腹腔口经输卵管、子宫、阴道与外界相通。腹膜具有分泌、吸收、保护、支持、修复等多种功能(图 5-47)。

二、腹膜与脏器的关系

根据腹膜覆盖的情况,腹、盆腔的器官,可分为腹膜内位器官、腹膜间位器官和腹膜外位器官 3 类(图 5-48)。

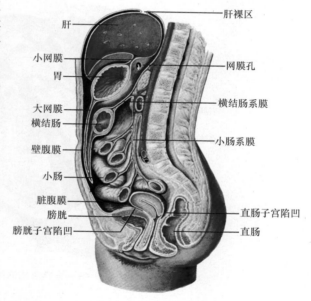

图 5-47　腹膜矢状面

考点:腹膜和腹膜腔的概念

1. 腹膜内位器官　此类器官表面几乎全部包被腹膜,活动度较大。如胃、十二指肠上部、空肠、回肠、阑尾、横结肠、乙状结肠、脾、卵巢和输卵管等。

2. 腹膜间位器官　此类器官三面包被腹膜,活动度较小,如升结肠、降结肠、肝、膀胱、子宫、胆囊和直肠上段等。

3. 腹膜外位器官　此类器官只有一面包被腹膜,几乎不能活动,如胰、肾、输尿管、肾上腺、十二指肠降部和下部与直肠中下部等。

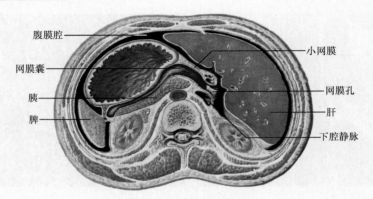

图 5-48　腹膜与脏器关系

三、腹膜形成的结构

腹膜移行于腹、盆腔脏器之间，形成了网膜、系膜、韧带和陷凹等结构。这些结构不仅对器官起着连接和固定作用，也是血管和神经出入脏器的途径（图 5-49）。

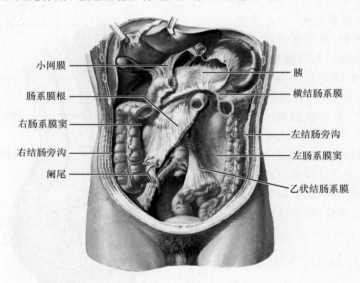

图 5-49　腹膜形成的结构

1. 网膜　包括小网膜和大网膜（图 5-50 和图 5-51）。**大网膜**呈围裙状悬垂于小肠、结肠等器官的前方。大网膜由 4 层腹膜构成，上方连于胃大弯和横结肠之间，下方游离。大网膜具有保护腹腔器官，限制炎症病灶蔓延等防御功能。**小网膜**是从肝下面移行至胃小弯和十二指肠上部的双层腹膜结构。可分为两部分：位于左侧连于肝和胃小弯之间的部分称**肝胃韧带**；位于右侧连于肝门和十二指肠上部之间的部分称**肝十二指肠韧带**，它右侧构成小网膜的游离缘，肝十二指肠韧带内含有 3 个重要结构即肝固有动脉、胆总管及肝门静脉。**网膜囊**是位于小网膜和胃后面的腹膜间隙，属于腹膜腔的一部分，又称**小腹膜腔**。网膜囊与腹膜腔借肝十二指肠韧带后方的网膜孔相通。

2. 系膜　是将一些腹膜内位器官（主要为小肠、大肠）连于腹后壁或其他结构上的双层腹膜结构,内含出入器官的血管、神经和淋巴管等。主要有**小肠系膜**、**阑尾系膜**、**横结肠系膜**和**乙状结肠系膜**等。其中小肠系膜是将空、回肠固定于腹后壁的双层腹膜结构,该系膜较长,使空、回肠具有较大的活动度,可发生肠扭转或肠套叠等。乙状结肠系膜是将乙状结肠固定于左下腹部的双层腹膜结构,其系膜较长,因此乙状结肠活动度较大。

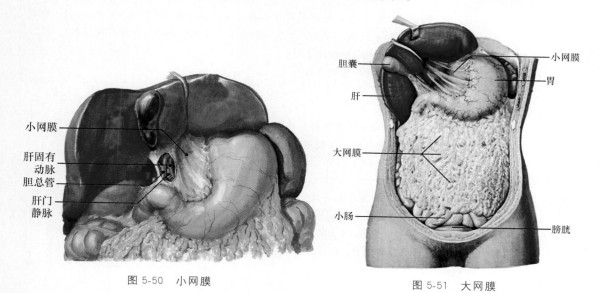

图 5-50 小网膜

图 5-51 大网膜

3. **韧带** 是连接腹、盆壁与脏器(除小肠、大肠)之间或连接相邻脏器(主要为胃、肝、脾)之间的腹膜结构。韧带对器官有固定作用,主要有**镰状韧带**、**冠状韧带**、**肝圆韧带**、**胃脾韧带**和**脾肾韧带**等(图 5-49)。

4. **陷凹** 指位于盆腔内脏器官之间的腹膜间隙,男性在膀胱与直肠之间有**直肠膀胱陷凹**(图 5-52);女性在膀胱与子宫之间有**膀胱子宫陷凹**,直肠与子宫之间为**直肠子宫陷凹**(图 5-47)。

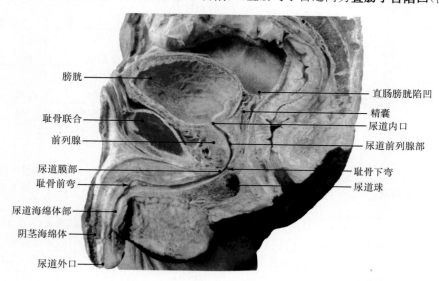

图 5-52 男性盆腔矢状切面

女性的直肠子宫陷凹较深,站立或半卧位时,此凹是腹膜腔的最低处,当腹膜腔有积血或积液时,多积于此处,直肠子宫陷凹与阴道后穹仅隔阴道后壁和壁腹膜,因此,临床可经阴道后穹进行穿刺抽取腹膜腔积液。

案例5-14

患者,女,27岁,孕13周,突然发生腹部撕裂样疼痛急诊入院。体检:血压90/60mmHg,脉搏104次/分,下腹部弥漫性压痛,反跳痛。怀疑宫外孕破裂出血。医生需要作阴道后穹隆穿刺。

问题:1. 为什么阴道后穹隆穿刺可以帮助确诊?

2. 阴道后穹隆穿刺的解剖学依据是什么?

案例5-14分析

1. 后穹隆穿刺简单易行,若抽出不凝固暗红色血液,是宫外孕破裂出血简单可靠的诊断方法。

2. 直肠子宫陷凹与阴道后穹隆之间仅隔阴道壁和壁腹膜2层结构,操作简单易行。

小结

消化系统由消化管和消化腺组成。消化管包括口腔、咽、食管、胃、小肠和大肠。消化腺包括3对唾液腺(腮腺、下颌下腺、舌下腺)、肝、胰和消化管壁上的小腺体,它们的分泌物排入消化管内参与食物的消化。腹膜是浆膜,分为脏、壁腹膜2种,脏壁两层相互移行形成腹膜腔,腹腔器官有腹膜内位、外位和间位器官3种。腹膜还形成系膜、韧带、网膜和陷凹等。

自测题

一、名词解释

1. 麦氏点　2. 咽峡　3. 上消化道　4. 肝小叶

5. 门管区　6. 齿状线　7. 胰岛　8. 腹膜腔

9. 十二指肠大乳头

二、填空题

1. 口腔腺有_____、_____和_____3对。

2. 咽自上而下分为_____、_____和_____3部分,分别与_____、_____、_____相通。

3. 中等充盈的胃,大部分位于_____,小部分位于_____。

4. 胃的幽门部借_____将其分左侧的_____和右侧的_____。

5. 十二指肠可分为_____、_____、_____和_____4部分。

6. 大肠分为_____、_____、_____、_____和_____。

7. 盲肠和结肠表面有3种特征性结构,分别是_____、_____和_____。

8. 阑尾根部的体表投影在_____。

9. 直肠矢状面上的两个弯曲是_____和_____。

10. 肛柱和肛瓣共同连成的线称_____,此线以上为_____,以下为_____。

11. 肝的基本结构单位是_____,主要由_____构成。

12. 肝大部分位于_____和_____,小部分位于_____。

13. 胆囊底的体表投影在_____和_____交点的稍下方。

14. 胆总管由_____和_____合成。

15. 胰腺分为_____部和_____部。

三、选择题

1. 腮腺管开口平对(　　)

A. 下颌第2磨牙　　　B. 上颌第2磨牙

C. 上颌第2前磨牙　　D. 下颌第2前磨牙

E. 上颌第3磨牙

2. 张口时从口腔看不到的结构是(　　)

A. 腭扁桃体　　　　　B. 梨状隐窝

C. 腭垂　　　　　　　D. 咽峡

E. 牙

3. 有关牙的叙述,错误的是(　　)

A. 牙周组织包括牙周膜、牙龈和牙槽骨

B. 牙根表面有牙骨质

C. 牙腔容纳牙髓

D. 牙质为牙的主体

E. 牙颈表面有牙釉质

4. 下列不通过肝门的结构是( )

　　A. 门静脉　　　　　　B. 肝固有动脉

　　C. 肝管　　　　　　　D. 胆总管

　　E. 淋巴管

5. 十二指肠( )

　　A. 属于下消化道

　　B. 十二指肠悬韧带是其终止标志

　　C. 呈"C"形从左侧包绕胰头

　　D. 有结肠带

　　E. 降部后外侧壁有十二指肠大乳头

6. 没有结肠带的肠管是( )

　　A. 直肠　　　　　　　B. 乙状结肠

　　C. 降结肠　　　　　　D. 盲肠

　　E. 横结肠

7. 位于直肠盆部的结构是( )

　　A. 肛窦　　　　　　　B. 直肠壶腹

　　C. 齿状线　　　　　　D. 肛柱

　　E. 肛梳

8. 肛管内,黏膜与皮肤的分界标志是( )

　　A. 白线　　　　　　　B. 肛梳

　　C. 肛柱　　　　　　　D. 痔环

　　E. 齿状线

9. 阑尾连于( )

　　A. 盲肠下端　　　　　B. 盲肠后壁

　　C. 盲肠内侧壁　　　　D. 盲肠前壁

　　E. 盲肠后内侧壁

10. 肝下界在剑突下可达( )

　　A. 1～2cm　　　　　　B. 2～3cm

　　C. 3～5cm　　　　　　D. 5～6cm

　　E. 7～8cm

11. 胆总管和胰管共同开口于( )

　　A. 十二指肠上部　　　B. 十二指肠降部

　　C. 十二指肠水平部　　D. 十二指肠升部

　　E. 十二指肠空肠曲

12. 胃窦是( )

　　A. 幽门管　　　　　　B. 幽门部

　　C. 胃小弯　　　　　　D. 幽门窦

　　E. 胃大弯

13. 关于肝的说法错误的是( )

　　A. 大部分位于右季肋部和腹上部

　　B. 肝是腹膜间位器官

　　C. 肝分泌胆汁

　　D. 进出肝门的结构有肝固有动脉、门静
　　　脉、神经、淋巴管等

　　E. 左纵沟后部有肝圆韧带

14. 牙周组织包括( )

　　A. 牙颈　　　　　　　B. 腭舌弓

　　C. 腭咽弓　　　　　　D. 舌根

　　E. 以上都不是

15. 不参与围成咽峡的结构有( )

　　A. 腭垂　　　　　　　B. 右侧腭舌弓

　　C. 腭咽弓　　　　　　D. 舌根

　　E. 左侧腭舌弓

16. 咽与下列哪个结构不通( )

　　A. 鼻腔　　　　　　　B. 口腔

　　C. 喉腔　　　　　　　D. 食管

　　E. 心腔

17. 肛管内面结构除外( )

　　A. 肛柱　　　　　　　B. 肛门括约肌

　　C. 肛窦　　　　　　　D. 齿状线

　　E. 肛梳

18. 关于胃的描述正确的是( )

　　A. 胃腺的主细胞分泌盐酸

　　B. 幽门部分为幽门管和幽门窦

　　C. 幽门是胃的入口

　　D. 贲门处的环形平滑肌形成贲门括约肌

　　E. 胃壁的平滑肌为内环外纵平滑肌

19. 关于咽错误的是( )

　　A. 上宽下窄的肌性管道

　　B. 位于上6位颈椎体的前方

　　C. 分为鼻咽、口咽和喉咽

　　D. 消化、呼吸的共同通道

　　E. 在第6颈椎下缘续于气管

20. 食管的第2处狭窄位于( )

　　A. 与左支气管相交处　B. 胸骨下角平面处

　　C. 气管杈水平　　　　D. 第6胸椎下缘水平

　　E. 距中切牙约35cm

21. 关于十二指肠错误的是( )

　　A. 位于腹后壁

　　B. 呈"C"型包绕胰头

　　C. 球部是溃疡好发部位

D. 降部后外侧壁上有十二指肠大乳头

E. 全长约 25cm

22. 回肠的特点是(　　)

A. 管径较粗　　　　B. 只有集合淋巴滤泡

C. 血管丰富　　　　D. 绒毛密集

E. 管壁较薄

23. 关于胆囊叙述错误的是(　　)

A. 位于肝下面左纵沟前部的胆囊窝内

B. 腹膜间位器管

C. 分为底、体、颈 3 部分

D. 能贮存并浓缩胆汁

E. 胆囊管与肝总管汇合成胆总管

24. 关于胆总管的叙述,不正确的是(　　)

A. 由胆囊管与肝总管合成

B. 参与胆汁分泌

C. 经十二指肠上部后方下行

D. 与胰管汇合形成肝胰壶腹

E. 开口于十二指肠大乳头

25. 关于胰的描述,不正确的是(　　)

A. 人体内最大消化腺

B. 胰头被十二指肠所包绕

C. 胰体横卧于腹后壁,平 1～2 腰椎

D. 胰尾抵达脾门

E. 胰管开口于十二指肠大乳头

四、问答题

1. 简述咽的位置、分部及各部的重要结构。

2. 食管的 3 个狭窄位于何处?距中切牙的距离分别是多少?

3. 简述胃的位置、形态和分部?

4. 简述肝的位置、形态。

5. 胆囊和阑尾根部的体表投影各在何处?

6. 试述胆汁的产生和排出途径。

(王冬梅)

第六章

呼 吸 系 统

人体在新陈代谢过程中，有气体的交换，即从外界吸入氧气，又将机体代谢中产生的二氧化碳排出体外，此过程称为呼吸。呼吸过程，是有哪些器官参与完成的呢？本章将学习呼吸器官的位置、形态结构及内部微细构造，从而为防治呼吸系统的疾病奠定解剖学基础。

呼吸系统由**呼吸道**和**肺**组成（图 6-1）。呼吸道是气体进出的通道，肺是气体交换的部位。呼吸系统的功能是从外界吸入氧气，供人体代谢活动所需，同时将代谢活动产生的二氧化碳排出体外。

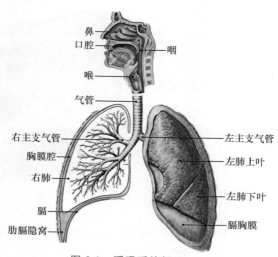

图 6-1　呼吸系统概况

第一节　呼 吸 道

呼吸道是运送气体的管道，包括鼻、咽、喉、气管、左右主支气管和肺内各级支气管。临床上通常将鼻、咽、喉称为**上呼吸道**，气管及以下各级支气管称为**下呼吸道**。

考点：上、下呼吸道的概念

一、鼻

案例6-1

某学校学生，因期末考试紧张、疲劳，在晨起洗脸时从鼻孔流出鲜血，宿舍里的同学们立即找来棉球为其填塞鼻腔，血液便不再流出。

问题：鼻出血易发生在什么区域？为什么易出血？

案例 6-1 分析

鼻出血易发生在易出血区，此区黏膜较薄，内有丰富的血管吻合丛，容易出血，李氏区位于鼻中隔的前下部。

考点：鼻腔黏膜的分区、特点和易出血部位

鼻是呼吸道的起端，又是嗅觉器官，并辅助发音，可分为外鼻、鼻腔和鼻旁窦 3 部分。

（一）外鼻

外鼻由骨和软骨作支架，外覆皮肤和少量皮下组织而成。外鼻上端位于两眼之间较狭窄的部分称为**鼻根**。鼻根向下延伸为**鼻背**,外鼻末端向前方突起称**鼻尖**。鼻尖两侧弧形膨大称**鼻翼**。呼吸困难时可出现鼻翼扇动,小儿发生时更为明显。鼻尖和鼻翼下方为一对**鼻孔**,是气体进出呼吸道的门户。

（二）鼻腔

鼻腔由骨和软骨构成,内面衬以黏膜和皮肤。鼻腔被**鼻中隔**(图 6-2)分为左右两腔,鼻中隔由犁骨、筛骨和软骨构成。每侧鼻腔向前经鼻孔与外界相通,向后经鼻后孔与鼻咽相通。每侧鼻腔又可分为**鼻前庭**和**固有鼻腔**。

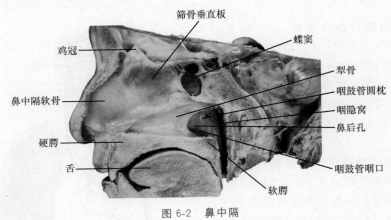

图 6-2　鼻中隔

1. 鼻前庭　位于鼻腔的前下部,相当于鼻翼所遮盖部分,内面衬以皮肤,生有鼻毛,有过滤灰尘和净化空气的作用。

2. 固有鼻腔　位于鼻腔的后上部,是鼻腔的主要部分。固有鼻腔是在骨性鼻腔的基础上内衬黏膜而形成。外侧壁自上而下有**上鼻甲**、**中鼻甲**和**下鼻甲**,3 个鼻甲下方各有一裂隙,分别称**上鼻道**、**中鼻道**和**下鼻道**(图 6-3)。在上鼻甲的后上方有一凹陷称**蝶筛隐窝**。下鼻道有鼻泪管的开口,上鼻道和中鼻道有鼻旁窦的开口。

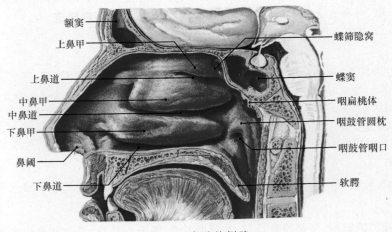

图 6-3　鼻腔外侧壁

固有鼻腔的黏膜按生理功能分为**嗅区**和**呼吸区**。嗅区位于上鼻甲及其对应的鼻中隔以上的黏膜,活体呈苍白色或淡黄色,内含嗅细胞,能感受气味的刺激,有嗅觉功能。其余部分的黏膜为呼吸区,活体呈淡红色,内含较多的血管和腺体,对通过的气体有温暖、湿润和净化作用。鼻中隔两侧前下部的黏膜薄而血管丰富,是鼻出血的好发部位,临床上称为**易出血区**（又称 Little 区）。

（三）鼻旁窦

鼻旁窦又称**副鼻窦**,是指鼻腔周围颅骨内含气的空腔,且开口于鼻腔,鼻旁窦内衬黏膜并与鼻腔黏膜相延续。鼻旁窦共 4 对,包括**上颌窦、额窦、筛小房**和**蝶窦**（图 6-4）。蝶窦开口于**蝶筛隐窝**;筛小房分为前群、中群和后群。筛小房后群开口于上鼻道;额窦、上颌窦、筛小房前群和中群开口于中鼻道（图 6-5）。鼻旁窦有温暖、湿润空气及对发音起共鸣作用。

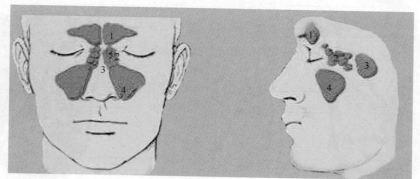

图 6-4　鼻旁窦的体表投影
1. 额窦,2. 筛小房,3. 蝶窦,4. 上颌窦

考点:鼻旁窦的分部、名称及其开口部位

图 6-5　鼻旁窦及鼻泪管的开口

- 后筛小房开口
- 蝶窦开口
- 额窦开口
- 前中筛小房开口
- 上颌窦开口
- 鼻泪管开口
- 咽鼓管咽口

鼻旁窦的黏膜在窦口处与固有鼻腔的黏膜相互连续,因此鼻腔的炎症可蔓延至鼻旁窦,引起鼻窦炎。上颌窦是鼻旁窦中最大的一对,由于窦口的位置高于窦底,当患炎症时,分泌物不易流出,故上颌窦的慢性炎症较多见。

二、喉

喉既是呼吸道的一部分,又是发音的器官。

(一) 喉的位置

喉位于颈前部正中,成年人喉的上界约平第4~5颈椎体之间,下界平对第6颈椎体下缘。后面与喉咽相邻,上接咽,下连气管,可随吞咽或发音而上下移动。喉的两侧有颈部大血管、神经,并和甲状腺相邻。女性的喉略高于男性,小儿的喉略高于成人。

(二) 喉的组成

喉主要由喉软骨、喉肌和黏膜等组成(图6-6)。

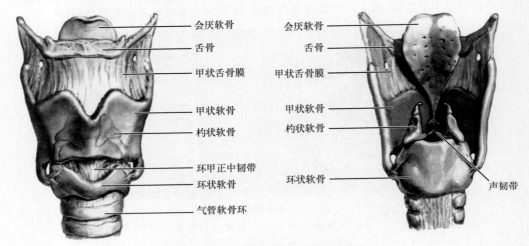

图6-6 喉的软骨及连接(前、后面观)

1. 喉软骨及其连接 喉软骨主要有**甲状软骨**、**环状软骨**、**会厌软骨**和**杓状软骨**。

(1)甲状软骨:位于舌骨的下方,是最大的喉软骨。甲状软骨的前上部向前突出称**喉结**,成年男性尤为明显。甲状软骨上缘向上伸出一对上角,向下伸出一对下角。甲状软骨借甲状舌骨膜与上方的舌骨相连。甲状软骨借**环甲正中韧带**与下方的环状软骨相接。甲状软骨下角与环状软骨构成**环甲关节**。

(2)环状软骨:位于甲状软骨的下方,下方借软组织与气管相连,是呼吸道唯一完整的软骨环。环状软骨前窄后宽,后方平对第6颈椎,是颈部重要的体表标志。

(3)会厌软骨:上端宽而游离,下端狭细而呈树叶状,借下端附于甲状软骨的内面。会厌软骨外覆黏膜构成会厌。吞咽时,喉上提,会厌盖住喉口,防止食物误入喉腔。

(4)杓状软骨:略呈锥体形,左、右各一,位于环状软骨后部的上方。其尖向上,底朝下,与环状软骨构成环杓关节。每侧杓状软骨与甲状软骨之间均有一条声韧带相连,声韧带是发音的基础。

2. 喉腔及喉黏膜 由喉软骨等围成的腔隙,内面衬以黏膜而成。喉腔的入口称**喉口**。喉腔中部的两侧壁上有上、下两对呈前后方向的黏膜皱襞,上方的一对称**前庭襞**,两侧前庭襞之间的裂隙称**前庭裂**;下方的一对称**声襞**,两侧声襞之间的裂隙称**声门裂**。声门裂是喉腔最狭窄的部位,当气流通过声门裂时振动声带而发音(图6-7)。

喉腔分 3 部分：前庭裂以上的部分为**喉前庭**；前庭裂与声门裂之间的部分为**喉中间腔**；向两侧延伸的隐窝为**喉室**；声门裂以下的部分为**声门下腔**，其黏膜下组织较疏松，炎症时易引起喉水肿。婴幼儿喉腔较窄小，水肿时易造成阻塞而引起呼吸困难，严重时可窒息死亡。

3. 喉肌 为数块细小的骨骼肌，附着于喉软骨。喉肌的作用：一组开大和缩小声门裂，另一组紧张或松弛声带，从而调节音调的高低和声量的大小。

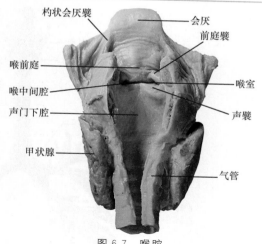

构状会厌襞 — 会厌

前庭襞

喉前庭 — 喉室

喉中间腔 — 声襞

声门下腔

甲状腺 — 气管

图 6-7 喉腔

链接

急性喉梗阻

急性喉梗阻系因喉部病变致喉腔急性变窄或梗阻导致呼吸困难。多见于儿童，常由喉部炎症、过敏、外伤、异物、肿瘤、痉挛、双侧声带外展性麻痹等引起。急性喉梗阻的急救可采取气管切开术，在无条件进行气管切开时，可先行环甲正中韧带穿刺，以建立临时气体通道，便于争取抢救时间。

三、气管与主支气管

气管与主支气管是连于喉与肺之间的管道。

（一）气管

气管上接环状软骨下缘，向下进入胸腔，在胸骨角平面分为**左、右主支气管**，分叉处称为**气管杈**。气管由 14～17 个"C"字形的气管软骨及连接各软骨之间的平滑肌和结缔组织构成，其后方的缺口由平滑肌和结缔组织封闭。

气管位于食管的前方，根据其行程和位置，可分**颈部**和**胸部**。颈部较短而表浅，易于触及。颈部前方除有皮肤、舌骨下肌群等覆盖外，在第 2～4 气管软骨的前方还有甲状腺峡横过，两侧还有颈部的大血管和甲状腺的左、右侧叶；气管胸部较长，位于胸腔后纵隔内。临床常选第 3～4 或 4～5 气管软骨环处进行气管切开术（图 6-8）。

考点：气管切开的部位，左、右主支气管的特点

（二）主支气管

主支气管左、右各一，从气管发出后，行向下外，分别经左、右肺门进入左、右肺。左主支气管细而长，走行较水平；右主支气管粗而短，走行较陡直。因此，气管异物易坠入右主支气管（图 6-8）。

（三）气管与主支气管的微细结构

气管与主支气管的管壁由内向外依次由黏膜、黏膜下层和外膜构成（图 6-9）。

1. 黏膜 由上皮和固有层构成。上皮为假复层纤毛柱状上皮，上皮内含有大量的杯状细胞。固有层为结缔组织，富含弹性纤维，并有小血管、气管腺的导管等。

2. 黏膜下层 为疏松结缔组织构成，内有血管、淋巴管、神经和混合腺。

3. 外膜 主要由"C"形透明软骨和结缔组织构成。

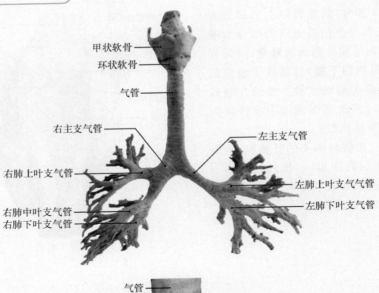

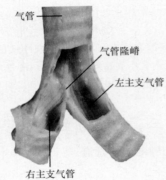

图 6-8　气管与主支气管

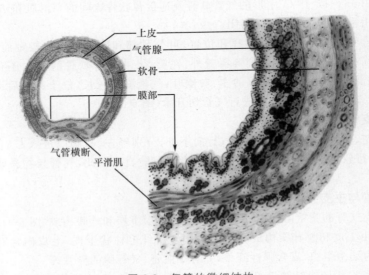

图 6-9　气管的微细结构

第二节 肺

案例6-2

考点: 肺的位置、形态特点和肺门、肺根、肺段的概念

　　一个老年患者患有中心型肺癌,X线检查,肺门阴影增大。

问题:1. 肺门在哪?

　　　2. 肺门内的结构有哪些?

案例 6-2 分析

　　肺门在纵隔面近中央处。肺门是主支气管、肺动脉、肺静脉、淋巴管和神经等出入肺的部位。

一、肺的位置和形态

　　肺左、右各一,位于胸腔内,纵隔两侧,膈的上方。肺的质地柔软而富有弹性,似海绵状。婴幼儿的肺呈淡红色,随年龄的增长,因吸入空气中的尘埃沉积增多,肺的颜色逐渐变为灰暗或蓝黑色。

　　肺呈半圆锥形,左肺稍狭长,右肺略粗短。具有一尖、一底、两面、三缘。肺的上端钝圆,经胸廓上口突入颈根部,称**肺尖**,高出锁骨内侧 1/3 部的上方 2～3 cm;肺的下面与膈相邻而向上凹陷,称**肺底**或**膈面**;肺的外侧面圆隆,与肋和肋间隙相邻,称**肋面**;肺的内侧面朝向纵隔,称**纵隔面**,近中央处有一椭圆形凹陷,称**肺门**;肺门是主支气管、肺动脉、肺静脉、淋巴管和神经等出入肺的部位,出入肺门的结构被结缔组织包绕,构成**肺根**;肺的**前缘**和**下缘**较薄而锐利,左肺前缘下部有一弧形凹陷,称**心切迹**(图 6-10 和图 6-11);后缘钝圆,与脊柱的两侧相贴。

　　左肺被斜裂分为上、下两叶,右肺被斜裂和水平裂分为为上、中、下三叶。

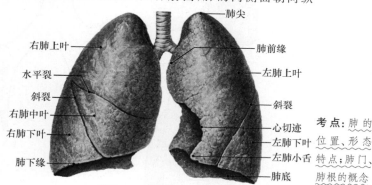

图 6-10　肺前面观

（标注：肺尖、肺前缘、左肺上叶、斜裂、心切迹、左肺下叶、左肺小舌、肺底、右肺上叶、水平裂、斜裂、右肺中叶、右肺下叶、肺下缘）

考点: 肺的位置、形态特点;肺门、肺根的概念

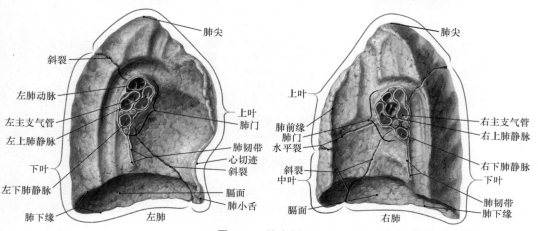

图 6-11　肺内侧面

（左肺标注：肺尖、斜裂、左肺动脉、左主支气管、左上肺静脉、下叶、左下肺静脉、肺下缘、上叶、肺门、肺韧带、心切迹、斜裂、膈面、肺小舌、左肺）

（右肺标注：肺尖、上叶、肺前缘、肺门、水平裂、斜裂、中叶、膈面、右主支气管、右上肺静脉、右下肺静脉、下叶、肺韧带、肺下缘、右肺）

二、肺段支气管和支气管肺段

（一）肺段支气管

左、右主支气管进入肺门后发出分支，左主支气管分为上、下两支，右主支气管分为上、中、下三支，分别进入相应的肺叶，称为**肺叶支气管**。肺叶支气管的分支即为**肺段支气管**。肺段支气管在肺内反复分支，呈树枝状，称**支气管树**。

（二）支气管肺段

考点：肺段的概念

每一肺段支气管的分支和其相连的肺组织构成一个支气管肺段，简称**肺段**。肺段呈锥体状，尖朝向肺门，底朝向肺的表面。每侧肺有 10 个肺段。肺段之间因有薄层结缔组织相隔，故把肺段看成相对独立的结构，临床可作为病变的定位诊断或以肺段为单位进行肺段切除术（图 6-12）。

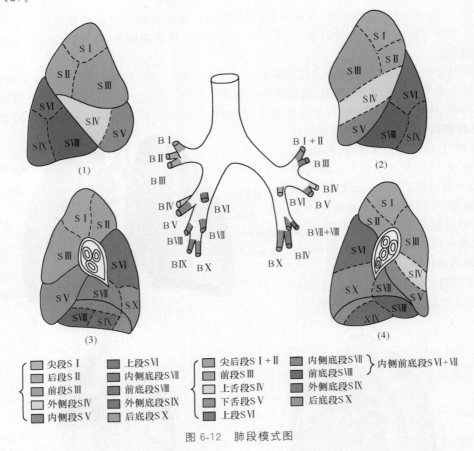

图 6-12　肺段模式图

考点：肺导气部、呼吸部的组成，肺小叶、血-气屏障的概念

三、肺的微细结构

肺的表面覆盖着一层浆膜，即胸膜的脏层。肺组织分为**肺实质**和**肺间质**两部分。肺实质由肺内各级支气管及其相连的肺泡组成。肺间质为肺内的结缔组织、血管、淋巴管和神经等。实质分为**肺导气部**和**肺呼吸部**（图 6-13）。

（一）肺导气部

肺导气部只能传送气体,不能进行气体交换,包括**肺叶支气管**、**肺段支气管**、**小支气管**、**细支气管**和**终末细支气管**等。肺叶支气管入肺后分为肺段支气管,肺段支气管又逐级分支,管径越来越细,管径小于 1mm 者,为细支气管。导气部各级支气管壁的结构,随着管腔变细、管壁变薄,其结构也发生规律性改变,到终末细支气管,上皮变成单层纤毛柱状上皮或单层柱状上皮,杯状细胞、腺体与软骨均消失,平滑肌形成完整的环行肌。因此,终末细支气管有调节进入肺泡内气体流量的作用。当该处的平滑肌痉挛时,可使管径变细,进出肺的气量减少,导致呼吸困难,临床上称支气管哮喘。

每条细支气管及其分支和所属的肺泡共同构成一个**肺小叶**。小叶性肺炎,就是指发生在肺小叶内的炎症(图 6-14)。

（二）肺呼吸部

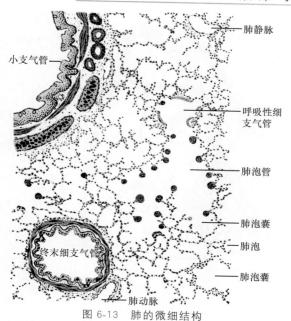

图 6-13　肺的微细结构
1. 肺泡囊,2. 肺泡管,3. 肺血管,4. 肺泡囊,5. 肺泡,
6. 细支气管

肺呼吸部包括**呼吸性细支气管**、**肺泡管**、**肺泡囊**和**肺泡**等,具有气体交换的功能。

1. 呼吸性细支气管　是终末细支气管的分支,管壁上有少量肺泡开口,可以进行气体交换。

2. 肺泡管　是呼吸性细支气管的分支,管壁上有大量的肺泡,自身管壁结构很少,切面上呈结节状膨大。

3. 肺泡囊　是几个肺泡共同开口处,连接于肺泡管的末端。

4. 肺泡　呈多面囊泡状,开口于肺泡囊、肺泡管或呼吸性细支气管,是气体交换的主要场所。肺泡壁非常薄,由肺泡上皮构成,上皮为单层上皮,可分为两种类型:一类是**Ⅰ型肺泡细胞**,呈扁平形,构成气体交换的广大面积,是肺泡上皮的主要细胞;另一类是**Ⅱ型肺泡细胞**,呈立方状或圆形,夹在Ⅰ型肺泡细胞之间,能分泌磷脂类表面活性物质,降低肺泡的表面张力,维持肺泡形态稳定,防止呼气终末时肺泡塌陷(图 6-15)。

肺泡与肺泡之间的薄层结缔组织称**肺泡隔**,内有丰富的毛细血管、大量弹性纤维和肺泡巨噬细胞。肺泡隔毛细血管与肺泡上皮紧密相贴,因而肺泡中的气体与毛细血管中的血液之间隔膜很薄。肺泡内气体与肺泡周围毛细血管间进行气体交换的结构称为**血-气屏障**,包括肺泡表面液体层、Ⅰ型肺泡细胞及基膜、薄层结缔组织、毛细血管基膜和内皮 6 层结构(图 6-16)。弹性纤维使肺泡具有很好的弹性回缩力,可助扩张的肺泡在呼气时自然回缩,肺泡的弹性纤维受到破坏时,呼气会明显延长,肺泡巨噬细胞体积较大,能做变形运动、能吞噬病菌和异物。吞噬了灰尘的肺泡巨噬细胞称**尘细胞**。

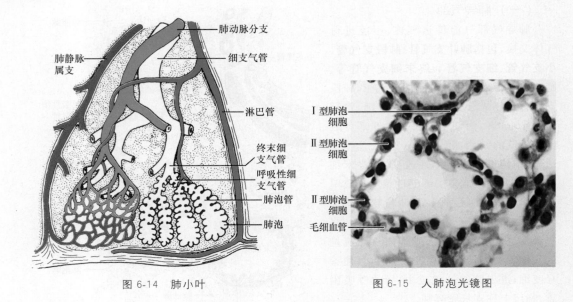

图 6-14　肺小叶

图 6-15　人肺泡光镜图

四、肺的血管

　　肺有两套血管。一套是肺的功能性血管,完成气体交换的需要,由肺动脉和肺静脉组成;另一套是肺的营养性血管,包括支气管动脉和支气管静脉(图 6-17)。

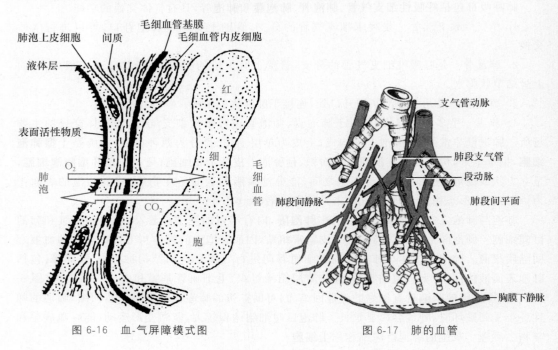

图 6-16　血-气屏障模式图

图 6-17　肺的血管

第三节 胸膜与纵隔

案例6-3

考点：胸膜的分部，胸膜腔、肋膈隐窝、纵隔的概念

　　患者，男，18岁，1周前着凉开始稍咳，低热，左胸痛，近日来感觉活动后气促，查体：左下胸叩诊呈浊音，浊音上方可听及气管呼吸音，其下方呼吸音减弱以至消失。诊断为渗出性胸膜炎（胸膜腔积液）。

问题：1. 胸膜腔是如何构成的？如患者站位或坐位积液在何处？

　　　2. 如进行积液引流，穿刺点应选择在何处？

一、胸膜与胸膜腔

　　胸膜是由间皮和薄层结缔组织构成的浆膜，分为脏胸膜和壁胸膜。脏胸膜紧贴肺表面并伸入到肺的裂隙内；壁胸膜分为**肋胸膜、膈胸膜、纵隔胸膜和胸膜顶**，分别贴衬于胸壁的内面、膈的上面、纵隔的两侧面和肺尖的上部。胸膜顶盖于肺尖的上方，从胸廓的上口突到颈根部，在锁骨内侧 1/3 处高出 2～3cm，如颈根部做各种操作时应避免穿破胸膜顶，防止气胸的发生。

　　脏胸膜和壁胸膜在肺根处相互移行形成一个潜在性的密闭腔隙，称**胸膜腔**。胸膜腔左、右各一，互不相通，位于肺的周边，腔内为负压，含有少量浆液，可保持胸膜表面的润滑，减少呼吸时胸膜间的摩擦。胸膜腔在肋胸膜与膈胸膜转折处，形成半环形较深的间隙，称**肋膈隐窝**。肋膈隐窝是胸膜腔的最低部位，在深吸气时肺的下缘也不能伸入其内，当胸膜腔积液时，液体首先积聚在肋膈隐窝，通常在肩胛线第 7～9 肋间隙，腋中线第 5～7 肋间隙的下位肋骨的上缘进针穿刺（图 6-18）。

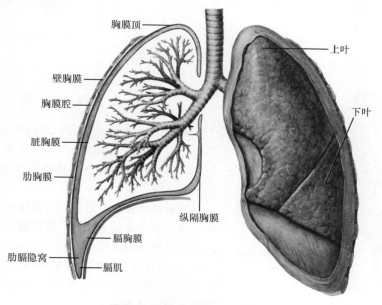

图 6-18　胸膜与胸膜腔示意图

二、肺与胸膜的体表投影

1. 肺的体表投影　　两肺前缘的投影均起自锁骨内侧段上方 2～3cm 处的肺尖，向内下方斜行，经胸锁关节的后面至胸骨角的中点处左右则靠拢。右肺前缘由此几乎垂直下行，至第 6 胸肋关节处移行于右肺下缘；左肺前缘略直下行至第 4 胸肋关节水平，沿肺的心切迹向外下作弧形弯曲，至第 6 肋软骨中点处移行于左肺下缘。

两肺下缘的投影大致相同，右侧起自第 6 胸肋关节，左侧起自第 6 肋骨中点。两侧均向外下行，在锁骨中线上与第 6 肋相交，在腋中线上与第 8 肋相交，在肩胛线上与第 10 肋相交，在接近脊柱时则平第 10 胸椎棘突。

2. 胸膜的体表投影　　两侧胸膜顶及胸膜前界的投影，与两肺尖和肺前缘的投影基本一致。两侧胸膜下界的投影，比两肺下缘的投影约低两个肋。右侧起自第 6 胸肋关节，左侧起自第 6 肋软骨，两侧均向外下行，在锁骨中线上与第 8 肋相交，在腋中线上与第 10 肋相交，在肩胛线上与第 11 肋相交，在接近脊柱时则平于第 12 胸椎棘突（图 6-19）。

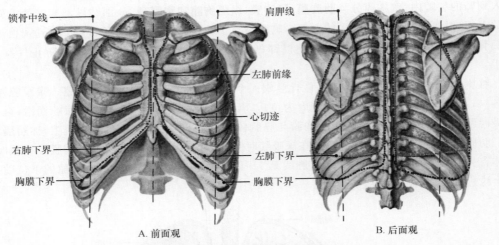

图 6-19　胸膜和肺的体表投影

（A. 前面观　　B. 后面观）

三、纵　　隔

纵隔是指两侧纵隔胸膜之间所有器官和组织的总称。纵隔的界限为：上界为胸廓上口，下界为膈；前界为胸骨，后界为脊柱的胸部；两侧界为纵隔胸膜。

纵隔以胸骨角平面分为**上纵隔**和**下纵隔**。下纵隔又以心包为界分为**前、中、后纵隔**（图 6-20）。心包和胸骨之间为前纵隔；两层心包之间为中纵隔，主要有心、心包及连于心的大血管等；心包与脊椎胸段为后纵隔，主要有食管、胸主动脉、奇静脉、迷走神经、交感干和胸导管等。

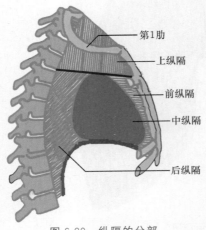

图 6-20　纵隔的分部

小结

　　呼吸系统包括呼吸道和肺两部分。呼吸道是传送气体的管道,包括鼻、咽、喉、气管和主支气管。临床上将鼻、咽、喉称为上呼吸道,将气管、主支气管称为下呼吸道。肺是气体交换的场所,由实质部分和间质部分组成。

　　胸膜属于浆膜,分为脏胸膜和壁胸膜。壁胸膜分为胸膜顶、肋胸膜、膈胸膜和纵隔胸膜。脏、壁胸膜在肺根处相互转折移行形成左右两个密闭的、含有少量浆液的、潜在性的负压腔,称胸膜腔。肋胸膜和膈胸膜相互反折构成肋膈隐窝,是胸膜腔的最低点。

　　两侧纵隔胸膜之间的所有器官、结构和组织称为纵隔。纵隔以胸骨角平面为界分为上、下纵隔,下纵隔又以心包为界分为前、中和后纵隔,中纵隔主要有心和心包等。

自测题

一、名词解释

1. 上呼吸道　2. 肺根　3. 肺小叶　4. 血-气屏障

5. 纵隔

二、填空题

1. 呼吸系统由_____和_____组成。

2. 鼻腔分为_____和_____,鼻黏膜易出血区位于_____。

3. 额窦开口于_____,上颌窦开口于_____,最易变成慢性鼻窦炎的是_____。

4. 喉的主要软骨有:_____、_____、_____和_____。

5. 肺导气部由_____、_____、_____和_____组成。

6. 胸膜腔由_____和_____围成,壁胸膜包括_____、_____、_____和_____。

7. 肋膈隐窝是胸膜腔的_____,由_____和_____转折形成。

三、选择题

A 型题

1. 鼻易出血的部位是(　　)

　　A. 鼻中隔上部　　B. 鼻腔顶部

　　C. 鼻中隔前下部　　D. 鼻腔外侧壁

　　E. 鼻腔内侧壁

2. 腔大,窦口高的鼻旁窦是(　　)

　　A. 额窦　　B. 筛小房　　C. 上颌窦

　　D. 蝶窦　　E. 鼻旁窦

3. 环状软骨后方平对(　　)

　　A. 第 5 颈椎　　B. 第 6 颈椎　　C. 第 7 颈椎

　　D. 第 1 胸椎　　E. 第 2 胸椎

4. 气管软骨属于(　　)

　　A. 弹性软骨　　B. 透明软骨　　C. 环状软骨

　　D. 纤维软骨　　E. 以上都不是

5. 气管切开常选(　　)

　　A. 第 2~4 气管软骨处

　　B. 第 3~5 气管软骨处

　　C. 第 4~6 气管软骨处

　　D. 第 5~7 气管软骨处

　　E. 以上都不是

6. 上呼吸道最狭窄的部位(　　)

　　A. 前庭裂　　B. 喉口　　C. 声门裂

　　D. 声门下腔　　E. 喉室

7. 左肺(　　)

　　A. 可分三叶　　B. 只有一条水平裂

　　C. 较右肺粗短　　D. 前缘下部有心切迹

　　E. 以上均不是

8. 胸膜下界在锁骨中线处与(　　)

　　A. 第 6 肋相交　　B. 第 8 肋相交

　　C. 第 10 肋相交　　D. 第 12 肋相交

　　E. 以上都不是

四、简答题

1. 气管内的异物易落入哪侧肺内?为什么?

2. 简述肺导气部管壁结构变化的特点。

3. 空气从鼻到肺泡经过了哪些结构?

（孙宗波）

第七章

泌 尿 系 统

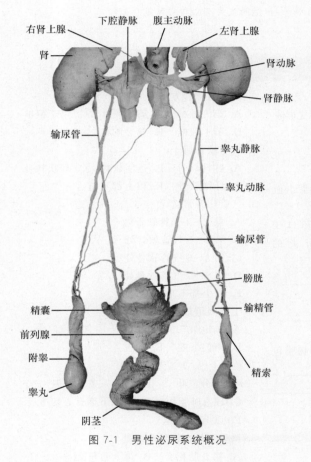

右肾上腺
下腔静脉　腹主动脉
左肾上腺
肾
肾动脉
肾静脉
输尿管
睾丸静脉
睾丸动脉
输尿管
膀胱
精囊
输精管
前列腺
附睾
精索
睾丸
阴茎

图 7-1　男性泌尿系统概况

人体在正常的生理活动过程中会产生许多代谢废物。体内积聚过多的废物，会妨碍人体正常生理活动。为了维持人体内环境的稳定，必须及时排出废物和多余的水、无机盐等。人体是通过哪些途径排出的？通过泌尿系统的学习，你就会明白。

泌尿系统由**肾**、**输尿管**、**膀胱**和**尿道**组成（图 7-1）。肾是产生尿液的器官；输尿管输送尿液到膀胱；膀胱暂时贮存尿液；尿道把贮存到一定量的尿液排出体外。男性尿道还有排精功能。

第一节　肾

肾是人体重要的排泄器官，它通过生成尿液排出机体代谢产物，同时维持机体水盐代谢、渗透压及酸碱平衡。另外，肾还能分泌多种生物活性物质如：肾素、红细胞生成素及前列腺素等。

一、肾 的 形 态

考点：泌尿系统的组成

考点：肾门和肾蒂的结构特点

肾是实质性器官，左右各一，形似蚕豆。成人肾表面光滑，新鲜时呈红褐色，质柔软。肾可分为上、下两端，前、后两面和内、外侧两缘（图 7-2）。肾的上、下端窄而钝圆；前面较凸，后面较平坦，紧贴腹后壁；外侧缘凸隆；内侧缘中部凹陷，是肾动脉、肾静脉、肾盂、神经及淋巴管等结构出入的部位，称为**肾门**。上述进出肾门的结构被结缔组织包裹形成**肾蒂**。右侧肾蒂稍短于左侧，故临床上右肾手术难度大于左肾手术。肾门向肾实质内凹陷形成的潜在性腔隙，称为**肾窦**，肾窦内容纳肾小盏、肾大盏、肾盂、血管、神经、淋巴管和脂肪组织等。

116

二、肾的位置

正常成年人的肾位于腹后壁,脊柱两侧,为腹膜外位器官(图 7-3 和图 7-4)。左肾上端平第 11 胸椎体下缘,下端平第 2 腰椎体下缘,第 12 肋斜过左肾后面的中部;右肾受肝脏影响比左肾略低半个椎体,第 12 肋斜过右肾后面的上部。肾门约平第 1 腰椎体,体表投影为竖脊肌的外侧缘与第 12 肋之间的夹角处,称为**肾区**(图 7-4)。有些肾病患者叩击或触压该处可引起疼痛。肾的位置,儿童略低于成人,女性略低于男性。

考点:肾的位置、肾区的体表投影

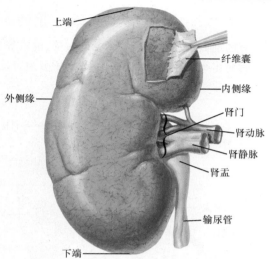

图 7-2 肾的形态

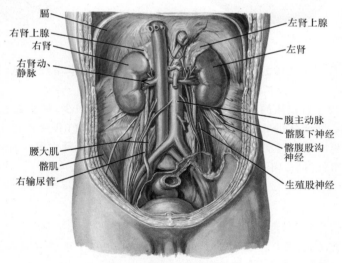

图 7-3 肾和输尿管的位置

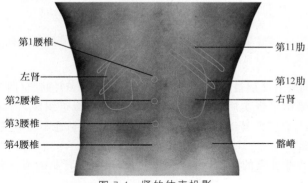

图 7-4 肾的体表投影

三、肾的剖面结构

肾的剖面可见肾窦及出入肾的血管、淋巴管、神经、肾小盏、肾大盏和肾盂等结构,其间充填有脂肪组织和疏松结缔组织。肾实质分为肾皮质和肾髓质两部分(图 7-5)。

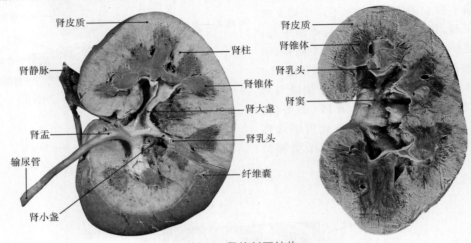

图 7-5　肾的剖面结构

考点:肾的剖面结构特点

1. 肾皮质　位于肾实质的周围,含有丰富的血管,新鲜标本呈红褐色,其伸向肾髓质的部分为**肾柱**。

2. 肾髓质　位于肾皮质的深部,约占肾实质的 2/3,血管较少,呈淡红色条纹状,由 15～20 个**肾锥体**构成。肾锥体的底部朝向皮质,尖端钝圆朝向**肾窦**,并突入肾小盏形成**肾乳头**。**肾小盏**为漏斗形膜性管道,包绕着肾乳头。2～3 个肾小盏合成**肾大盏**。2～3 个肾大盏再汇合成**肾盂**。肾盂出肾门后,向下弯行并逐渐变细,延续为输尿管。

四、肾 的 被 膜

考点:肾的被膜

案例7-1

患者,女,36 岁,肥胖,用药物减肥,见效迅速,几天内体重明显下降,苗条起来。但医生告诫她,减肥不要太快,应注意防止有肾下垂的可能。

问题:请根据肾被膜及肾固定装置来解释为什么会发生肾下垂?

案例 7-1 分析

肾位置依赖肾被膜、肾血管及邻近器官、腹压和腹膜的维持。减肥过快肾脂肪囊变薄,导致肾向下移位,造成肾下垂或游走肾。

肾的表面由内向外有 3 层被膜,依次为:纤维囊、脂肪囊和肾筋膜(图 7-6)。

1. 纤维囊　为紧贴于肾实质表面薄而坚韧的致密结缔组织膜,内含少量的弹性纤维。正常情况下,纤维膜与肾实质易于剥离,肾结核或炎症时,则粘连不易剥离。肾破裂或肾部分切除时必须缝合此囊。

2. 脂肪囊　在肾纤维囊的外面,包有囊状的脂肪层,称肾脂肪囊。临床肾囊封闭时,即将药液注入此囊内。

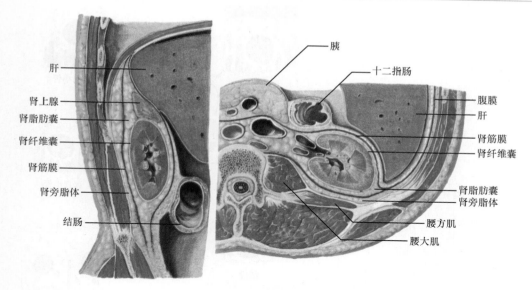

图 7-6　肾的被膜

3. 肾筋膜　位于脂肪囊的外面,由致密结缔组织构成,肾前面的部分称肾前筋膜,肾后面者称肾后筋膜。在肾上腺的上方,肾前、后筋膜融合。在肾的下方,两层筋膜相互分离,中间有输尿管通过。因肾筋膜向下方开放,故临床上从骶前路径,可作腹膜后注气造影术。

肾的正常位置依赖于肾被膜和肾血管的维持。此外,肾的邻近器官、腹压和腹膜对肾也起一定的固定作用。当肾的上述固定装置异常时,肾可向下移位,造成肾下垂或游走肾。如果发生肾积脓或有肾周围炎时,脓液可沿肾筋膜向下蔓延。

五、肾的微细结构

案例7-2

患者,男,10 岁,晨起后发现双眼睑水肿 1 周。追溯病史,患者半月前曾经患扁桃体炎。检查:尿常规:红细胞(＋＋),蛋白(＋＋＋),血沉为 50mm/h。医生诊断为:急性肾小球肾炎。

问题:1. 急性肾小球肾炎应该如何治疗?

2. 肾区位于何处?肾被膜有几层?

案例 7-2 分析

1. 治疗:休息、控制饮食、控制感染和对症处理。

2. 肾区位于竖脊肌的外侧缘与第 12 肋之间的夹角处。肾被膜为纤维囊、脂肪囊和肾筋膜。

肾由大量的泌尿小管和其间少量结缔组织、血管、淋巴管和神经等肾间质构成。**泌尿小管**是一种能产生尿液的管道,它由肾单位和集合小管构成(图 7-7)。

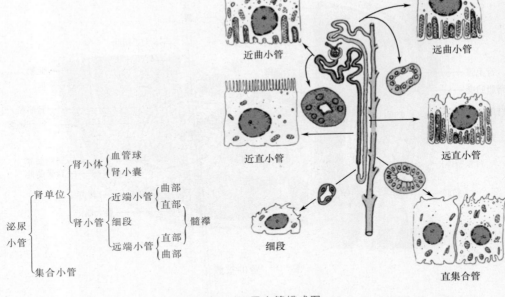

图 7-7　泌尿小管模式图

泌尿小管
- 肾单位
  - 肾小体
    - 血管球
    - 肾小囊
  - 肾小管
    - 近端小管
      - 曲部
      - 直部
    - 细段
    - 远端小管
      - 直部
      - 曲部
    - 髓襻
- 集合小管

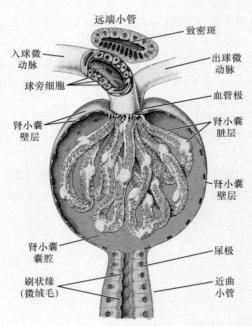

图 7-8　肾小体结构模式图

（一）肾单位

肾单位是肾结构和功能的基本单位,由**肾小体**和**肾小管**组成。每个肾有 100 万～200 万个肾单位(图 7-9 和图 7-10)。

1. **肾小体**　又称**肾小球**,位于肾皮质内,呈球形,直径约 200μm,由血管球和肾小囊组成(图 7-8)。

（1）**血管球**:位于**入球微动脉**和**出球微动脉**之间的一团盘曲成球状的毛细血管,被**肾小囊**包裹(图 7-8 至图 7-10)。血管球的毛细血管壁极薄,由一层有孔的内皮细胞和基膜构成。血液自入球微动脉流入血管球,由出球微动脉流出,经过血管球时过滤入肾小囊腔形成原尿。入球微动脉粗短,出球微动脉细长,故血管球的毛细血管内压力较高,有利于原尿的形成。

（2）**肾小囊**:是肾小管起始端膨大并凹陷形成的脏、壁双层囊,两层之间的不规则腔隙,为**肾小囊腔**。壁层由单层扁平上皮构成,脏层由紧贴毛细血管基膜外的**足细胞**构成。电镜下可见足细胞的体积较大,其胞体伸出几个较大的**初级突起**,每个初级突起又分出大量指状的**次级突起**,有的次级突起还可分出 3 级突起(图 7-11)。相邻足细胞突起或细胞自身突起之间相互形成指状相嵌的交叉,呈栅栏状紧贴毛细血管基膜外面。突起之间有裂孔,裂孔上覆盖一层薄膜,称**裂孔膜**。毛细血管内血液中的代谢废物滤入肾小囊腔,必须经过**有孔内皮细胞**、**基膜**和**裂孔膜**,这3层结构称为**滤过膜**或**滤过屏障**(图7-12)。病理情况下,滤过膜受损,轻则蛋白质滤出,重则红细胞漏出,形成蛋白尿和血尿。

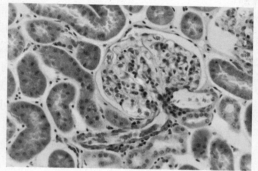

图7-9 肾小体和肾小管(高倍)

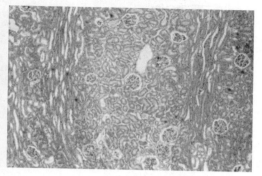

图7-10 肾的微细结构(低倍)

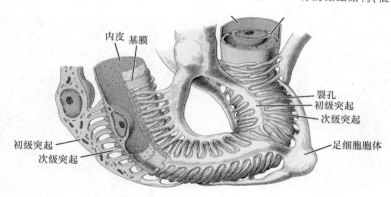

图7-11 足细胞与毛细血管电镜结构模式图

2. **肾小管** 是与肾小囊壁层相延续的1条迂曲的管道,由单层上皮构成,从近端至远端依次为近端小管、细段和远端小管(图7-7和图7-13)。

（1）**近端小管**:分为曲部和直部。

① **近端小管曲部(近曲小管)**:与肾小囊腔相连,是肾小管的起始部。光镜下,管壁由单层立方或锥体形上皮细胞构成,细胞的体积大,界限不清,游离面有刷状缘,胞质呈强嗜酸性。电镜下,刷状缘就是密集排列的微绒毛,扩大了细胞的表面积,有利于近曲小管对水、营养物质和部分无机盐的重吸收(图7-13)。② **近端小管直部(近直小管)**:是近曲小管的延续,与曲部结构相似,仅微绒毛不如曲部发达(图7-14)。

（2）**细段**:肾小管中管径最细的部分,由单层扁平上皮构成。

考点:肾单位的组成,滤过屏障的概念

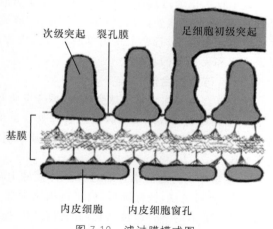

图7-12 滤过膜模式图

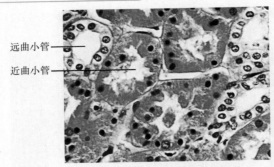

图 7-13　近曲小管和远曲小管微细结构

（3）**远端小管：**分为直部和曲部，两者都由单层立方上皮构成。① **远端小管直部（远直小管）**：管壁的结构与近直小管相似。近直小管、细段和远直小管共同构成的"U"字形袢状结构，称为**髓袢（肾单位袢）**。髓袢的主要功能是减缓原尿在肾小管中的流速，有利于肾小管对水和部分无机盐的重吸收。② **远端小管曲部（远曲小管）**：盘曲于肾小体附近，管腔较大而规则，细胞界限清晰，游离面一般无刷状缘。远曲小管具有吸收水、Na^+ 和排出 K^+、H^+、NH_3 等作用，对维持机体的酸碱平衡起重要作用。

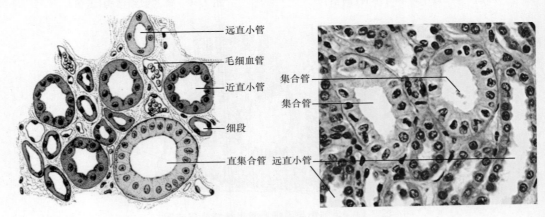

图 7-14　各段泌尿小管模式图及光镜下结构

（二）集合管

数个肾单位通过远曲小管连于同一个集合管。集合管续接远曲小管，从肾皮质直行向肾髓质，在近肾小盏处，与其他集合管汇合，形成较大的**乳头管**，开口于肾乳头。集合管的管径由细逐渐变粗，管壁上皮由单层立方上皮逐渐变为单层柱状上皮。集合管具有重吸收原尿中水和无机盐的功能。

（三）球旁复合体

球旁复合体又称为**肾小球旁器**，由球旁细胞和致密斑构成（图7-8）。

1. **球旁细胞**　入球微动脉近血管球处管壁的平滑肌细胞变性为上皮样细胞，称球旁细胞。细胞呈立方形或多边形，核大而圆，胞质呈弱嗜碱性。球旁细胞分泌肾素释放入血，能够升高血压。

2. **致密斑**　为远曲小管靠近肾小体侧的上皮细胞形成的椭圆形斑。此处上皮呈柱状，排列紧密；胞质色浅，核椭圆形，位于近细胞顶部。致密斑是一种离子感受器，能敏锐地感受远端小管内滤液的 Na^+ 浓度变化，并将信息传递给球旁细胞，改变肾素的分泌水平，继而调节远端小管和集合管对 Na^+ 的重吸收。

链接

关于肾移植

（1）肾移植俗称"换肾"，它不是用新肾置换原来的肾，而是将新肾植入患者的体内，如髂窝部，来代替原来的肾脏工作。

（2）美国医生 Murray 1954 年为单卵双生兄弟成功进行肾移植，1962 年 Murray 开始进行尸体肾移植，使人类对器官移植有了新认识。Murray 因此获得了 1990 年诺贝尔医学和生理学奖。

（3）移植受者最佳年龄为 13～60 岁。

（4）肾移植已经用于临床 40 余年，是治疗慢性肾衰和尿毒症的最佳方法。

第二节 输尿管道

案例7-3

患者，女性，45 岁，腰痛 30 分钟急诊入院。体检：左肾区叩击痛明显，尿常规：红细胞（＋＋），B超显示左输尿管起始处可见直径约 0.9 mm 的高密度阴影。诊断为左输尿管结石。

问题：输尿管 3 处狭窄位于何处？结石好发于何处？

案例 7-3 分析

输尿管的 3 处狭窄分别位于起始处、越过髂血管处、穿膀胱壁处。结石易滞留在 3 处狭窄部位。

一、输 尿 管

输尿管左右各一，是细长的肌性管道，长 25～30cm，管径 0.5～0.7cm。输尿管起自肾盂，终于膀胱，属腹膜外位器官（图 7-15）。管壁有较厚的平滑肌层，可进行节律性的蠕动，使尿液流入膀胱。按其走行和位置，分为**腹部**、**盆部**和**壁内部**。输尿管全长有 3 处较明显的狭窄：①在肾盂与输尿管移行处；②在小骨盆上口越过髂血管处；③在穿膀胱壁处。此 3 处狭窄是结石易滞留的部位。

考点：输尿管的 3 处狭窄

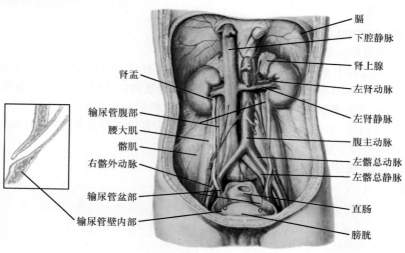

图 7-15 输尿管位置及走行

（图中标注：膈、下腔静脉、肾上腺、左肾动脉、左肾静脉、腹主动脉、左髂总动脉、左髂总静脉、直肠、膀胱、肾盂、输尿管腹部、腰大肌、髂肌、右髂外动脉、输尿管盆部、输尿管壁内部）

二、膀　　胱

膀胱为贮存尿液的肌性囊状器官,其大小、形状、位置及壁的厚薄均随性别、年龄和尿液充盈程度的不同而变化。一般成人膀胱的容量为 300~500ml,新生儿膀胱的容量约为 50 ml。

（一）膀胱的形态和位置

考点:膀胱的形态、分部和位置

1. 形态　膀胱充盈时,呈卵圆形;空虚时则呈三棱锥形,分为尖、体、底和颈 4 部分(图 7-16),各部之间无明显界限。其尖朝向前上方,称**膀胱尖**;底近似三角形,朝向后下方,称**膀胱底**;尖和底之间的部分,称为**膀胱体**;膀胱的最下部变细称**膀胱颈**,颈的下端有尿道内口与尿道相接。

2. 位置　成人膀胱位于小骨盆腔内,耻骨联合的后方。空虚时,膀胱尖不超过耻骨联合上缘(图 7-17);充盈时膀胱尖升高可超过耻骨联合上缘,此时因腹前壁折向膀胱的腹膜也随之上移,使膀胱的前下壁直接与腹前壁相贴。所以当膀胱充盈时,沿耻骨联合上缘进行膀胱穿刺,穿刺针可不经腹膜腔而直接进入膀胱,避免腹膜腔的感染和损伤腹膜。新生儿膀胱大部分位于腹腔内,随着年龄增长和骨盆腔的发育,膀胱逐渐下降,约至青春期才达成人位置。老年人因盆底肌松弛,膀胱位置较低。

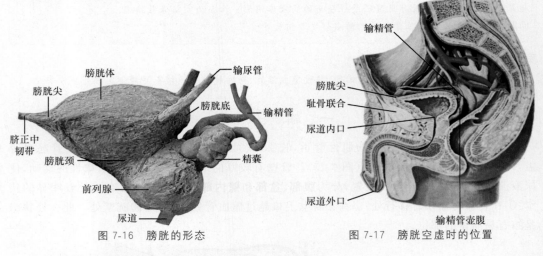

图 7-16　膀胱的形态

图 7-17　膀胱空虚时的位置

（二）膀胱壁的结构

膀胱壁由内向外由黏膜、肌层和外膜构成(图 7-18)。

考点:膀胱三角的概念

1. 黏膜　由变移上皮和固有层构成。膀胱空虚时黏膜形成许多皱襞,充盈时皱襞减少或消失 (图 7-19)。在膀胱底的内面两侧**输尿管口**和**尿道内口**之间,有一个三角形区域,此处黏膜光滑无皱襞,称为**膀胱三角**(图 7-19),是肿瘤和结核的好发部位。

2. 肌层　由内纵、中环和外纵行三层平滑肌组成,各层肌纤维相互交织,形成**膀胱逼尿肌**。在尿道内口处环形肌增厚形成**尿道内括约肌**。

3. 外膜　除膀胱体为浆膜外,其余均为纤维膜。

案例7-4

　　患者,男,62 岁,发现血尿 1 周。患者自述 1 周来经常发现无痛性间歇性血尿,量少,伴有尿频、尿急、尿痛等症状,医生怀疑膀胱癌,行膀胱镜+病理检查,确诊为膀胱癌。

问题:膀胱癌常用治疗方法有哪些?

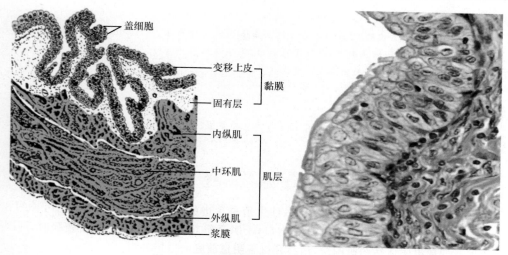

图 7-18 膀胱壁微细结构(低倍和高倍)

案例 7-4 分析

　　膀胱癌常用治疗方法有手术、化学治疗、放射治疗、免疫治疗、激光及光动力学治疗、加热治疗和生物学治疗等。

(三) 毗邻

　　膀胱前方与耻骨联合相毗邻,后方在男性与精囊、输精管壶腹和直肠相毗邻(图 7-17),女性与子宫颈和阴道上部相毗邻(图 7-20)。男性的膀胱颈与前列腺紧密邻接,女性的则贴附在尿生殖膈上。

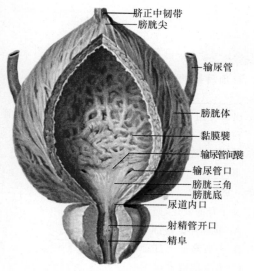

图 7-19　膀胱壁肉眼结构及膀胱三角

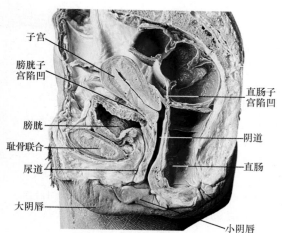

图 7-20　女性盆腔正中矢状切面

膀胱穿刺术:①消毒皮肤,于耻骨联合上缘正中1横指处行局麻。②选择穿刺点,使穿刺针向后下方倾斜刺入膀胱腔内。拔出针芯,即有尿液溢出,将尿液抽尽并送检。③过度膨胀的膀胱,抽吸尿液宜缓慢,以免膀胱内压骤降而出血或诱发休克。

案例2-1分析

护考要求学生要熟练掌握膀胱穿刺术,因此,学生要掌握膀胱的位置随着充盈程度不同发生变化的规律和膀胱穿刺经过的层次结构。

三、尿　道

男性尿道具有排尿和排精功能,在男性生殖系统中叙述。女性尿道短、宽、直,长约3~5cm,仅有排尿功能。女性尿道起于尿道内口,于阴道前方向前下行,穿过尿生殖膈时,周围有骨骼肌形成的**尿道阴道括约肌**围绕,最终开口于**阴道前庭**的尿道外口。

考点:女性尿道的结构特点

女性留置导尿:①清洗消毒外阴;②插导尿管后,夹持尾端,撤洞巾后固定;③将导尿管尾端连接集尿袋,开放导尿管,用橡皮筋等固定于床上。

点评:插女性导尿管是护考内容,掌握女性尿道的起始,开口部位及特点是正确插管的前提。

小结

泌尿系统由肾、输尿管、膀胱和尿道组成。肾通过尿液的生成,排出体内多余的水分和代谢产物,维持机体水和电解质的动态平衡,输尿管输送尿液到膀胱,膀胱具有暂时贮存尿液的功能,当膀胱内尿液贮存到一定量时,经尿道排出体外。

自 测 题

一、名词解释

1. 肾门　2. 滤过膜　3. 膀胱三角

4. 球旁复合体

二、填空题

1. 成人肾门约平_____椎体,其在腹后壁的体表投影位于_____与_____夹角。

2. 肾的被膜自内向外依次为_____、_____和_____。

3. 肾盂由2~3个_____汇合而成,出肾门后逐渐变细,移行为_____。

4. 肾单位由_____和_____组成。

5. 输尿管根据位置分为3段,分别称_____、_____、_____。

6. 女性尿道的特点是_____、_____、_____。

7. 空虚膀胱的形态分为_____、_____、_____和_____。

8. 出入肾门的结构主要有神经、淋巴管、肾血管和_____。

9. 泌尿系统包括_____、_____、_____和_____。

三、选择题

1. 关于肾的叙述,错误的是(　　)

　A. 腹膜外位器官

　B. 左肾略低于右肾

　C. 有3层被膜

　D. 成人肾门约平第1腰椎体

　E. 具有2端2面2缘

2. 下列哪种结构承接经肾乳头排出的尿液(　　)

A. 肾盂   B. 肾窦

C. 肾小盏   D. 肾大盏

E. 输尿管

3. 泌尿小管的组成是( )

  A. 肾单位   B 肾单位和肾小管

  C. 肾单位和集合管   D. 肾小管和集合管

  E. 肾小体和肾小管

4. 关于血管球的描述,错误的是( )

  A. 一团盘曲成球状的毛细血管

  B. 出球微动脉比入球微动脉粗短

  C. 内皮细胞有孔

  D. 毛细血管外贴有足细胞

  E. 其内的血压较高

5. 分泌肾素的结构是( )

  A. 足细胞   B. 球旁细胞

  C. 致密斑   D. 有孔的内皮细胞

  E. 基膜

6. 关于输尿管的叙述,错误的是( )

  A. 属于腹膜外位器官

  B. 沿腰大肌前面下降

  C. 开口于膀胱颈

  D. 跨越小骨盆上口处较狭窄

  E. 始于肾盂

7. 男性膀胱底的毗邻中没有( )

  A. 前列腺   B. 直肠

  C. 输精管壶腹   D. 精囊

  E. 直肠膀胱凹陷

8. 女性尿道开口于( )

  A. 阴道口后方   B. 阴道口前方

  C. 肛门前方   D. 阴道前庭后部

  E. 阴道口与肛门之间

9. 滤过膜的组成结构为( )

  A. 内皮、基膜

  B. 有孔内皮、基膜、血管系膜

  C. 足细胞裂孔膜、有孔内皮、血管系膜

  D. 有孔内皮、基膜、裂孔膜

  E. 血管系膜、有孔内皮、基膜、足细胞裂孔膜

四、简答题

1. 简述泌尿系统的组成。

2. 简述输尿管的分部和狭窄部位。

3. 女性尿道有何特点?其临床意义为何?

(胡冬岭)

第八章

生 殖 系 统

生殖系统是生物体内的和生殖密切相关的器官成分的总称。它的功能是产生生殖细胞，繁殖新个体，分泌性激素和维持副性征。人类的生命先是由男性的精子和女性的卵子结合形成受精卵，然后在母体的子宫内孕育而成。那么精子和卵子产生于何处？是怎么产生和运输的？通过本章的学习，你就可以了解人类生殖的奥秘了。

第一节　男性生殖系统

案例8-1

患者，男，68岁。因尿频，尿急，排尿困难多年，昨晚饮酒后受凉。尿潴留1天入院。体格检查：体温36.5℃，脉搏90次/分，下腹膨隆、胀痛，全腹柔软。叩诊膀胱区呈浊音，外生殖器外观无明显异常。导尿后直肠指诊发现前列腺增大，底部能触及，前列腺沟消失，表面光滑，质地中度硬而有弹性。B超检查：前列腺增大，膀胱内未见结石。

问题：1. 患者为何会出现排尿困难及尿潴留？

　　　2. 结合解剖学知识说明给患者导尿时应注意些什么？

案例8-1分析

护考要求掌握男性尿道的分部及弯曲。本案例患者前列腺增大，导致男性尿道前列腺部狭窄，因此出现排尿困难及尿潴留。导尿时要注意男性尿道的两个弯曲，通过耻骨前弯时可以把阴茎抬起，让耻骨前弯变直。

生殖系统包括**男性生殖系统**和**女性生殖系统**。其主要功能是繁殖后代和形成并保持第二性征。男性生殖系统和女性生殖系统都包括内生殖器和外生殖器两部分。内生殖器由生殖腺、生殖管道和附属腺组成，外生殖器则以两性交接的器官为主。

考点：男性内生殖器的组成

男性生殖系统包括内生殖器和外生殖器。**内生殖器**由睾丸、输精管道（附睾、输精管、射精管、男性尿道）和附属腺（精囊、前列腺、尿道球腺）组成。睾丸也称男性生殖腺，可产生精子和男性激素，睾丸产生的精子先贮存于附睾内，当射精时，经输精管、射精管和尿道排出体外。附属腺分泌物参与精液的组成。**外生殖器**包括阴囊和阴茎（图8-1）。

一、男性内生殖器

（一）睾丸

睾丸为男性生殖腺，位于阴囊内，左、右各一，一般左侧略低于右侧。

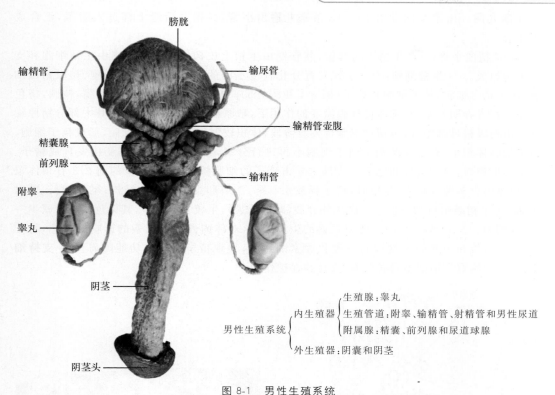

图 8-1 男性生殖系统

男性生殖系统 ┤
- 内生殖器 ┤
  - 生殖腺:睾丸
  - 生殖管道:附睾、输精管、射精管和男性尿道
  - 附属腺:精囊、前列腺和尿道球腺
- 外生殖器:阴囊和阴茎

1. 睾丸位置和形态　睾丸呈扁椭圆形,分前、后两缘,上、下两端和内、外侧面。睾丸前缘和下端游离,后缘与附睾和输精管睾丸部相接触,上端被附睾头遮盖(图8-2),睾丸除后缘外都被覆有**鞘膜**,鞘膜分脏、壁两层,脏层紧贴睾丸和附睾表面,壁层贴附于阴囊内面。脏、壁两层在睾丸的后缘处相互移行形成一个潜在性的密闭腔隙,称为**鞘膜腔**。腔内有少量浆液,有润滑作用。新生儿的睾丸相对较大,性成熟期以前发育较慢,随着性成熟迅速生长,老年人的睾丸则萎缩变小。

2. 睾丸的结构　睾丸表面有一层坚厚的纤维膜,称为**白膜**。白膜在睾丸后缘增厚并凸入睾丸内形成**睾丸纵隔**,睾丸纵隔发出睾丸小隔伸入睾丸实质,将

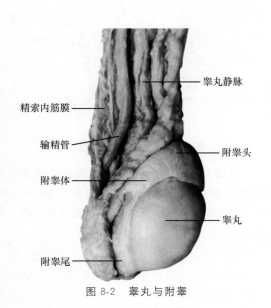

图 8-2 睾丸与附睾

睾丸实质分成 100～200 个**睾丸小叶**(图8-3)。每个小叶内含有 2～4 条盘曲的**精曲小管**,其上皮能产生精子。精曲小管汇合成**精直小管**,精直小管进入睾丸纵隔内相互吻合

形成**睾丸网**。由睾丸网发出 10～15 条**睾丸输出小管**,经睾丸后缘上部进入附睾,汇合成附睾管。

(1) 精曲小管:是产生精子的部位,其管壁由生精上皮构成。生精上皮由生精细胞和支持细胞组成。① **生精细胞**:为一系列发育分化程度不同的细胞,包括精原细胞、初级精母细胞、次级精母细胞,精子细胞和精子(图 8-4 和图 8-5)。精原细胞较小,紧贴基膜,核圆,染色较深。自青春期开始,在垂体促性腺激素的作用下,精原细胞不断分裂增殖,其中部分精原细胞经历初级精母细胞、次级精母细胞等发育阶段,体积较大,并逐渐移向管腔,形成精子细胞。精子细胞体积小,靠近管腔面。精子细胞不再进行分裂,经过复杂的形态变化发育成精子。精子形似蝌蚪,分为头部和尾部。头部主要由精子的细胞核浓缩而成,核的前 2/3 有顶体覆盖,顶体内含多种水解酶,受精时,精子释放水解酶,溶解卵细胞外周的结构;尾部细长,可以运动。1 个初级精母细胞经过 2 次成熟分裂(减数分裂),生成 4 个精子,其染色体数目减少一半,分别为(22,X)或(22,Y)。分裂旺盛的生精细胞,对体内外多种因素的影响较敏感,易受乙醇、放射线和阴囊的温度增高等理化因素的影响,导致精子畸形或功能障碍。② **支持细胞**:支持细胞对生精细胞具有营养、支持和保护作用。

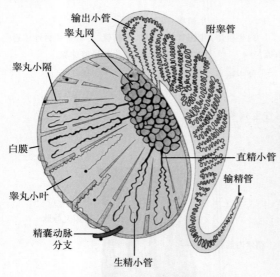

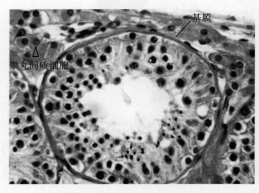

图 8-3　睾丸和附睾结构　　　　　图 8-4　支持细胞和生精细胞模式图

(2) **睾丸间质**:精曲小管之间的疏松结缔组织,含有丰富的血管、淋巴管及间质细胞。间质细胞呈圆形或多边形,单个或成群分布,其主要功能是分泌雄激素(睾酮)。雄激素能促进精子发生、男性生殖器官的发育和激发男性第二性征的形成(图 8-4 和图 8-5)。

考点:睾丸的位置与结构

隐　睾　症

在胚胎第 3 个月时睾丸降至髂窝,第 7 个月降至腹股沟管深环处,第 8～9 个月达腹股沟管浅环,出生前后进入阴囊。若出生后 3～5 个月内睾丸仍未降至阴囊内(位于腹腔、腹股沟管内或阴囊上部)称隐睾症,故新生男婴均应检查有无隐睾。

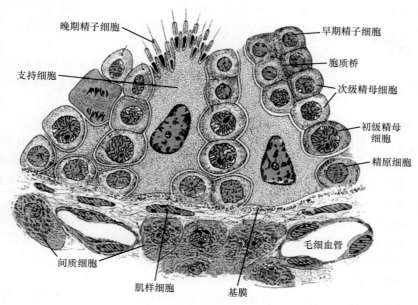

晚期精子细胞　早期精子细胞　胞质桥　次级精母细胞　初级精母细胞　精原细胞

支持细胞　间质细胞　肌样细胞　基膜　毛细血管

图 8-5　生精小管与睾丸间质

（二）附睾

附睾紧贴睾丸的上端及后缘,可分为附睾头、附睾体和附睾尾 3 部分(图 8-1 和图 8-2)。上端膨大为附睾头,中部为附睾体,下端为附睾尾。睾丸输出小管进入附睾后,弯曲盘绕形成膨大的附睾头,末端汇合成一条附睾管。附睾管迂曲盘回而成附睾体和尾,附睾尾返折弯向上移行为输精管。

附睾除贮存精子外,还分泌液体供其营养,促其成熟。附睾是结核病的好发部位。

（三）输精管和射精管

1. 输精管　输精管是附睾管的直接延续,长约 50cm,输精管行程较长,全程可分为 4 个部分:①睾丸部:位于睾丸后缘及附睾内侧。②精索部:此段输精管位置表浅,输精管结扎术常在此部进行。③腹股沟部:位于腹股沟管内。④盆部:沿盆侧壁向后下至膀胱后面。输精管末端膨大成输精管壶腹,壶腹的下端变细与精囊的排泄管汇合成射精管。射精管长约 2cm,穿入前列腺底,开口于尿道的前列腺部(图 8-1,图 8-6)。

2. 射精管　由输精管末端和精囊的排泄管汇合而成,长约 2cm,向下斜穿前列腺实质,开口于尿道的前列腺部。

精索为柔软的圆索状结构,从腹股沟管腹环穿经腹股沟管,出皮下环后延至睾丸上

考点:输精管的分部及结扎部位

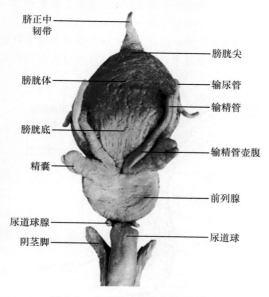

脐正中韧带　膀胱尖　输尿管　输精管　膀胱体　膀胱底　精囊　输精管壶腹　前列腺　尿道球腺　尿道球　阴茎脚

图 8-6　前列腺、精囊和尿道球腺

考点:精索的概念

端。精索内主要有输精管、睾丸血管、输精管血管、神经、淋巴管和腹膜鞘突的残余（鞘韧带）等。精索表面包有 3 层被膜，从内向外依次为精索内筋膜、提睾肌和精索外筋膜。

（四）精囊

精囊为一对梭形囊状腺体，表面凹凸不平，位于膀胱底后面及输精管壶腹的外侧。精囊的排泄管与输精管末端合成射精管。精囊分泌黄色黏稠的液体，为组成精液的主要成分（图 8-6）。

（五）前列腺

前列腺为一实质性器官，位于膀胱颈与尿生殖膈之间，中央有尿道穿过。前列腺呈前后略扁的栗子形，上端宽大为前列腺底，邻接膀胱颈；下端尖细为前列腺尖，紧贴尿生殖膈，两者之间的部分为前列腺体。体后面的正中线上有一纵形浅沟，称为**前列腺沟**。直肠指诊时，可摸到前列腺及其后面的前列腺沟（图 8-6）。

前列腺由腺组织、平滑肌和结缔组织构成，表面包有坚韧的前列腺囊。小儿前列腺较小，腺组织不甚明显，性成熟期腺组织迅速生长。中年以后腺部逐渐退化，结缔组织增生，至老年时，常形成前列腺增生。

（六）尿道球腺

尿道球腺是一对豌豆大的球形腺体，位于会阴深横肌内。腺的排泄管细长，开口于尿道球部。尿道球腺的分泌物参加精液的组成，有利于精子的活动（图 8-6）。

精液由输精管道各部及附属腺，特别是前列腺和精囊的分泌物组成，内含精子。精液呈乳白色，弱碱性，适于精子的生存和活动。正常成年男性一次射精 2～5ml，含精子 3 亿～5 亿个。输精管结扎后，精子排出的通路被阻断，各附属腺的分泌和排出则不受影响，但射出的精液中不含精子，可以达到绝育目的。

精液与精子库

精液　由精子和精浆组成。它除了含有水、果糖、蛋白质和脂肪外，还含有多种酶类和无机盐。每毫升精液中的精子数一般在 6000 万～2 亿个。

精子库　用冷冻的方法贮存人和动物精子的地方。将精子冷冻贮存在由蛋黄、甘油、枸橼酸钠等组成的液氮罐内，使它们在 −196℃ 的低温下冬眠，一旦复温后，精子可恢复生命功能。

二、男性外生殖器

（一）阴囊

阴囊为囊袋状结构，由皮肤、肉膜、精索外筋膜、提睾肌和精索内筋膜组成。阴囊皮肤薄而柔软，颜色深暗，阴囊的皮下缺乏脂肪组织而较致密，含有平滑肌纤维，称肉膜。平滑肌舒缩可以调节阴囊内的温度，使其内约低于体温 2℃，有利于精子的发育。肉膜在正中线向深部发出阴囊中隔，将阴囊分为左、右两部，各容纳一侧的睾丸和附睾（图 8-7）。

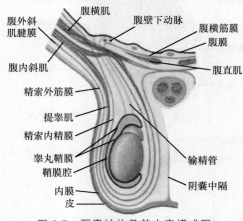

图 8-7　阴囊结构及其内容模式图

（二）阴茎

1. **阴茎的形态** 阴茎可分头、体和根 3 部分。后端为阴茎根,藏于阴囊和会阴部皮肤的深面。中部为阴茎体,呈圆柱状,以韧带悬垂于耻骨联合的前下方。前端膨大为阴茎头,末端有矢状位的尿道内口(图 8-8)。

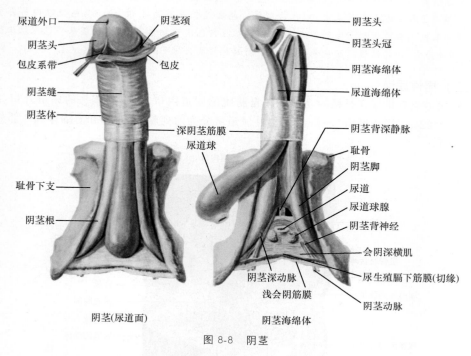

图 8-8 阴茎

2. **阴茎的构造** 阴茎由海绵体、阴茎筋膜和皮肤等构成(图 8-8)。海绵体包括 2 条阴茎海绵体和 1 条尿道海绵体。阴茎海绵体位于背侧,构成阴茎的主体。尿道海绵体位于腹侧,内有尿道通过。在阴茎的前端,皮肤形成双层游离的环行皱襞,称为**阴茎包皮**。在阴茎头腹侧正中线上,包皮与尿道外口相连的皮肤皱襞称为**包皮系带**。行包皮环切术时,注意不要损伤此系带,否则会导致受术者阴茎勃起困难(图 8-8 和图 8-9)。

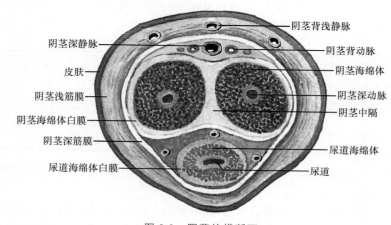

图 8-9 阴茎的横断面

> **链接**
>
> ### 包皮过长或包茎
>
> 　　儿童时包皮较长,包绕整个阴茎头。随着年龄的增长,阴茎头发育增大,包皮逐渐后缩,包皮口扩大,阴茎头裸露。如到成年时,阴茎头仍被包皮包绕,但能上翻而露出阴茎头者,称包皮过长;包皮口过小,难以上翻显露出阴茎头者,则称为包茎。包皮过长或包茎常影响排尿,包皮腔内易存留污物,污物的长期刺激可能是发生阴茎癌的诱因之一,应行包皮环切术,以露出阴茎头。包皮切除范围达冠状沟处为宜,一定保留阴茎系带,以免阴茎勃起时阴茎头向下屈曲和疼痛。

（三）男性尿道

　　男性尿道兼有排尿和排精的功能。起自膀胱的尿道内口,止于阴茎头的尿道外口,成人尿道长 16～22cm,管径平均 5～7mm。男性尿道可分为前列腺部、膜部和海绵体部 3 部分(图8-10,表8-1)。

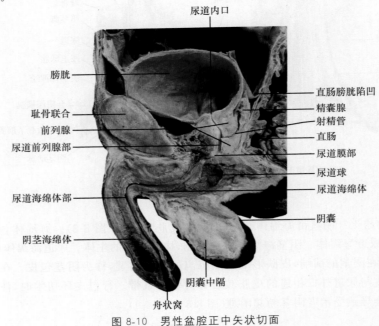

图 8-10　男性盆腔正中矢状切面

表 8-1　男性尿道的分部

分部	走行及位置	长度	结构
前列腺部	起自尿道内口,穿前列腺	2.5cm	后壁有射精管及前列腺排泄管开口
膜部	穿尿生殖膈	1.5cm	有尿道括约肌环绕,收缩时关闭尿道
海绵体部	穿尿道海绵体,终于尿道外口	15cm	起始段有尿道球腺开口,近尿道外口处管径扩大,称尿道舟状窝

　　1. 前列腺部　为尿道穿经前列腺的部分,长约 2.5cm。管径粗,其后壁上有细小的射精管及多个前列腺排泄管的开口。

　　2. 膜部　为尿道穿过尿生殖膈的部分,此段短而窄;长约 1.5cm,其周围有尿道括约肌环绕,此肌可随意收缩,控制排尿。膜部是尿道较固定的部分,骨盆骨折时易受损伤。

3. 海绵体部　为尿道穿过尿道海绵体的部分,长约15cm。其起始处较膨大,称为尿道球部,有尿道球腺的开口。

尿道在行径中粗细不一,有3个狭窄、3个膨大和2个弯曲。**3个狭窄**分别位于尿道内口、尿道膜部和尿道外口,以外口最窄。尿道结石常易嵌顿在这些狭窄部位。**3个膨大**分别位于尿道前列腺部、尿道球部和舟状窝。**2个弯曲**是凸向下后方的耻骨下弯和凸向上前方的耻骨前弯。耻骨下弯是恒定的,位于

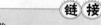

男性尿道

男性尿道有特点,耻骨前下两个弯;耻骨前弯可消失,耻骨下弯不改变;

尿道膜部内外口,三个狭窄有危险;结石下降易滞留,导尿插管莫戳穿。

考点:男性尿道的分部、狭窄及弯曲

耻骨联合下方2cm处,包括尿道的前列腺部、膜部和海绵体部的起始段。耻骨前弯位于耻骨联合前下方,阴茎根与阴茎体之间,阴茎勃起或将阴茎向上提起时,此弯曲即可变直而消失。临床上行膀胱镜检查或导尿时应注意这些解剖特点。

第二节　女性生殖系统

案例8-2

患者,女,28岁,已婚。平时月经规律,现停经6周,2小时前恶心、呕吐,左下腹疼痛伴肛门坠胀感及阴道出血入院,体格检查:体温37.2℃,脉搏100次/分,血压88/60mmHg,急性痛楚面容,腹肌紧张,左下腹压痛,反跳痛,妇科检查:宫颈举痛,子宫稍大,左侧附件增厚,压痛。妊娠实验阳性。B超显示宫内无孕囊,左侧附件区有混合性包块,30cm×1.8cm×2.0cm。诊断为宫外孕。

问题:简述输卵管的位置、分部及各部的临床意义。

案例8-2分析

护要求熟悉输卵管的位置、分部及各部的临床意义。输卵管由内侧向外侧依次分为4部:输卵管子宫部;输卵管峡,输卵管结扎术常在此进行;输卵管壶腹,卵细胞通常在此与精子结合形成受精卵;输卵管漏斗。

女性**内生殖器**由生殖腺(卵巢)、输送管道(输卵管、子宫和阴道)以及附属腺(前庭大腺)组成。**外生殖器**即女阴。卵巢产生的卵子成熟后,排至腹膜腔,经输卵管腹腔口进入输卵管,在输卵管内受精后移至子宫,植入子宫内膜,发育成胎儿。分娩时,胎儿出子宫口,经阴道娩出(图8-11)。

一、女性内生殖器

(一)卵巢

卵巢为女性生殖腺,具有产生卵细胞、分泌雌激素和孕激素的功能。

1. 卵巢的位置和形态　**卵巢**呈扁卵圆形,略呈灰红色,被子宫阔韧带后层所包绕。可分为内、外侧两面,前、后两缘和上、下两端。外侧面与卵巢窝相依;内侧面朝向盆腔,与小肠相邻。后缘游离,称独立缘;前缘借卵巢系膜连于子宫阔韧带,称系膜缘,其中部有血管、神经等出入,称卵巢门;上端与输卵管伞相接触,又称输卵管端,并有卵巢悬韧带相连;下端借卵巢固有韧带连于子宫,又称子宫端。成年女子的卵巢约4cm×3cm×1cm大小,重5～6g(图8-12)。考点:女性内生殖器的组成

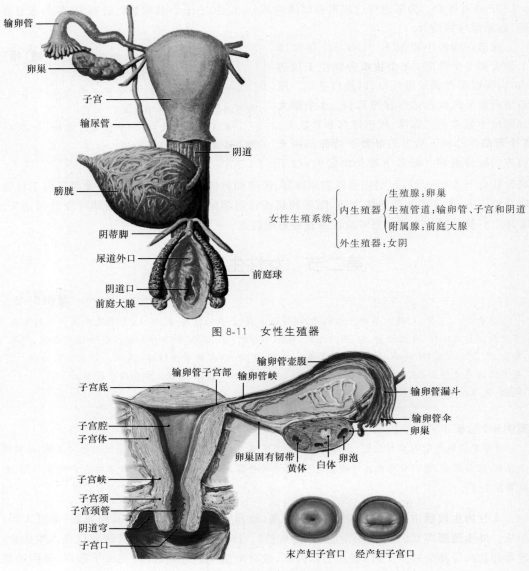

图 8-11　女性生殖器

女性生殖系统 $\begin{cases} 内生殖器 \begin{cases} 生殖腺：卵巢 \\ 生殖管道：输卵管、子宫和阴道 \\ 附属腺：前庭大腺 \end{cases} \\ 外生殖器：女阴 \end{cases}$

图 8-12　女性内生殖器

　　卵巢的大小和形状随年龄而有差异：幼女的卵巢较小，表面光滑；性成熟期卵巢最大，以后由于多次排卵，卵巢表面出现瘢痕，显得凹凸不平；35～40 岁卵巢开始缩小；50 岁左右随月经停止而逐渐萎缩。

　　2. 卵巢的微细结构　卵巢表面覆盖有 1 层浆膜，浆膜深面为 1 层由致密结缔组织构成的白膜。卵巢实质分为**皮质**与**髓质**。皮质较厚，位于卵巢周边，含有不同发育阶段的卵泡；髓质位于卵巢中央，主要由疏松结缔组织构成（图 8-13）。

　　（1）卵泡的发育与成熟：卵泡的发育是一个连续变化的过程，一般分为原始卵泡、生长卵泡和成熟卵泡 3 个阶段。女婴出生时双侧卵巢有原始卵泡 100 万～200 万个，青春期开始时尚有 30 万～40 万个。青春期后，在垂体分泌的促性腺激素的作用下，卵泡陆续开始发育。在

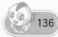

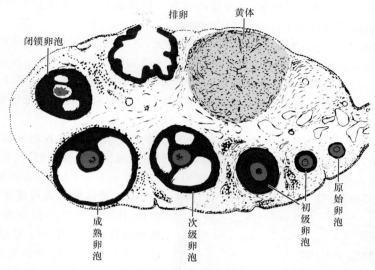

图 8-13 卵巢的微细结构

1 个月经周期一般只有 1 个卵泡成熟并排卵。女性一生排 400～500 个卵,其余均退化,退化后的卵泡,称为**闭锁卵泡**。

1) **原始卵泡**:位于皮质的浅层,由中央的 1 个初级卵母细胞和周围的 1 层扁平卵泡细胞构成。数量多,体积小,呈球形,处于相对静止状态的卵泡。

2) **生长卵泡**:生长卵泡包括初级卵泡和次级卵泡。①**初级卵泡**是指原始卵泡开始生长到出现卵泡腔之前。这时卵泡细胞不断分裂增殖,由单层变成多层,由扁平细胞变为立方细胞,卵泡中的**初级卵母细胞**增大,在其周围出现 1 层均匀的嗜酸性膜状物,称为**透明带**。卵泡周围的结缔组织也逐渐增多,发育成**卵泡膜**,但与周围结缔组织无明显分界。②**次级卵泡**是指初级卵泡继续发育,生长到卵泡细胞之间出现**卵泡腔**。卵泡体积增大,卵泡细胞增多至 10余层时,细胞间开始出现一些腔隙,继而融合成 1 个较大的卵泡腔,腔内充满卵泡液。随着卵泡腔的扩大,初级卵母细胞及周围的卵泡细胞形成突向卵泡腔的**卵丘**。紧贴透明带的卵泡细胞增大变为高柱状细胞,呈放射状排列,称为**放射冠**;沿卵泡膜排列的卵泡细胞,称为**粒层**。卵泡膜增厚分为内层和外层。内层有较多的细胞和丰富的毛细血管;外层纤维多,细胞和血管少(图 8-14 和图 8-15)。

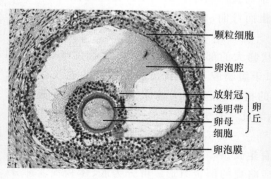

图 8-14 次级卵泡

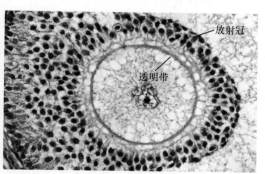

图 8-15 卵丘

卵泡细胞与卵泡膜的内层细胞，能分泌雌激素。雌激素有刺激和维持女性第二性征、促进女性生殖器官发育和促使子宫内膜增生的功能。

3) 成熟卵泡：为卵泡发育的最后阶段，体积很大，直径可达 2cm 左右，并向卵巢表面突出。由于卵泡液急剧增多，卵泡腔不断扩大。而卵泡细胞的数目不再增多，因此卵泡壁越来越薄，仅有 2～3 层多边形细胞。在排卵前 36～48 小时，初级卵母细胞完成第 1 次减数分裂，产生 1 个**次级卵母细胞**和 1 个体积很小的第 1 极体。次级卵母细胞随即进行第 2 次减数分裂，但停止在分裂中期。

（2）排卵：由于卵泡液迅速增多，卵泡腔内压力增大，卵泡向卵巢表面突出，卵泡壁越来越薄，最后破裂，次级卵母细胞及其周围的透明带、放射冠随同卵泡液一起，脱离卵巢，排入腹膜腔的过程，称为**排卵**。排卵一般发生在月经周期的第 14 天左右，通常左右卵巢交替排卵。

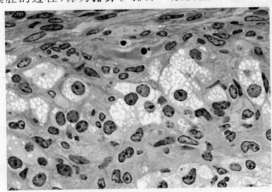

图 8-16　黄体

（3）黄体的形成与退化：成熟卵泡排卵后，残留在卵巢内的卵泡壁塌陷，卵泡膜和血管也随之陷入。在垂体分泌的黄体生成素的作用下，逐渐发育成为一个体积较大而又富有毛细血管的内分泌细胞团，新鲜时呈黄色，故称为**黄体**（图 8-16）。黄体分泌孕激素和雌激素。孕激素有促进子宫内膜增生、子宫内膜分泌、乳腺发育和抑制平滑肌收缩等功能。

黄体维持时间的长短，取决于排出的卵是否受精。若排出的卵未受精，黄体仅维持 14 天左右即开始退化，这种黄体称为**月经黄体**。若排出的卵已受精，在胎盘分泌的人绒毛膜促性腺激素的作用下，黄体则继续发育增大，可维持 6 个月左右，这种黄体称为**妊娠黄体**。黄体退化后，被增生的结缔组织取代，形成**白体**。

考点：卵巢的位置和微细结构

（二）输卵管

输卵管为一对输送卵子的弯曲管道，长 10～12cm，管径平均为 0.5cm，位于子宫阔韧带上缘内。外侧端游离，以输卵管腹腔口开口于腹腔膜（图 8-12）。输卵管由内侧向外侧依次分为 4 部。临床上将卵巢、输卵管和子宫周围的韧带合称为子宫附件。

（1）输卵管子宫部：为贯穿子宫壁的一段，以输卵管子宫口通子宫腔。

（2）输卵管峡：为接近子宫外侧角的一段，细而直。输卵管结扎术常在此进行。

（3）输卵管壶腹：约占输卵管全长的 2/3，粗而弯曲，血管丰富。卵细胞通常在此与精子结合形成受精卵。

（4）输卵管漏斗：为输卵管外侧端呈漏斗状膨大的部分，向后下弯曲覆盖在卵巢后缘和内侧面。漏斗末端的中央有输卵管腹腔口开口于腹膜腔，卵巢排出的卵即由此进入输卵管。腹腔口周围，输卵管末端的边缘形成许多细长的指状突起，称为输卵管伞，盖于卵巢表面，其中一条较大的突起连于卵巢，称卵巢伞，有人认为此伞有引导卵进入输卵管漏斗的作用。

考点：输卵管的位置、分部及各部结构特点

（三）子宫

子宫是壁厚腔小的肌性器官，胎儿在此发育生长。

1. 子宫形态和分部　成年未孕子宫呈前后略扁的倒置梨形。可分为底、体和颈 3 部分。

子宫底为两侧输卵管子宫口连线上方的圆凸部分，子宫底向下移行为**子宫体**，再向下续于圆柱体状的**子宫颈**。子宫颈分为突入阴道的子宫颈阴道部和阴道以上的子宫颈阴道上部。子宫颈为炎症和肿瘤的好发部位。子宫体和子宫颈交界处略为狭窄的部分,称为**子宫峡**。在未妊娠期,子宫峡不明显,长仅 1cm,妊娠末期此部可长达 7～11cm,故产科常在此处进行剖宫术。

子宫的内腔分上、下两部分。上部在子宫体内,呈三角形裂隙,称为**子宫腔**;下部在子宫颈内,呈梭形,称为**子宫颈管**,其上口通子宫腔,下口通阴道,称为**子宫口**。未产妇子宫口光滑呈圆形,经产妇子宫口为横裂状(图 8-12)。

2. 子宫位置和固定装置　子宫位于盆腔内,介于膀胱与直肠之间,下端突下阴道,两侧连有输卵管和子宫阔韧带。正常子宫呈前倾和前屈位。前倾是指子宫长轴与阴道长轴之间形成的夹角。前屈是指子宫体与颈之间形成的夹角(图 8-17)。

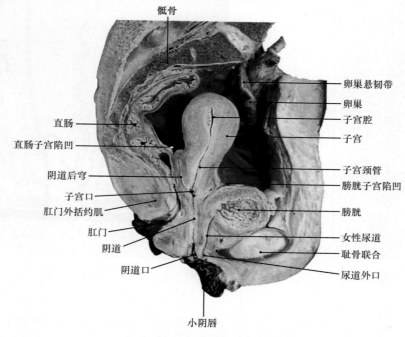

图 8-17　女性盆腔正中矢状切面

子宫借韧带、阴道、尿生殖膈和盆底肌等维持其正常位置。子宫的韧带有(图 8-12):

(1) **子宫阔韧带**:自子宫两侧缘延伸至骨盆侧壁,为宽阔的双层腹膜皱襞,两层间包有输卵管、卵巢、子宫圆韧带、血管、神经等。该韧带可限制子宫向两侧移动。

(2) **子宫圆韧带**:呈圆索状,由平滑肌和结缔组织构成。起自子宫与输卵管连接处下方,随子宫阔韧带行至盆腔侧壁,经腹股沟管止于大阴唇皮下。该韧带可维持子宫呈前倾位。

(3) **子宫主韧带**:由平滑肌和结缔组织构成。位于子宫阔韧带下部,连于子宫颈两侧与盆腔侧壁之间。该韧带可固定子宫颈,防止子宫下垂。

(4) **骶子宫韧带**:由平滑肌和结缔组织构成。起于子宫颈后面,向后绕过直肠两侧,止于骶骨前面。该韧带可维持子宫呈前屈位。

链接

子　宫

前方膀胱后直肠,子宫位于正中央;
倒置梨形盆中央,前倾前屈是正常;
上下三部底体颈,梭形颈管三角腔;
上通卵管下阴道,卵管卵巢列两旁。

考点:子宫的位置、形态和固定装置

3. 子宫壁的微细结构 子宫壁由内向外可分为内膜、肌层和外膜(图 8-18 和图 8-19)。

(1) 内膜:即子宫黏膜,由单层柱状上皮和固有层构成。固有层较厚,内有管状的**子宫腺**、**螺旋动脉**及大量分化程度低而增殖能力较强的**基质细胞**。青春期后,子宫内膜可分为浅、深两层。浅层为功能层,在卵巢分泌的雌、孕激素的作用下,发生周期性剥脱与出血,形成月经;深层为基底层,不发生周期性脱落,具有增殖修复功能层。

(2) 肌层:很厚,由许多交织平滑肌束和结缔组织构成。

(3) 外膜:在子宫体和子宫底部为浆膜,其余部分为纤维膜。

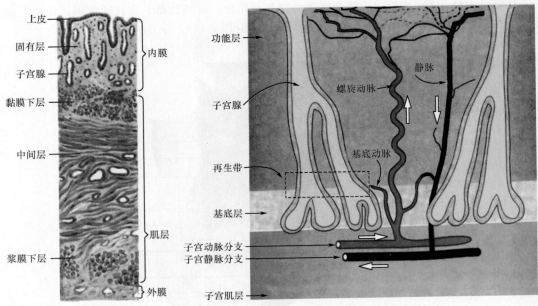

图 8-18 子宫壁的微细结构

图 8-19 子宫腺与血管模式图

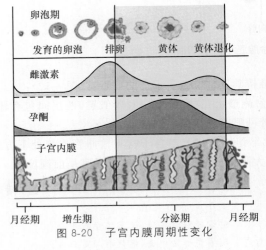

图 8-20 子宫内膜周期性变化

4. 子宫内膜的周期性变化 自青春期开始,在卵巢分泌的激素的作用下,子宫内膜功能层发生周期性的变化,约 28 天完成 1 次剥脱、出血、修复增生等过程,这种周期性变化,称为**月经周期**。每一月经周期中,子宫内膜的结构变化一般分为增生期、分泌期和月经期(图 8-20)。

(1) 增生期:为月经周期的第 5~14 天。此时卵巢内的部分卵泡正处于生长发育阶段,分泌雌激素逐渐增多,故又称为卵泡期。在雌激素的作用下,子宫内膜由基底层增生,修补缺损,并继续增厚,子宫腺及螺旋动脉亦增长且弯曲。

(2) 分泌期:为月经周期的第 15~28 天。此时卵巢已排卵,黄体逐渐形成并分泌雌激素和孕激素,因此又称为黄体期。在雌激素和孕激素的共同作用下,子宫内膜在增生期的基础上进一步增厚,子宫腺更长且弯曲,分泌含糖物质,螺旋动脉高度弯曲,整个内膜功能层呈生理性水肿状态。子宫内膜的这种变化有利于胚泡的植入和发育。

(3)月经期: 为月经周期的第1～4天。由于排出的卵未受精,卵巢内黄体退化,雌激素和孕激素的分泌量迅速减少,导致子宫内膜进入月经期。先是内膜的螺旋动脉持续收缩,导致功能层缺血、缺氧,组织变性坏死;而后螺旋动脉又突然充血扩张以致破裂,血液与坏死脱落的内膜组织一起经阴道排出体外,形成月经。月经期末,卵巢内新的卵泡又开始生长发育,分泌的雌激素渐增多,内膜重新修复增生,进入下一个月经周期。

(四)阴道

阴道为连接子宫和外生殖器的肌性管道,是女性的性交器官,也是排出月经和娩出胎儿的管道(图8-17)。

1. **阴道的位置和形态** 阴道的下部较窄,下端以阴道口开口于阴道前庭。阴道的上端较宽阔,包绕子宫颈阴道部,在子宫颈周围形成环状的阴道穹。阴道穹可分为前部、后部和侧部,以后部为最深。后部与直肠子宫陷凹仅隔以阴道后壁和腹膜,当该陷凹有积液时,可经阴道穹后部进行穿刺或引流,以助诊断或治疗。

2. **阴道黏膜的结构特点** 阴道由黏膜、肌层和外膜构成。黏膜由上皮和固有层构成,黏膜突起形成许多环行皱襞。上皮为非角化的复层扁平上皮,受卵巢激素的影响而发生周期性更新和脱落。阴道黏膜的上皮在雌激素的作用下产生大量糖原,这些糖原在阴道内乳酸杆菌的作用下被分解为乳酸,以维持阴道的酸性环境,抑制其他微生物的生长。

临床上可通过对阴道的涂片观察,了解卵巢的内分泌功能。此外,阴道脱落细胞检查,也是诊断子宫颈和阴道肿瘤的一种方法。

(五)前庭大腺

前庭大腺,形如豌豆,位于前庭球后端的深面,其导管向内侧开口于阴道口两侧的阴道前庭内。该腺相当于男性的尿道球腺,分泌物有润滑阴道口的作用。如因炎症导致导管阻塞,可形成前庭大腺囊肿(图8-21)。

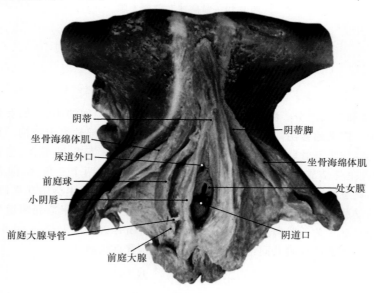

图 8-21 女性外生殖器

二、女性外生殖器

女性外生殖器又称**女阴**,包括**阴阜**、**大阴唇**、**小阴唇**、**阴道前庭**、**阴蒂**和**前庭球**(图 8-22)。

阴阜为耻骨联合前方的皮肤隆起,皮下富有脂肪,性成熟期以后生有阴毛;大阴唇为一对纵行的皮肤皱襞,含色素。大阴唇的前端和后端左、右互相连合,分别称为唇前连合和唇后连合;小阴唇为位于大阴唇内侧的 1 对较薄的皮肤皱襞。光滑无阴毛。两侧阴唇在前、后端分别汇合,前端汇合形成阴蒂包皮,后端汇合形成阴唇系条带;阴道前庭是位于两侧小阴唇之间的裂隙,阴道前庭的前部有尿道外口,后部有阴道口,阴道口两侧各有一个前庭大腺导管的开口;阴蒂由两个阴蒂海绵体组成,相当于男性的阴茎海绵体,可分为阴蒂脚、阴蒂体和阴蒂头 3 部分。阴蒂头富有感觉神经末梢;前庭球相当于男性的尿道海绵体,呈蹄铁形,分为较细小的中间部和较大的外侧部。中间部位于尿道外口与阴蒂体之间的皮下,外侧部位于大阴唇的皮下(图 8-22)。

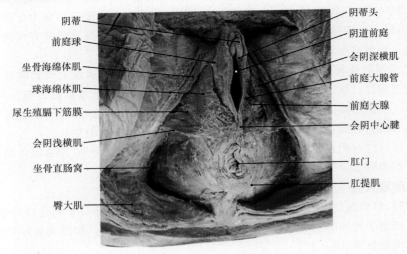

图 8-22　前庭球和前庭大腺

第三节　乳房和会阴

一、会　　阴

会阴有狭义和广义之分。**狭义的会阴**专指外生殖器与肛门间的小区,妇女分娩时易于撕裂,应注意保护。**广义的会阴**则指盆膈以下封闭骨盆下口的全部软组织结构。其境界呈菱形与骨盆下口一致;前为耻骨联合下缘,后为尾骨尖,两侧为耻骨下支、坐骨支、坐骨结节和骶结节韧带。在两侧坐骨结节之间作一横线,可将会阴分为前、后两个三角区,前方为**尿生殖区**(尿生殖三角),此三角内的肌肉有会阴浅、深横肌及尿道括约肌。由会阴深横肌、尿道括约肌及其上、下面的筋膜共同构成尿生殖膈。男性有尿道通过,女性有尿道和阴道通过。后方为**肛区**(肛门三角),此三角的肌肉为肛提肌,呈漏斗形,封闭骨盆下口大部分,并承托盆腔脏器。由肛提肌及其上、下面的筋膜共同组成的结构称盆膈。有直肠通过。

二、乳　　房

女性乳房于青春期后开始发育生长,妊娠末期和哺乳期有分泌活动。男性乳房不发育。

（一）乳房位置和形态

乳房位于胸前区的胸大肌表面,第3～6肋之间的浅筋膜内。成年女子未经哺乳的乳房多呈半球形,紧张而富有弹性。乳房的中央有乳头,其顶端有许多输乳管的开口;乳头周围有色素沉着的环形区域,称为**乳晕**。乳头和乳晕的皮肤较嫩薄,易受损伤,哺乳期应注意保护(图8-23)。

（二）乳房的构造

乳房由皮肤、乳腺和脂肪组织等构成。乳腺被脂肪组织分隔成15～20个乳腺叶,每个乳腺叶有1条输乳管开口于乳头。乳腺叶和输乳管均以乳头为中心呈放射状排列。故乳房手术时应尽量做放射状切口,以减少对输乳管及乳腺组织的损伤。乳房皮肤与乳腺深部的胸筋膜之间有许多结缔组织小束,称为**乳房悬韧带**(Cooper 韧带),这些韧带有支持乳腺的作用。乳腺癌侵犯到这些韧带时,可使其缩短,牵拉皮肤,使皮肤产生许多小凹陷,呈"橘皮样"改变,是乳腺癌的一种早期体征(图8-24)。

考点: 会阴和乳房悬韧带的概念

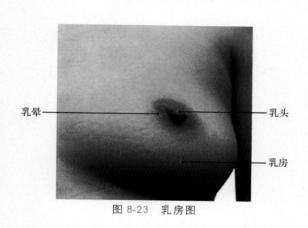

图 8-23　乳房图

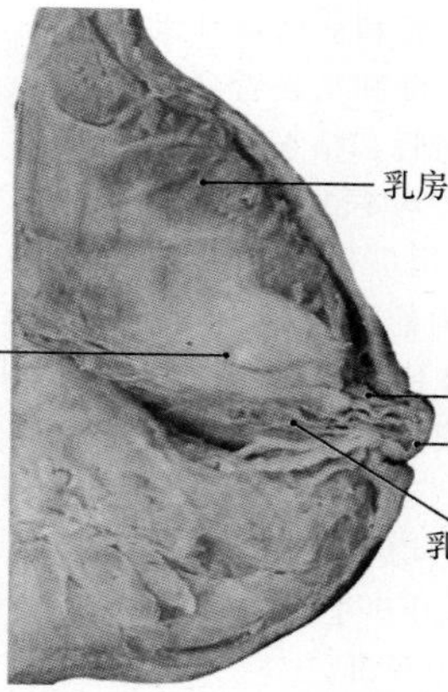

乳晕　乳头　乳房

图 8-24　女性乳房矢状切面

乳房脂肪体　乳腺小叶　输乳管窦　乳头　乳腺管

小结

　　男性内生殖器由睾丸、附睾、输精管、射精管、男性尿道以及精囊、前列腺、尿道球腺等构成;外生殖器包括阴囊和阴茎。其中睾丸是男性生殖腺,它能产生精子并分泌雄性激素。附睾储存精子并发育成熟,然后经输精管、射精管及男性尿道排出体外。精囊、前列腺及尿道球腺的分泌物参与精液的组成。男性尿道既有排尿作用,也有排精作用,它有3处狭窄和2个弯曲。

　　女性内生殖器由卵巢、输卵管、子宫、阴道及前庭大腺等构成;外生殖器即女阴。卵巢是女性的生殖腺,能产生卵子并分泌女性激素。输卵管峡是结扎部位,输卵管壶腹管是受精部位,输卵管漏斗周缘的输卵管伞是识别输卵管的标志。子宫是产生月经、孕育胎儿的肌性器官,位于盆腔中央,膀胱与直肠之间,呈前倾前屈位,其形态为前后略扁的倒置梨形,可分为底、体、颈3部分。子宫阔韧带限制子宫向两侧移动;子宫圆韧带维持子宫呈前倾位;子宫主韧带防止子宫下垂;骶子宫韧带维持子宫呈前屈位。子宫内膜的周期性变化可分为增生期、分泌期和月经期。阴道是排出月经、娩出胎儿的管道。

自测题

一、名词解释

1. 精索　2. 阴道穹　3. 肛区　4. 会阴

二、填空题

1. 射精管是由_____和_____汇合而成。

2. 男性尿道由_____、_____和_____3部分构成。

3. 男性尿道的3个狭窄分别位于_____、_____和_____。

4. 子宫内膜在月经周期中的结构变化可分为
_____、_____、_____。

三、选择题

A 型题

1. 男性内生殖器不包括(　　)
A. 附睾　　　B. 阴囊　　　C. 精囊
D. 射精管　　E. 睾丸

2. 输精管结扎常选的部位是(　　)
A. 睾丸部　　B. 精索部　　C. 盆部
D. 腹股沟部　E. 附睾部

3. 射精管由(　　)
A. 输精管和尿道球腺排泄管合成
B. 输精管和前列腺排泄管合成
C. 前列腺和精囊管合成
D. 输精管和精囊排泄管合成
E. 以上均不正确

4. 男性尿道(　　)
A. 分为前列腺部、尿道膜部和海绵体部
B. 耻骨下弯凹面向下,耻骨前弯凹面向上
C. 尿道前列腺部管腔最粗且长
D. 后尿道包括前列腺部和尿道球部
E. 以上均不正确

5. 射精管开口于(　　)
A. 尿道膜部　　　B. 尿道球部
C. 尿道海绵体部　D. 尿道前列腺部
E. 尿道外口

6. 精囊(　　)
A. 位于前列腺下方
B. 可储存精子
C. 开口于膀胱
D. 可分泌弱碱性黏液,组成精液的一部分
E. 分泌物营养精子

7. 有关前列腺的描述,错误的是(　　)
A. 成对的实质性器官
B. 位于膀胱与尿生殖膈之间
C. 上端宽大、下端尖细
D. 体的后面正中有前列腺沟
E. 有男性尿道穿行

8. 男性尿道最窄的一段在(　　)
A. 尿道外口　　　B. 尿道内口
C. 尿道膜部　　　D. 尿道海绵体部
E. 尿道前列腺部

9. 男性尿道最宽的部位(　　)

A. 尿道膜部　　　B. 尿道海绵体部
C. 尿道头　　　　D. 尿道前列腺部
E. 尿道根

10. 前列腺的形态(　　)
A. 栗子　　B. 蝌蚪　　C. 圆形
D. 蚕豆　　E. 肾形

11. 卵巢是(　　)
A. 腹膜间位器官
B. 后缘有血管出入
C. 卵巢动脉来自髂内动脉
D. 紧贴小骨盆侧壁
E. 血管淋巴管神经卵巢门出入

12. 维持子宫前屈的主要韧带有(　　)
A. 子宫阔韧带　　B. 子宫圆韧带
C. 子宫主韧带　　D. 骶子宫韧带
E. 子宫悬韧带

13. 输卵管结扎通常在(　　)
A. 子宫部　　B. 峡部　　C. 漏斗部
D. 壶腹部　　E. 伞部

14. 受精的场所在(　　)
A. 输卵管伞部　　B. 输卵管峡部
C. 输卵管壶腹部　D. 子宫腔
E. 子宫颈管

15. 有关子宫的描述,正确的是(　　)
A. 为腹膜外位器官
B. 位于膀胱和直肠之间
C. 其长轴呈垂直位
D. 子宫底连有骶子宫韧带

16. 维持子宫前倾的主要韧带是(　　)
A. 子宫阔韧带　　B. 子宫圆韧带
C. 子宫主韧带　　D. 骶子宫韧带
E. 卵巢子宫韧带

17. 产科剖腹取胎常切开(　　)
A. 子宫底　　B. 子宫体　　C. 子宫颈
D. 子宫峡部　E. 子宫口

18. 女性外生殖器即(　　)
A. 会阴　　B. 外阴　　C. 前庭
D. 女阴　　E. 阴阜

四、简答题

1. 男、女性内生殖器各包括哪些器官?
2. 简述输卵管的分部、受精和结扎部位。
3. 试述男性尿道的分部、结构特点及功能。
4. 试述子宫的位置及固定装置。

(于　纪)

第九章

脉 管 系 统

脉管系统，顾名思义，是人体内行使运输功能的连续封闭管道系统。这套管道中流动的液体肩负着运送营养物质、代谢废物等重要任务。心脏是这套管道的中央动力中心。动脉、静脉、毛细血管和淋巴管协调工作，共同担负着疏导管道内液体流动的重任。从现在起，让我们一起揭开这套管道的神秘面纱。

第一节　概　　述

患者，王某，女，45 岁。心前区压榨性疼痛半小时来院就诊。患者于发病前 1 小时进行重体力劳动，突感心前区疼痛，休息半小时未见缓解，疼痛向左肩部放射。查：患者体温 36.5℃，呼吸 17 次/分，脉搏 126 次/分，血压 75/58mmHg。面色苍白，皮肤湿冷。心电图示：Ⅱ、Ⅲ，AVF 导联 S-T 段明显抬高，T 波倒置。诊断：冠心病心绞痛急性发作，急性下壁心肌梗死，心源性休克。

问题：1. 心脏是什么器官？

2. 为何心脏出现问题会出现全身症状？

脉管系统是人体内连续的管道系统，它包括心血管系统和淋巴系统两部分。**心血管系统**由心、动脉、毛细血管和静脉组成，其内有血液流动；**淋巴系统**由淋巴管道、淋巴器官和淋巴组织组成，其内有淋巴液流动。淋巴液沿淋巴管道向心流动，并最终汇入静脉。

脉管系统的主要功能是物质运输，即将由消化系统吸收的营养物质和呼吸系统吸收的氧气运送到全身的器官、组织和细胞，同时将组织和细胞代谢产生的二氧化碳、尿酸、尿素等产物运送到肺、肾和皮肤，排出体外，以保证新陈代谢。内分泌系统产生的激素以及生物活性物质也由脉管系统输送至相应的靶器官或靶细胞，以实现机体的体液调节。此外，脉管系统在维持机体内环境相对稳定和参与机体防御等方面均有重要作用。

心血管系统由心、动脉、静脉和毛细血管组成。**心**是血管系统的动力器官，分为 4 个腔。即左心房、右心房，左心室、右心室。**动脉**是引导血液离心的管道，管壁厚，管腔小，弹性好，逐渐分支。**静脉**是引导血液回心的管道，弹性差，管壁薄，管腔大，逐渐汇合。**毛细血管**是连于动脉与静脉之间管径极细、管壁极薄的网状血管，数量多，管壁薄，血流缓慢，是血液与组织细胞进行物质交换的场所。

心通过有节律的收缩和舒张，推动血液沿心血管系统周而复始的循环流动，称为**血液循环**。根据血液循环的途径不同，可分为**体循环**和**肺循环**（图 9-1，表 9-1）。两个循环同时进行，彼此相通。

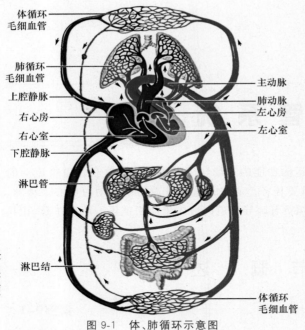

体循环毛细血管
肺循环毛细血管
上腔静脉
右心房
右心室
下腔静脉
淋巴管
淋巴结
主动脉
肺动脉
左心房
左心室
体循环毛细血管

考点：心血管系统的组成，体、肺循环途径

图 9-1 体、肺循环示意图

体循环(大循环) 当心室收缩时,血液由左心室射入主动脉,经主动脉及其各级动脉分支流向毛细血管,在此与周围的组织、细胞进行物质交换,再经各级静脉回流,最后经上、下腔静脉及冠状窦返回右心房。体循环的特点是流程长,血液由动脉血转变为静脉血。

肺循环(小循环) 血液由右心室射出,经肺动脉干及其分支到达肺泡毛细血管,进行气体交换,再经肺静脉返回左心房。肺循环的特点是流程短,血液由静脉血转变为动脉血。

人体的血管除经动脉→毛细血管→静脉相通连外,动脉与动脉之间、静脉与静脉之间甚至动脉与静脉之间,还可借血管支(吻合支或交通支)彼此连接,形成血管吻合。

表 9-1 血液循环途径

体循环	主动脉→	全身动脉各级分支→	全身毛细血管→	全身各级静脉	上、下腔静脉
	↑		养料、氧↓ ↑二氧化碳、代谢产物		↓
	左心室		组织		右心房
	↑				↓
肺循环	左心房		肺泡		右心室
	↑		氧↑ ↓二氧化碳		↓
	肺静脉	←肺内各级静脉	←肺泡毛细血管	←肺动脉及其分支	←肺动脉干

第二节 心

案例9-2

患者,男,50岁,间隙性头痛、头晕8年余,加重2个月,来院就诊。查:身高172cm,体重85kg,血压180/140mmHg。心脏超声检查示:左心室肥大。临床诊断:高血压、左心室肥厚。

问题:1. 心脏位于人体何处?
2. 左心室与动脉及其他心腔有何关系?

一、心的位置和外形

(一) 心的位置及毗邻

心位于胸腔的中纵隔内,约2/3位于正中线的左侧,1/3位于正中线的右侧,周围裹以心包,是一个中空的肌性器官。心的大小约与本人握拳相当。中国人成年男性正常心脏重量(284±50)g、女性(258±49)g,但心重可因年龄、身高、体重和体力活动等因素不同而有差异。

心脏上方连有出入心的大血管;下方与膈的中心腱邻贴;两侧与纵隔胸膜相依;前面平对第2~6肋软骨,大部分被肺和胸膜遮盖,只有小部分与胸骨体下部及左侧第4~6肋软骨相邻贴;心后方平对第5~8胸椎,与食道及胸主动脉相邻(图9-2)。

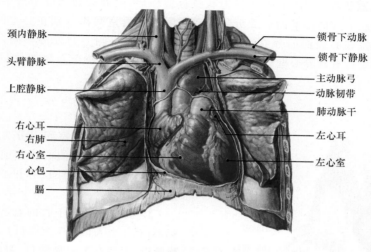

图 9-2 心的位置

颈内静脉
头臂静脉
上腔静脉
右心耳
右肺
右心室
心包
膈

锁骨下动脉
锁骨下静脉
主动脉弓
动脉韧带
肺动脉干
左心耳
左心室

（二）心的外形

心似前后略扁的、倒置圆锥形,可分为一尖、一底、两面、三沟和四沟(图9-3 和图9-4)。

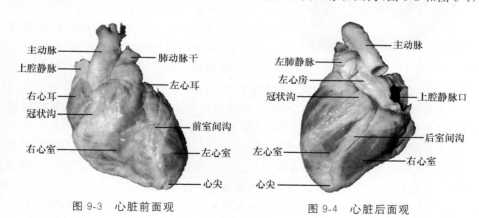

主动脉
上腔静脉
右心耳
冠状沟
右心室

肺动脉干
左心耳
前室间沟
左心室
心尖

图 9-3 心脏前面观

左肺静脉
左心房
冠状沟
左心室
心尖

主动脉
上腔静脉口
后室间沟
右心室

图 9-4 心脏后面观

1. 心尖 钝圆,朝向左前下方,由左心室构成,与左胸前壁接近,位于左锁骨中线与第5肋间隙交点内1~2cm 处,此处可扪及其搏动,故称为**心尖冲动点**。

2. 心底 朝向右后上方,主要由左心房和小部分的右心房构成。上、下方分别有上、下腔静脉注入右心房;左、右肺静脉则分别从两侧注入左心房。

3. 两面 心的前面朝向前上方,与胸骨及肋软骨临近,称为**胸肋面**。大部分由右心房和右心室构成,小部分由左心耳和左心室构成。该面大部分隔心包被胸膜和肺遮盖;小部分隔心包与胸骨体下部和左侧第4~6肋软骨邻近,故在左侧第4肋间隙傍胸骨左侧缘处进行心内注射,一般不会伤及胸膜和肺。心的下面几乎呈水平位,与膈的中心腱相邻,称为**膈面**。大部分由左心室构成,小部分由右心室构成。

4. 三缘　心的**下缘**介于膈面与胸肋面之间,接近水平位,由右心室和心尖构成。**左缘**绝大部分由左心室构成,仅上方一小部分由左心耳参与。**右缘**由右心房构成。

考点:心的形态特点及表面分界

5. 四沟　**冠状沟**(房室沟)几乎呈冠状位近似环形,前方被肺动脉干所中断,该沟是右上方的心房和左下方的心室的表面分界。**前室间沟**和**后室间沟**分别在心室的胸肋面和膈面,是左、右心室在心表面的分界。前、后室间沟在心尖右侧会合处的凹陷,称**心尖切迹**。这3条沟内都走行有营养心壁的血管并被脂肪充填。**房间沟**位于心底部,是左右心房表面分界。

二、心腔的结构

心借房间隔和室间隔分为左心和右心,每侧心又分后上部的心房和前下部的心室,故心有4个腔,同侧心房和心室借房室口相通。

1. 右心房　位于心的右后上部,壁薄而腔大,有3个入口和1个出口。其上壁有**上腔静脉口**,下壁有**下腔静脉口**,**冠状窦口**位于下腔静脉口与右房室口之间。出口为**右房室口**,位于右心房的前下部,右心房的血液由此流入右心室。右心房向左前方呈锥体形的囊状突起,称**右心耳**。右心房后部内侧壁的房间隔下部有一卵圆形的浅窝,称**卵圆窝**,为胎儿时期卵圆孔闭锁后的遗迹。此处为房间隔缺损好发部位(图9-5)。

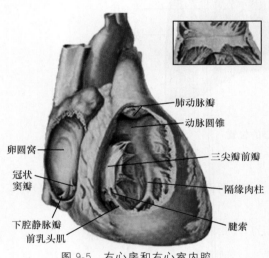

图9-5　右心房和右心室内腔

图中标注:肺动脉瓣、动脉圆锥、卵圆窝、三尖瓣前瓣、冠状窦瓣、隔缘肉柱、下腔静脉瓣、前乳头肌、腱索

2. 右心室　位于右心房的左前下方,有1个入口和1个出口。入口为右房室口,其周缘有3片三角形瓣膜,称**右房室瓣**(三尖瓣)。瓣膜的游离缘和右心室内的**乳头肌**借**腱索**相连。腱索由结缔组织构成,乳头肌是心室壁的心肌突向心室腔的乳头状隆起。当右心室收缩时,由于三尖瓣环缩小以及血流推动,使三尖瓣相互对合,右房室口关闭,因乳头肌收缩和腱索牵拉,使瓣膜不致翻向心房,从而防止血液由右心室倒流回右心房。右心室的出口为**肺动脉口**,周缘有3个彼此相连的半月形袋口向上的**肺动脉瓣**。右心室收缩时,血液冲开肺动脉瓣进入肺动脉干;当心室舒张时,肺动脉瓣被倒流的血液充满,使3个瓣膜相互靠拢,肺动脉口关闭,阻止血液反流入右心室(图9-5)。

3. 左心房　位于右心房的左后方,构成心底的大部,是4个心腔中最靠后的一个,有4个入口和1个出口。入口为**肺静脉口**,位于左心房后壁两侧,左、右各1对。出口为**左房室口**,通向左心室。左心房向左前部呈锥体形的囊状突起称为**左心耳**,覆盖于肺动脉干根部左侧及左冠状沟前部(图9-6)。

4. 左心室　位于右心室的左后方,构成心的左缘和心尖,有1个入口和1个出口。入口为**左房室口**,该口周缘有2片三角形的瓣膜,称**左房室瓣**(二尖瓣),瓣膜的游离缘和左心室内的乳头肌借腱索相连。出口为**主动脉口**,其周围的纤维环上附有 3 个彼此相连的半月形袋口向上的**主动脉瓣**(图 9-6)。

心脏瓣膜总结见表 9-2。

三、心壁的微细结构

心壁由内向外依次由心内膜、心肌层和心外膜构成。它们分别与血管的 3 层膜相对应。心肌层是构成心壁的主要部分。

1. 心内膜　是由内皮及其深面的结缔组织构成的表面光滑的薄膜,与血管内膜相延续。心的瓣膜就是由心内膜折叠而成的。

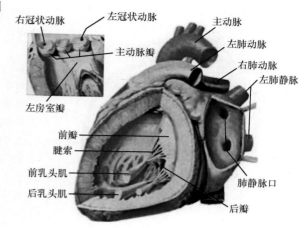

图 9-6　左心房和左心室内腔

表 9-2　心瓣膜的位置及作用

瓣　膜	位　置	作　用
二尖瓣	左房室口	防止血液由左心室返回左心房
三尖瓣	右房室口	防止血液由右心室返回右心房
主动脉瓣	主动脉口	防止血液由主动脉返回左心室
肺动脉瓣	肺动脉口	防止血液由肺动脉返回右心室

考点:各心腔的主要结构及血流方向

2. 心肌层　是构成心壁的主体,由心肌纤维构成,为心壁 3 层结构中最厚的一层。心室肌较心房肌厚,左心室肌最厚。在房室口和动脉口处都有由致密结缔组织构成的纤维环,心房肌和心室肌分别附着于互不相连的纤维环上。因此兴奋不能由心房肌直接传给心室肌,即房、室不能同时收缩。心瓣膜也附着于纤维环,所以纤维环又称为心的"骨骼",对心起支架的作用。

左右心室的分隔结构为室间隔,室间隔的大部分由心肌构成,称肌部;在室间隔近心房处,有一缺乏心肌的卵圆形区域,称**膜部**,为室间隔缺损的好发部位。

3. 心外膜　为心壁外面的一层浆膜,即浆膜性心包的脏层。深面有少量结缔组织,内含有血管、淋巴管和神经等。

四、心的传导系统

心肌细胞按形态和功能可分为普通心肌细胞和特殊心肌细胞。普通心肌细胞构成房室壁的主要部分,主要功能是收缩;特殊心肌细胞构成**心的传导系**,有自律性和传导性,其主要功能是产生和传导冲动,维持心正常的节律性活动,包括窦房结,结间束,房室结,房室束,左、右束支和浦肯野纤维网(图 9-7)。

考点:心传导系统的组成

1. 窦房结　位于上腔静脉与右心房交界处前方的心外膜深面,呈长椭圆形。窦房结内主要有起搏细胞,为心的正常起搏点。它发出分支至心房肌和房室结。窦房结动脉穿过其中央。

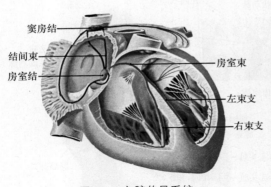

窦房结
结间束
房室结
房室束
左束支
右束支

图9-7　心脏传导系统

　　2. 房室结　呈扁椭圆形，位于冠状窦口前上方的心内膜深面。它主要将窦房结的兴奋传向心室，是冲动从心房传向心室的必经之路。其本身也有产生兴奋的作用，为最重要的次级起搏点。由于其频率较窦房结低，所以正常情况下不起作用。

　　3. 房室束及左、右束支　房室束又称 His 束，起自房室结，沿室间隔至肌部上缘分为左束支和右束支，分别沿室间隔两侧的心内膜深面下行，最后形成**浦肯野（Purkinje）纤维网**与心室肌纤维接触，将冲动传递给心室肌。

五、心 的 血 管

　　心的血液供应来自左、右冠状动脉；回流的静脉血，绝大部分经冠状窦汇入右心房。心本身的循环称为冠状循环。尽管心仅占体重约 0.5%，但总的冠脉血流量占心排血量的 4%～5%。因此，冠状循环具有十分重要的地位。

（一）动脉

　　营养心壁的动脉为左、右冠状动脉，均起自升主动脉根部。

　　1. 右冠状动脉　经右心耳与肺动脉根部间入冠状沟右行，至房室交点附近形成倒"U"形弯曲分为后室间支和右旋支。右冠状动脉主要分布于右心房、右心室前壁大部分、右心室侧壁和后壁的全部，左心室后壁的一部分和室间隔后 1/3，包括左束支的后半以及窦房结（约 60%）和房室结（约 93%）。

　　2. 左冠状动脉　起于主动脉的左冠状动脉窦，主干很短，至冠状沟分为前室间支和旋支。前室间支，沿前室间沟下行与右冠状动脉的后室间支吻合。主要分布于左心室前壁、右心室前壁的小部分和室间隔前上部；旋支，沿冠状沟向左行至膈面。主要分布于左心房、左心室的侧壁和后壁以及窦房结（约 40%）等处。

（二）静脉

　　心的静脉多与动脉伴行，最后于冠状沟后部汇合成**冠状窦**，经冠状窦口汇入右心房。主要属支有心大静脉、心中静脉和心小静脉。

六、心 包

　　心包是包裹心及出入心的大血管根部的圆锥形纤维浆膜囊。可分为外层的纤维心包和内层的浆膜心包。纤维心包由坚韧的纤维性结缔组织构成，其上方与出入心的大血管外膜延续,下方附着于膈的中心腱。浆膜心包位于心包囊的内层,分脏、壁两层。脏层即心外膜壁层,紧贴纤维心包的内面。脏层和壁层在大血管根部相互移行,围成**心包腔**,内含少量浆液起润滑作用,可减少心搏动时的摩擦。心包具有保护作用,可防止心过度扩大。由于纤维心包伸缩性很小,当心包腔大量积液时,可限制心的舒张,影响血液的回流(图9-8)。

心包穿刺

　　心包穿刺是借助穿刺针直接刺入心包腔的诊疗技术。其目的是:引流心包腔内积液,降低心包腔内压,是急性心脏压塞的急救措施。通过穿刺抽取心包积液,作生化测定,涂片寻找细菌和病理细胞,作结核杆菌或其他细菌培养,以鉴别诊断各种性质的心包疾病。通过心包穿刺,注射抗生素等药物进行治疗。

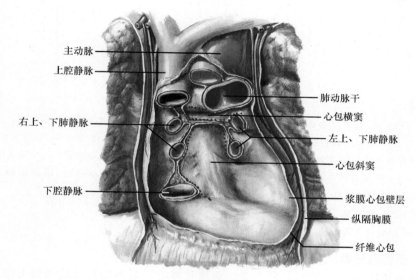

图9-8　心包

七、心的体表投影

　　心外形在胸前壁体表投影的个体差异较大,也可因体位而有变化,一般可用下列4个点的连线来反映。①左上点:位于左侧第2肋软骨下缘,距胸骨左缘约1.2cm处。②右上点:位于右侧第3肋软骨上缘,距胸骨右缘约1cm处。③右下点:位于右侧第7胸肋关节处。④左下点:位于左侧第5肋间隙,距前正中线7～9cm处。用平滑弧线连接上述4点即为心在胸前壁的体表投影。

　　心各瓣膜的体表投影:①肺动脉瓣(肺动脉口),在左第3胸肋关节的稍上方,部分位于胸骨之后;②主动脉瓣(主动脉口),在胸骨左缘第3肋间隙,部分位于胸骨后;③二尖瓣(左房室口),在左第4胸肋关节处及胸骨左半的后方;④三尖瓣(右房室口),在胸骨正中线后方,平对第4肋间隙(图9-9)。

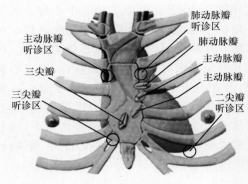

图 9-9　心的体表投影

考点：心的
体表投影

链接

心内注射

　　心内注射是针对一些心脏骤停的患者，在进行心脏按压的同时需要向心内注射一定药物促进心脏复跳的一种治疗方法。常选用在第 4 肋间胸骨左缘 1～2cm 处垂直刺入 4～5cm。抽得回血后将药液快速注入。

第三节　血　管

一、血管概述

案例9-3

　　患者，男，52 岁，因双下肢浅静脉迂曲扩张、长时站立后双小腿酸胀不适 10 余年入院。入院后查体：双下肢可见浅静脉迂曲扩张，扩张处触之柔软，触痛（—）。双下肢肌张力正常，腓肠肌握痛（—）。双下肢动脉搏动正常。双下肢深静脉通畅试验（—）、大隐静脉瓣膜功能试验（＋）、交通支静脉瓣膜功能试验（＋）。辅助检查：彩超示双下肢浅静脉迂曲扩张、双下肢深静脉通畅，深静脉瓣膜功能正常，双侧股隐静脉瓣及交通支静脉瓣重度关闭不全。诊断：大隐静脉曲张。

问题：1. 什么是大隐静脉，它在哪？
　　　2. 大隐静脉的主要属支有哪些？

（一）血管的分类

　　血管分为动脉、毛细血管和静脉 3 类。**动脉**是将心室射出的血液运送到毛细血管的血管，动脉在走行中不断分支并变细，最后移行为毛细血管；**毛细血管**介于微动脉和微静脉之间，是血液与组织液之间进行物质交换的部位；**静脉**是将血液带回心房的血管，静脉在向心行进中以小静脉逐级汇合变粗，最后汇集成上、下腔静脉注入心房。

　　动脉和静脉又可分为大、中、小 3 级。大动脉是指由心室发出的血管主干，其管径大，管壁厚，如主动脉和肺动脉；管径小于 1.0mm 的动脉称小动脉，其中接近毛细血管的部分称微动脉；介于大、小动脉之间的动脉均为中动脉，如肱动脉和桡动脉等。大静脉是指注入心房的静脉主干，如上、下腔静脉及肺静脉，其管径大于 10.0mm；管径小于 2.0mm 的称小静脉，其中与毛细血管相连的部分称微静脉；介于大、小静脉之间的静脉均属于中静脉，如大隐静脉和肘正中静脉等。

　　人体内的血管互相吻合现象十分普遍，毛细血管普遍吻合成毛细血管网，使血液流速变缓而利于物质交换；动脉之间有动脉弓、交通支和动脉网等吻合形式；静脉之间有静脉网、静脉丛等吻合形式；在小动脉与小静脉之间还有动静脉吻合等。血管吻合对缩短循环、增加局部血流量、调节体温及内环境稳定都起着重要作用。此外，有些较大的血管，在其主干的近段发出与主干平行的侧支与主干远端发出的返支或其他血管干的侧支形成吻合，称为侧支吻合。在正常情况下，侧支管径都较细小，当某一主干血流受阻时，侧支管径则逐渐增粗以代替主干输送血液。侧支吻合对保证器官在缺血情况下有效供血起到了至关重要的作用，故有重要的临床意义。

（二）血管壁的微细结构

除毛细血管外,动脉和静脉都由内膜、中膜和外膜3层构成。

1. 动脉 管壁的结构由外向内依次为外膜、中膜和内膜。

（1）**内膜**:为动脉壁结构中最薄的一层,由内皮及其外面的少量结缔组织构成。内膜游离面光滑,可减少血液流动的阻力。内膜邻接中膜处有由弹性纤维形成的内弹性膜。

（2）**中膜**:为动脉壁结构中最厚的一层,由平滑肌和弹性纤维构成。大动脉的中膜以弹性纤维为主,因其有较大的弹性而被称为弹性动脉。中动脉和小动脉的中膜以平滑肌为主,故都可称为肌性动脉。小动脉管壁平滑肌的舒缩不但可改变其口径影响器官、组织的血流量,还可改变血流的外周阻力,影响血压,所以又称其为阻力血管。

动 脉 瘤

动脉瘤是由于动脉管壁薄弱而发生的一种永久性肿胀疾病。动脉瘤可在任何部位形成,但发生动脉瘤最常见及最麻烦的地方是在脑动脉、主动脉,以及把心脏泵出的血液带往身体其他部分去的大动脉。以股动脉和腘动脉为好发部位。

（3）**外膜**:为管壁构造中较薄的一层,由结缔组织构成,含有小血管、淋巴管和神经。

2. 静脉 静脉与相应的动脉相比,其管腔大而不规则,管壁薄,平滑肌和弹性成分少,胶原纤维多。大静脉管壁内膜薄,中膜很不发达,为几层排列稀疏的环行平滑肌,有的无平滑肌,外膜则较厚,结缔组织内常有较多纵行平滑肌束。中静脉管壁薄,内弹性膜不明显。中膜环行平滑肌分布稀疏。外膜比中膜厚,无外弹性膜。在有些中静脉外膜中可见纵行平滑肌束。

3. 毛细血管 毛细血管是微动脉和微静脉之间的微细血管,其管壁薄,结构简单。毛细血管的管径为 $6\sim8\mu m$,管壁主要由一层内皮细胞和基膜组成。内皮细胞基膜外有少许结缔组织。在内皮细胞和基膜之间散在分布一种扁平而有突起的细胞,称周细胞。

考点:血管的分类和血管壁的特点

二、肺循环的血管

（一）肺循环的动脉

肺循环动脉的主干是**肺动脉干**。肺动脉干位于心包内,为一粗短的动脉干。肺动脉干起于右心室,在升主动脉前方向左后上方斜行,行至主动脉弓下方时分为左、右肺动脉。左肺动脉较短,横行向左至左肺门,分2支进入左肺上、下叶。右肺动脉较长,经主动脉和上腔静脉后方至右肺门分3支进入右肺上、中、下叶。肺动脉干分叉处稍左侧与主动脉弓之间连有一条结缔组织索,称**动脉韧带**,

动脉导管未闭

动脉导管未闭是小儿先天性心脏病常见类型之一,占先天性心脏病发病总数的15%,胎儿期动脉导管被动开放是血液循环的重要通道,出生后,大约15小时即发生功能性关闭,80%在生后3个月解剖性关闭。至1年,在解剖学上应完全关闭。若持续开放,并产生病理、生理改变,即称动脉导管未闭。

是胚胎时期的动脉导管在出生后闭锁形成的遗迹。动脉导管若在出生后6个月尚未闭锁,则称**动脉导管未闭**,是最常见的先天性心脏病之一。左、右肺动脉入肺后沿支气管经多次分支后形成肺泡毛细血管网。

（二）肺循环的静脉

肺循环的静脉即肺静脉。起始于肺内毛细血管,经逐级汇合,在两肺门处各形成两条肺静脉出肺。分别为左上、下肺静脉和右上、下肺静脉。左肺上、下静脉分别收集左肺上、下叶的血液,右肺上静脉收集右肺上、中叶的血液,右肺下静脉收集右肺下叶的血液。肺静脉出肺后向内穿过纤维心包,注入左心房后部。

三、体循环的动脉

器官外动脉的分布表现出一些基本规律:①大多数动脉的分布左、右对称。②动脉常与静脉、神经伴行。③分布于胸部、腹部和盆部的动脉分脏支和壁支,其中壁支仍保留着原始分节状态,如肋间后动脉、腰动脉。④动脉在行程中,多居于身体的屈侧、深部或安全隐蔽的部位,如由骨、肌和筋膜所形成的沟或管内,不易遭受损伤。⑤动脉分布的形式与器官的形态、功能相关。⑥动脉常以最短距离到达它所分布的器官,也有个别例外,如睾丸动脉,此种特殊情况可以从胚胎发生中得到解释。⑦动脉的管径有时不完全决定于它所供血器官的大小,而与该器官的功能有关,例如,肾动脉的管径就大于营养全部小肠和部分结肠的肠系膜上动脉,这与肾的泌尿功能有关。

考点:主动脉的分支和分布

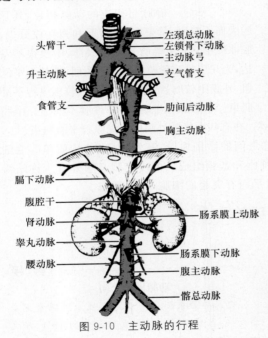

图 9-10 主动脉的行程

体循环动脉的主干称主动脉。**主动脉**由左心室发出,先行向右上,达右侧第 2 胸肋关节高度移行为主动脉弓,继而弯向左后方沿脊柱左前方下行,达第 4 胸椎体下缘处移行为胸主动脉,沿脊柱下降,在第 12 胸椎高度经膈的主动脉裂孔入腹腔,沿腰椎体前方下行至第 4 腰椎体下缘分为左、右髂总动脉。主动脉全长可分为升主动脉、主动脉弓和降主动脉 3 段(图 9-10)。

1. 升主动脉 是主动脉行向右上的部分,至右第 2 胸肋关节处移行主动脉弓。其起始处发出左、右冠状动脉。

2. 主动脉弓 是继升主动脉向左后成弓形弯曲走行的一段,位于胸骨柄后方,其凸侧发出 3 个分支,由右向左依次为**头臂干**、**左颈总动脉**和**左锁骨下动脉**。头臂干上升到右胸锁关节高度时发出**右颈总动脉**和**右锁骨下动脉**。主动脉弓壁外膜下有丰富的游离神经末梢称压力感受器,具有调节血压的作用。主动脉弓下方靠近动脉韧带下方有 2～3 个粟粒状的化学感受器,称**主动脉小球**,参与呼吸的调节。

3. 降主动脉 为主动脉的下行段,此段最长,以膈的主动脉裂孔为界分为**胸主动脉**和**腹主动脉**。胸主动脉和腹主动脉分支供应胸、腹壁和胸腹腔脏器。

(一) 头颈部的动脉

头颈部的动脉主干是左、右**颈总动脉**。左颈总动脉发自主动脉弓,右颈总动脉起于头臂干。两侧颈总动脉经胸锁关节后方沿气管及喉的外侧上行,至甲状软骨上缘高度处分为颈外动脉和颈内动脉。

颈总动脉末端和颈内动脉起始处略膨大,称**颈动脉窦**,窦壁外膜较厚,其中有丰富的游离神经末梢称压力感受器,能接受血压变化的刺激。颈内、外动脉分叉处后方的扁椭圆形小体,称**颈动脉小球**,为化学感受器,能感受血液中 CO_2 分压、O_2 分压和的变化。

颈 总 动 脉

颈总动脉上段位置表浅，在活体上可摸到其搏动。当头面部大出血时，可在胸锁乳突肌前缘，平喉的环状软骨高度，向后内将颈总动脉压向第6颈椎的颈动脉结节，进行急救止血。

1. 颈内动脉 由颈总动脉发出后，沿咽的外侧上升经颅底的颈动脉管入颅，分布于视器和脑等处。

2. 颈外动脉 由颈总动脉发出后，沿胸锁乳突肌的深面上行，进入腮腺实质内至下颌颈处分为颞浅动脉和上颌动脉两个终支。

其主要分支有：甲状腺上动脉、舌动脉、面动脉、颞浅动脉、上颌动脉、脑膜中动脉、枕动脉、耳后动脉和咽升动脉等（图9-11）。

（1）**甲状腺上动脉**：于颈外动脉起始部发出，行向前内下方，分布于喉和甲状腺上部。

（2）**面动脉**：在平下颌角处由颈外动脉发出，向前经下颌下腺深面，绕过下颌骨下缘与咬肌前缘相交处至面部，沿口角外侧、鼻翼外侧迂曲上行到内眦，移行为**内眦动脉**。该动脉沿途分支分布于下颌下腺、腭扁桃体和面部等处。

（3）**颞浅动脉**：经耳屏前方上行，越颧弓根上行至颞部皮下，分布于腮腺、颞部和颅顶部。

（4）**上颌动脉**：在腮腺内发出后，经下颌支的深面行向前内，分布于口腔、鼻腔、腭、咀嚼肌和硬脑膜等处。其中分布于硬脑膜的分支称**脑膜中动脉**，其经棘孔入颅腔，分前、后两支，紧贴颅骨内面走行，分布于颅骨和硬脑膜。前支行经翼点的深面，故翼点骨折可损伤该血管，造成硬脑膜外血肿。

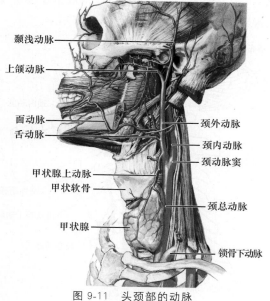

图 9-11 头颈部的动脉

颞浅动脉
上颌动脉
面动脉
舌动脉
甲状腺上动脉
甲状软骨
甲状腺
颈外动脉
颈内动脉
颈动脉窦
颈总动脉
锁骨下动脉

面 动 脉

面动脉在咬肌前缘绕下颌骨下缘处位置表浅，在活体可触及动脉搏动。当面部出血时，可在该处压迫止血。在活体耳屏前上方颧弓根部可摸到颞浅动脉搏动，可在此处进行压迫止血。

（二）锁骨下动脉

锁骨下动脉左侧起于主动脉弓，右侧起自头臂干。发出后经胸膜顶的前方到颈根部，继而行向外侧，至第1肋外缘续腋动脉。上肢出血时，可于锁骨中点上方的锁骨上窝处向后下将该动脉压向第1肋进行止血。其主要分支有：

1. 椎动脉 由锁骨下动脉上壁发出，向上经第6～1颈椎横突孔及枕骨大孔入颅腔，分布于脑和脊髓（图9-12）。

2. 胸廓内动脉 由锁骨下动脉向下发出，进入胸腔后沿肋软骨深面下行，穿过膈后进入腹直肌鞘内，移行为腹壁上动脉。胸廓内动脉主要分布于胸前壁、膈、心包、乳房和腹直肌等处。

3. 甲状颈干 为一短干，起自锁骨下动脉，走行于椎动脉外侧，发出后迅即分为甲状腺下动脉、肩胛上动脉等数支，分布于甲状腺下部、喉和食管等处。

（三）上肢的动脉

考点：上肢动脉的主干

1. 腋动脉　为上肢的动脉主干,由锁骨下动脉延续而来,在腋窝深部行向外下方,至臂部大圆肌下缘处移行为肱动脉。腋动脉分支主要有胸肩峰动脉、胸外侧动脉、肩胛下动脉、旋肱后动脉等,分布于肩部、胸前外侧壁及乳房等处。

2. 肱动脉　为腋动脉的直接延续,沿肱二头肌内侧缘下行,至肘窝深部平桡骨颈高度分为尺动脉和桡动脉。肱动脉沿途分支分布于臂部及肘关节。该动脉在肘窝内上方肱二头肌腱内侧可触及其搏动,此处是测量血压时听诊的部位。当前臂和手部出血时,可在臂中部将该动脉压向肱骨以暂时止血。肱动脉最主要分支是肱深动脉,伴桡神经绕桡神经沟下行,分支营养肱三头肌和肱骨等处(图9-13)。

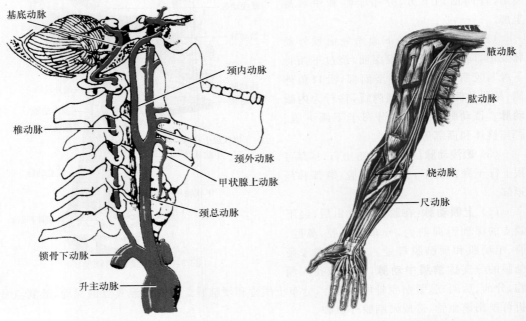

图 9-12　颈内动脉与椎动脉 　　　　　　　　　图 9-13　上肢的动脉

3. 尺动脉　由肱动脉分出后,在尺侧腕屈肌与指浅屈肌间下行,经豌豆骨桡侧至手掌,与桡动脉掌浅支吻合成掌浅弓。

4. 桡动脉　由肱动脉分出后,先经旋前圆肌与肱桡肌间穿行,继而在肱桡肌与桡侧腕屈肌腱间下行,绕桡骨茎突至手背,穿第1掌骨间隙到手掌,与尺动脉掌深支吻合构成掌深弓。桡动脉下段仅被皮肤和筋膜遮盖,是临床触摸脉搏的部位。

5. 掌浅弓和掌深弓　由尺、桡两动脉的终支和分支相互吻合而成。掌浅弓位于指屈肌腱的浅面,由尺动脉终支与桡动脉掌浅支吻合而成;掌深弓位于指屈肌腱深面,由桡动脉终支和尺动脉的掌深支吻合而成。两动脉弓发出分支分布于手掌和手指(图9-14)。

（四）胸部的动脉

胸主动脉是胸部的动脉主干,发出脏支和壁支(图9-15)。

1. 脏支　较细小,主要包括**支气管支**、**食管支**和**心包支**,分布于支气管、心包和食管等处。

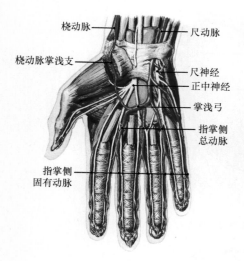

图 9-14　手的动脉

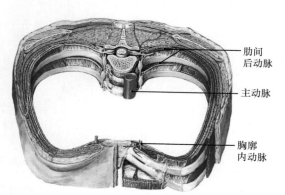

图 9-15　胸壁的动脉

2. 壁支　数量多且较粗大。有第 3～11 对**肋间后动脉**、1 对**肋下动脉**和**膈下动脉**。分布于胸壁、背部肌肉和皮肤、腹壁上部和脊髓等处。

（五）腹部的动脉

腹主动脉是腹部动脉血管的主干,分支分为壁支、脏支(图 9-16)。

1. 壁支　较细小,主要有 4 对**腰动脉**、**膈下动脉**、**骶正中动脉**等,分布于腹后壁、脊髓、盆腔后壁和腹前外侧壁等处。

2. 脏支　数量多且粗大,分成对脏支和不成对脏支两种。不成对的脏支有**腹腔干**、**肠系膜上动脉**和**肠系膜下动脉**;成对的脏支有**肾上腺中动脉**、**肾动脉**和**睾丸动脉**(男性)或**卵巢动脉**(女性)。

（1）**腹腔干**:(图 9-17 和图 9-18)为一粗短的动脉干,自主动脉裂孔稍下方起于腹主动脉前壁并立即分为胃左动脉、肝总动脉和脾动脉。①**胃左动脉**:向左上方行至胃贲门附近,沿胃小弯向右行于小网膜两层之间,沿途分支分布于

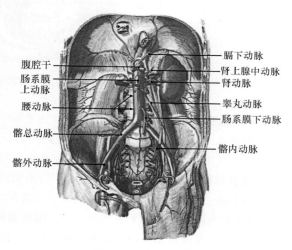

图 9-16　腹部的动脉

食管的腹段、贲门和胃小弯附近的胃壁。②**肝总动脉**:向右行至十二指肠上部的上缘进入肝十二指肠韧带,于十二指肠上部的上方分为**肝固有动脉**和**胃十二指肠动脉**。肝固有动脉分布于肝、胆囊和胃小弯的胃壁。在肝门附近分为左、右支,分别进入肝左、右叶。右支在入肝门之前发出一支胆囊动脉,分支分布于胆囊。胃十二指肠动脉经胃幽门下缘分为**胃网膜右动脉**和**胰十二指肠上动脉**。分布于胃大弯的胃壁、大网膜、十二指肠和胰头。③**脾动脉**:沿胰上缘蜿蜒左行至脾门,沿途发出**胃短动脉**、**胃网膜左动脉**,分布于胰、脾、胃大弯及胃底部的胃壁和大网膜。

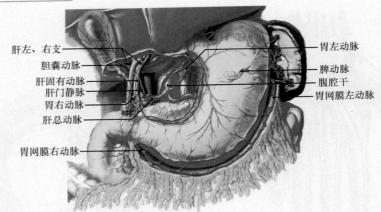

图 9-17　腹腔干及其分支(前方)

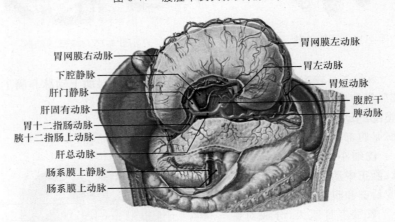

图 9-18　腹腔干及其分支(后方)

考点:肠系膜上、下动脉的分支和分布

(2) **肠系膜上动脉:**自腹腔干的稍下方约平第 1 腰椎高度起自腹主动脉前壁,向下经胰头与十二指肠水平部之间进入小肠系膜根,再弓状行向右下。其分支分布于结肠左曲以上的肠管。主要分支有:①**胰十二指肠下动脉:**行于胰头与十二指肠之间,分支营养胰和十二指肠。②**空肠动脉和回肠动脉:**13～18 支,行于小肠系膜内,反复分支并吻合形成多级动脉弓,分布于空肠和回肠。③**回结肠动脉:**为肠系膜上动脉发出的最下一条分支,分数支营养回肠末端、盲肠、阑尾和升结肠。分布于阑尾的分支称**阑尾动脉**,营养阑尾。④**右结肠动脉:**在回肠动脉上方发出,分支至升结肠。⑤**中结肠动脉:**在胰下缘附近起于肠系膜上动脉,分为左、右支,分支营养横结肠(图 9-19)。

(3) **肠系膜下动脉:**约于第 3 腰椎高度起自腹主动脉前壁,在腹膜壁后面沿腹后壁向左下走行,分支分布于结肠左曲以下的肠管。主要分支有:①**左结肠动脉:**横行向左,分支分布于降结肠。②**乙状结肠动脉:**2～3 支,斜向左下方进入乙状结肠系膜内,分支营养乙状结肠。③**直肠上动脉:**为肠系膜下动脉的直接延续,沿直肠两侧分布于直肠上部,在直肠表面和壁内与直肠下动脉的分支吻合(图 9-20)。

(4) **肾上腺中动脉:**约平第 1 腰椎高度由腹主动脉发出,分布到肾上腺。

(5) **肾动脉:**左右各一,约平第 1,2 腰椎椎间盘高度起于腹主动脉,横行向外,到肾门附近

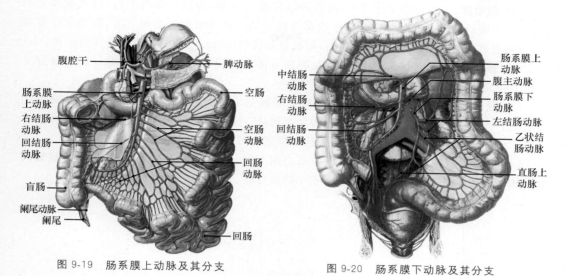

图 9-19 肠系膜上动脉及其分支 图 9-20 肠系膜下动脉及其分支

分为前、后两干,经肾门入肾,肾动脉进入肾门之前发出**肾上腺下动脉**至肾上腺,在腺内与肾上腺上、中动脉吻合。

(6)**睾丸动脉**:左右各一,细而长,在肾动脉起始处稍下方由腹主动脉前壁发出穿入腹股沟管,参与精索组成,分布至睾丸和附睾。在女性则为卵巢动脉,经卵巢悬韧带下行入盆腔,分布于卵巢和输卵管壶腹部。

(六)盆部和下肢的动脉

腹主动脉末端于第 4 腰椎体下缘高度处发出左、右髂总动脉,分别行向外下,至骶髂关节前方分为髂内动脉和髂外动脉。

1. **髂外动脉** 沿腰大肌内侧缘下行,经腹股沟韧带中点稍内侧的后方进入股前部,延续为股动脉。在腹股沟韧带的稍上方发出**腹壁下动脉**。腹壁下动脉行向内上进入腹直肌,并与腹壁上动脉吻合。

2. **盆部的动脉** 盆部动脉的主干是髂内动脉。该动脉较粗短,起自髂总动脉末端立即下降入盆腔,也分为脏支和壁支:

(1)脏支主要有:①**直肠下动脉**:分布于直肠的下段。②**子宫动脉**:走行于子宫阔韧带内,在子宫颈外侧 2cm 处越过输尿管的前方,沿子宫颈上行,分布于子宫、阴道和输卵管等处。在子宫切除术结扎子宫动脉时,应注意该动脉与输尿管的关系,以免损伤输尿管。③**阴部内动脉**:分布于外生殖器官和肛区,分布于肛区的分支称肛动脉。

(2)壁支主要有**臀下动脉、闭孔动脉、臀上动脉**等。

3. **下肢的动脉** 见图 9-21。

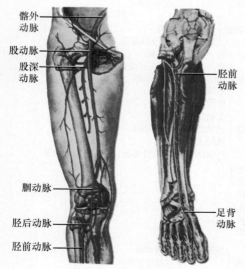

图 9-21 下肢的动脉

（1）**股动脉**：为下肢的动脉主干，由髂外动脉移行而来，在股三角内下行，经收肌管至腘窝，移行为腘动脉。股动脉分支分布于股部及髋关节。在腹股沟韧带稍下方，股动脉位置表浅，活体上可摸到其搏动，当下肢出血时，可在该处将股动脉压向耻骨下支进行压迫止血。

<u>考点：下肢动脉的主干</u> （2）**腘动脉**：沿腘窝深部正中下行，在腘窝下部分为胫前动脉和胫后动脉。腘动脉分支分布于膝关节及附近诸肌。

（3）**胫前动脉**：由腘动脉发出后，穿小腿骨间膜至小腿前面，后穿小腿骨间膜至小腿前群肌之间下行，经踝关节前方至足背，移行为足背动脉。胫前动脉分布于小腿肌前群；足背动脉分布于足背及足趾等处。在内、外踝前方连线中点处可触及足背动脉的搏动。

（4）**胫后动脉**：沿小腿肌后群浅、深屈肌之间下行，经内踝后方进入足底，移行为**足底内侧动脉**和**足底外侧动脉**。胫后动脉分布于小腿肌后群、外侧群和足底。

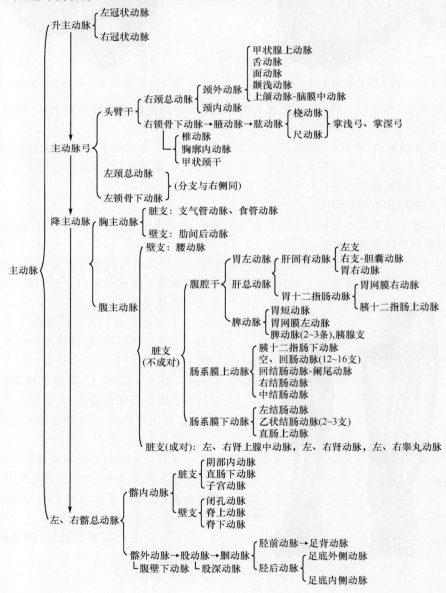

160

四、体循环的静脉

体循环静脉在结构和配布上主要有以下特点：①静脉的数量比同级动脉多，管径较粗，管腔较大。与伴行的动脉相比，静脉管壁薄而柔软，弹性也小。血液流速较慢。标本上的静脉管壁塌陷，含有淤血。②静脉之间吻合更丰富，浅静脉在手和足等部位吻合成静脉网，深静脉环绕容积经常变动的脏器（如膀胱、子宫和直肠等）形成静脉丛。③静脉内面一般都有半月形的静脉瓣，游离缘朝向心。有保证血液向心流动和阻止血液逆流的作用。受重力影响较大的四肢静脉的静脉瓣较多，下肢更多，但头面部静脉和肝门静脉缺乏静脉瓣（图9-22）。④静脉按存在部位又分为浅静脉和深静脉。浅静脉位于皮下浅筋膜内，有些部位可透过皮肤看到，称其为皮下静脉，为临床上静脉穿刺的常用部位；深静

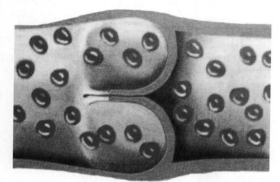

图9-22 静脉瓣示意图

脉位于深筋膜的深面，多与同名动脉伴行，其收集静脉血的范围与伴行动脉的供血范围基本相同，故称为伴行静脉。

体循环静脉按其注入右心房的途径分为上腔静脉系、下腔静脉系和心静脉系。上腔静脉系主要收集头颈、胸部（心、肺除外）和上肢的静脉血。下腔静脉中，收集腹腔内不成对器官（肝除外）静脉血液的血管组成肝门静脉系。

（一）上腔静脉系

上腔静脉系主干是上腔静脉，它由左、右头臂静脉在胸骨柄后方汇合而成。上腔静脉沿升主动脉右侧下行注入右心房，在注入前尚有奇静脉注入。它主要收集头颈、胸部（心和肺除外）和上肢的静脉血（图9-23）。

头臂静脉左、右各一，由同侧的颈内静脉和锁骨下静脉汇合而成。

1. 头颈部的静脉　浅静脉包括面静脉、颞浅静脉、颈前静脉和颈外静脉，深静脉包括颅内静脉、颈内静脉和锁骨下静脉等。

（1）**面静脉**：位置表浅。起于内眦静脉，与面动脉伴行，下行至舌骨大角附近注入颈内静脉。面静脉通过眼上静脉和眼下静脉与颅内的海绵窦交通，并通过面深静脉与翼静脉丛交通，继而与海绵窦交通（图9-24）。

面部危险三角区：由于面静脉在口角以上一般无瓣膜，故面部尤其是鼻根至两侧口角的三角区（危险三角）内的感染或疖肿，若处理不当（如挤压等），可引起颅内感染。

（2）**下颌后静脉**：由颞浅静脉和上颌静脉在腮腺内汇合而成。上颌静脉起自翼内、外肌之间的翼静脉丛。下颌后静脉下行至腮腺下端处分为前、后两支，前支汇入面静脉，后支与耳后静脉和枕静脉汇合成颈外静脉。下颌后静脉收集面侧区和颞区的静脉血。

（3）**颈外静脉**：颈部最大的浅静脉，由下颌后静脉的后支与耳后静脉和枕静脉在下颌角处汇合而成，沿胸锁乳突肌表面下行，穿深筋膜注入锁骨下静脉。当心脏疾病或上腔静脉阻塞引起颈外静脉回流受阻时，可造成颈静脉怒张。

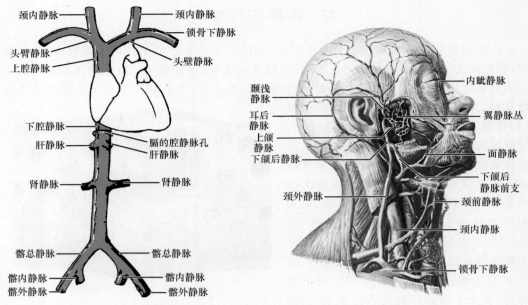

图 9-23 体循环的静脉主干　　　　　图 9-24 头颈部的静脉

（4）**颈前静脉**：起自颏下方的浅静脉，沿颈前正中线两侧下行，注入颈外静脉末端或锁骨下静脉。左、右颈前静脉在胸骨柄上方常吻合成颈静脉弓。

（5）**颈内静脉**：为颈部最大的静脉干，上端在颅底颈静脉孔处续于乙状窦，伴颈内动脉、颈总动脉下降，至胸锁关节后方与同侧的锁骨下静脉汇合成头臂静脉。颈内静脉通过颅内、外的属支收集颅内、视器、面部和颈部的静脉血。

2. 锁骨下静脉　自第1肋外侧缘续于腋静脉，向内行于同名动脉的前内侧，至胸锁关节的后方与颈内静脉汇合，与颈内静脉汇合前尚接受颈外静脉。两静脉汇合处的夹角称静脉角，有淋巴导管注入。

3. 上肢的静脉　腋静脉在大圆肌下缘由两条肱静脉汇合而成，在第1肋的外缘续为锁骨下静脉，收集上肢的所有浅、深静脉血。上肢的深静脉与同名动脉伴行，最后行向内上移行为锁骨下静脉。上肢的浅静脉主要有：

（1）**手背静脉网**：手背静脉数目多且吻合成网状，位置表浅，为临床输液常选用的静脉。

（2）**头静脉**：起自手背静脉网的桡侧，沿前臂的桡侧、肘部的前面、肱二头肌外侧沟上行，经三角肌和胸大肌间沟至锁骨下方穿深筋膜注入腋静脉或锁骨下静脉。头静脉在肘窝处通过肘正中静脉与贵要静脉交通。头静脉收集手和前臂桡侧浅层结构的静脉血。

（3）**贵要静脉**：起自手背静脉网的尺侧，沿前臂前内侧上行，经肱二头肌内侧沟上行至臂中点平面，穿深筋膜注入肱静脉或伴肱静脉上行注入腋静脉。贵要静脉收集手和前臂尺侧浅层结构的静脉血。

（4）**肘正中静脉**：位于肘窝的浅面，连于头静脉及贵要静脉之间，连接形式变异较大，由于肘正中静脉是粗短的静脉干，是临床取血和静脉穿刺的常选部位（图9-25）。

162

4. **胸部的静脉** 胸部静脉主干是**奇静脉**,起于右腰升静脉,沿胸椎体右侧上行至第4胸椎高度,向前勾绕右肺根上方注入上腔静脉。它主要收集胸壁、食管、气管及支气管等处的静脉血(图9-26)。

考点:上肢主要浅静脉的起始、形成及注入

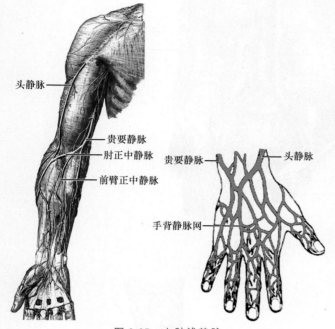

图 9-25 上肢浅静脉

图 9-26 椎骨周围的静脉丛

(二)下腔静脉系

下腔静脉系的主干是下腔静脉。该静脉在平第4、5腰椎右前方处由左、右髂总静脉汇合而成,沿腹主动脉右侧、脊柱右前方上行,经肝后缘穿膈的腔静脉孔入胸腔,注入右心房。它收集下肢、盆部和腹部的静脉血(图9-27)。

1. **下肢的静脉** 下肢的深静脉与同名动脉伴行,最后上行续于髂外静脉。下肢的浅静脉主要有(图9-28):

(1)**足背静脉弓**:足背的浅静脉吻合成足背静脉弓,向上注入大隐静脉和小隐静脉。

(2)**大隐静脉**:是全身最长的静脉。于足背内侧缘起于足背静脉弓的内侧,经内踝前方,沿小腿和大腿内侧上行,至耻骨结节外下方3~4cm处穿阔筋膜的隐静脉裂孔,于腹股沟韧带稍下方注入股静脉。注入股静脉前收纳腹壁浅静脉、旋髂浅静脉、阴部外静脉、股内侧浅静脉和股外侧浅静脉5条属支。大隐静脉在内踝前方,位置较表浅且恒定,临床上常在此行静脉切开术和输液。

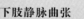
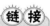

下肢静脉曲张

下肢静脉曲张是指下肢浅表静脉发生扩张、延长、弯曲成团状,晚期可并发慢性溃疡的病变。本病多见中年男性,或长时间负重或站立工作者。本病未破溃前属中医"筋瘤"范畴,破溃后属"臁疮"范畴。下肢静脉曲张是静脉系统最重要的疾病,也是四肢血管疾病中最常见的疾病之一。通常在四肢血管疾病的大多数病例中,常因静脉曲张及其并发症尤其是溃疡而就医。

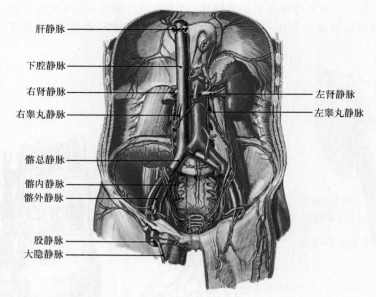

图 9-27 下腔静脉

肝静脉

下腔静脉

右肾静脉

右睾丸静脉

左肾静脉

左睾丸静脉

髂总静脉

髂内静脉

髂外静脉

股静脉

大隐静脉

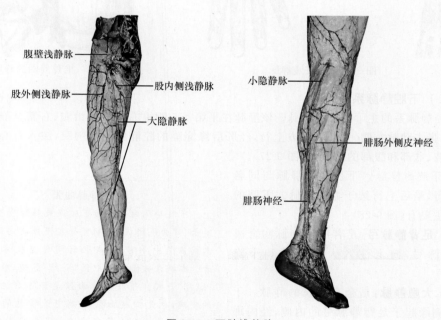

图 9-28 下肢浅静脉

腹壁浅静脉

股外侧浅静脉

股内侧浅静脉

大隐静脉

小隐静脉

腓肠外侧皮神经

腓肠神经

考点：下肢主要浅静脉的起始、形成及注入

（3）**小隐静脉**：在足背的外侧缘起于足背静脉弓的外侧，经外踝后方、沿小腿后面上行至腘窝，穿深筋膜注入腘静脉。

2.盆部的静脉和髂总静脉　盆部静脉主干为髂内静脉，与同侧髂外静脉汇合成髂总静脉。

（1）**髂内静脉**：髂内静脉及其属支均与同名动脉伴行，收集范围与髂内动脉分布范围基本一致。不同的是静脉在盆腔器官周围多形成静脉丛。男性有膀胱静脉丛和直肠静脉丛，女性除有这些静脉丛外，还有子宫静脉丛和阴道静脉丛。这些静脉丛在盆腔器官扩张或受压迫时有助于血液回流。

（2）**髂外静脉**：髂外静脉是股静脉向上的延续，接受腹壁下静脉和旋髂深静脉，主要收集腹前壁下部和下肢的静脉血。

（3）**髂总静脉**：位于髂总动脉的后内侧，由同侧髂内静脉与髂外静脉在骶髂关节前方汇合而成，行向内上合成下腔静脉。右髂总静脉短而垂直，先行于动脉后方，后行于动脉外侧。髂总静脉接受髂腰静脉和骶外侧静脉，左髂总静脉还接受骶正中静脉。

链接

痔是指直肠末端黏膜下和肛管及肛缘皮下的静脉丛淤血曲张，扩大形成柔软的血管瘤样病变。据痔的部位而分为外痔、内痔、混合痔等。发作时有便血、疼痛、脱肛和坠胀等。痔是最常见影响人类健康的疾病之一，其真正发病率不详，过去有所谓"十人九痔"，甚至有所谓"十男九痔，十女十痔"，就是指痔的发病率高。

3. 腹部的静脉　腹部的静脉都直接或间接地注入下腔静脉，腹部的主要静脉有：

（1）**肾静脉**：与肾动脉伴行，注入下腔静脉。

（2）**睾丸静脉**：起于睾丸和附睾。右侧的注入下腔静脉；左侧的向上呈直角注入左肾静脉，故左睾丸静脉易发生静脉曲张。在女性称**卵巢静脉**。

（3）**肝静脉**：3条，在腔静脉沟处注入下腔静脉。

（4）**肝门静脉系**：由肝门静脉及其属支组成。收集腹盆部消化道（包括食管腹段，但齿状线以下肛管除外）、脾、胰和胆囊的静脉血。起始端和末端与毛细血管相连，无瓣膜。

1）**肝门静脉**：为一粗短的静脉干，由脾静脉与肠系膜上静脉在胰颈后方汇合而成。该静脉在肝、十二指肠韧带内上行，经肝门入肝。肝门静脉收集除肝以外的腹腔不成对器官的静脉血。

2）**肝门静脉的主要属支**：有脾静脉、肠系膜上静脉、肠系膜下静脉、胃左静脉和附脐静脉等，多与同名动脉伴行。脾静脉起自脾门处，经脾动脉下方和胰后方右行，与肠系膜上静脉汇合成肝门静脉。胃左静脉在贲门处与奇静脉和半奇静脉的属支吻合。附脐静脉起自脐周静脉网，沿肝圆韧带上行至肝下面注入肝门静脉。

3）肝门静脉系与上、下腔静脉系之间的交通途径：①通过食管腹段黏膜下的**食管静脉丛**形成胃左静脉与上腔静脉系的奇静脉和半奇静脉之间的交通。②通过**直肠静脉丛**形成直肠上静脉与下腔静脉系的直肠下静脉和肛静脉之间的交通。③通过**脐周静脉网**形成附脐静脉与胸腹壁浅、深静脉之间的交通（图9-29）。

考点：门静脉的属支及吻合

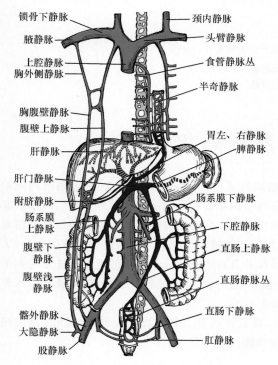

图 9-29　门静脉及其吻合示意图

锁骨下静脉
腋静脉
上腔静脉
胸外侧静脉
胸腹壁静脉
腹壁上静脉
肝静脉
肝门静脉
附脐静脉
肠系膜上静脉
腹壁下静脉
腹壁浅静脉
髂外静脉
大隐静脉
股静脉

颈内静脉
头臂静脉
食管静脉丛
半奇静脉
胃左、右静脉
脾静脉
肠系膜下静脉
下腔静脉
直肠上静脉
直肠静脉丛
直肠下静脉
肛静脉

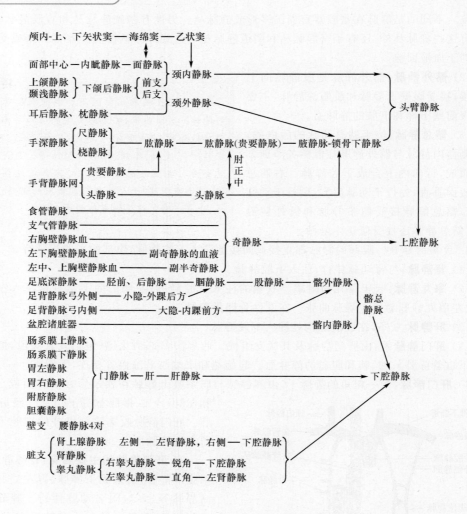

第四节 淋巴系统

淋巴系统由**淋巴管道**、**淋巴器官**和**淋巴组织**组成(图 9-30 和图 9-31)。淋巴系统内流动着无色透明的液体,称为**淋巴液**。淋巴组织分布于消化道和呼吸道等处的黏膜内。淋巴器官是以淋巴组织为主要成分构成的器官,包括淋巴结、脾、胸腺及扁桃体等。当血液流经毛细血管动脉端时,部分液体物质渗出到组织间隙,形成**组织液**。组织液与细胞进行物质交换后,大部分组织液从毛细血管静脉端吸收入血液,小部分含有水及大分子物质的组织液进入毛细淋巴管成为淋巴。淋巴液沿各级淋巴管道向心流动,途中经过诸多淋巴结的过滤,最终汇入静脉。故淋巴系统可视为静脉的辅助结构(图 9-31)。

考点:淋巴系统的组成

淋巴系统不仅能协助静脉进行体液回流,而且淋巴器官和淋巴组织还具有产生淋巴细胞、滤过淋巴液和产生抗体并参与免疫反应等功能。

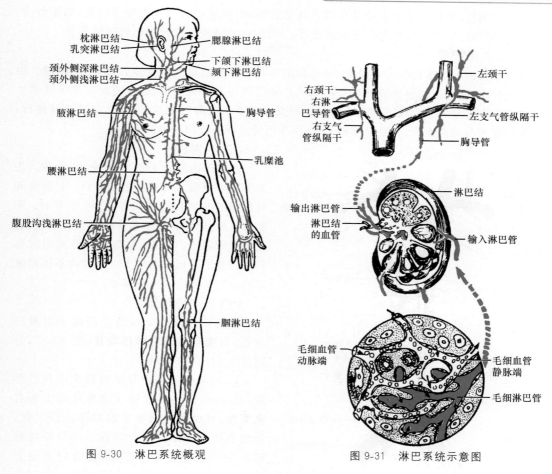

图 9-30 淋巴系统概观

图 9-31 淋巴系统示意图

一、淋巴管道

案例9-4

一个50岁男性患者,因左锁骨上窝有大小不等数个疙瘩来医院检查。医生建议他去作胃液检查,并详细询问了他是否患有胃部疾病,怀疑他患了胃癌。

问题:1. 你认为这种怀疑正确吗?

2. 为什么胃癌的患者可在左锁骨上窝扪及肿大的淋巴结?

案例 9-4 分析

护考要求熟悉胸导管的起始、行程、注入及收集范围。本案例中这种怀疑完全正确。因为胃癌的癌细胞可经肠干入胸导管,经左颈干逆行左锁骨上淋巴结,引起该处淋巴结肿大。

淋巴管道分为毛细淋巴管、淋巴管、淋巴干和淋巴导管。

考点:淋巴
管道的组成

(一) 毛细淋巴管

毛细淋巴管是淋巴管道的起始部,位于组织间隙内,它以膨大的盲端起始,彼此吻合交织成网,管径粗细不一,一般比毛细血管略粗。毛细淋巴管分布甚广,除上皮、脑、脊髓、角膜、牙釉质等处外,遍布全身。由于毛细淋巴管的管壁由单层扁平内皮细胞构成,无基膜,内皮细胞

167

呈叠瓦状邻接,所以比毛细血管具有更大的通透性,组织液中的一些大分子物质,如蛋白质、细菌、异物和癌细胞等较易进入毛细淋巴管。因此,肿瘤或炎症常经淋巴管道转移。

(二)淋巴管

淋巴管由毛细淋巴管汇合而成,结构和配布与小静脉类似。但管颈较细,管壁较薄。由于瓣膜较多,使充盈的淋巴管外观呈串珠状。淋巴管在向心行程中,通常要经过1个或多个淋巴结。淋巴管可分为浅、深两种,两者之间交通广泛。**浅淋巴管**位于皮下,与浅静脉伴行;**深淋巴管**多与深部血管、神经束伴行。浅、深淋巴管之间有广泛交通。

(三)淋巴干

淋巴干由淋巴管汇集而成,共9条。头颈部的淋巴管汇合成左、右颈干。上肢及部分胸壁的淋巴管汇合成左、右锁骨下干。胸腔器官及部分胸、腹壁的淋巴管汇合成左、右支气管纵隔干。下肢、盆部和腹腔成对脏器的淋巴管汇合成左右腰干。腹腔内不成对脏器的淋巴管汇合成一条肠干。

(四)淋巴导管

全身9条淋巴干最后汇合成2条淋巴导管,即**胸导管**和**右淋巴导管**(图9-32),分别注入左、右静脉角。

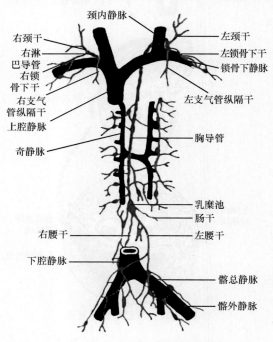

图9-32　淋巴干与淋巴导管

1. 胸导管　是全身最粗最大的淋巴导管,长30～40cm。在第1腰椎体前方起自**乳糜池**,乳糜池为胸导管起始部的膨大处,由左右腰干和肠干汇合而成。胸导管经膈肌的主动脉裂孔入胸腔,在食管后方沿脊柱右前方上行达到第5胸椎高度向左侧斜行,继续向上出胸廓上口至颈根部,呈弓状

考点:胸导管的起始、行程、注入及收集范围

向前下弯曲注入左静脉角。在注入之前,还收集左颈干、左锁骨下干和左支气管纵隔干的淋巴。胸导管收集两侧下肢、盆部、腹部、左胸部、左上肢、左头颈部的淋巴,即约占全身3/4区域的淋巴液回流。

2. 右淋巴导管　为一短干,长约1.5cm,由右颈干、右锁骨下干和右支气管纵隔干汇合而

考点:右淋巴导管的组成及收集范围

成,注入右静脉角。右淋巴导管收集右半头颈部、右上肢、右半胸部的淋巴,即约占全身1/4区域的淋巴液回流。

护考链接

关于淋巴导管下列说法错误的是

A. 胸导管比右淋巴导管长　　　　　　　　B. 胸导管在第·1腰椎体前方起自乳糜池

C. 右淋巴导管收集全身大约1/4区域的淋巴液　　D. 胸导管注入右静脉角

E. 右淋巴导管由右颈干、右锁骨下干和右支气管纵隔干汇合而成

点评:护考要求熟悉胸导管和右淋巴导管。胸导管是全身最粗最大的淋巴导管,在第1腰椎体前方起自乳糜池,至颈根部,成弓状向前下弯曲注入左静脉角。右淋巴导管由右颈干、右锁骨下干和右支气管纵隔干汇合而成,收集全身大约1/4区域的淋巴液。

二、淋巴器官

　　一个4岁男孩，夏季里经常被蚊子叮咬。一次左手背被叮咬后痒的厉害，搔抓后红肿明显，很快发现从叮咬处向上至左前臂乃至上臂，有一条"红线"。

问题：1. 请根据淋巴系统的解剖结构，分析这个男孩的"红线"可能是患了什么疾病？

　　　　2. 为什么会长"红线"呢？

案例 9-5 分析

　　炎症细菌侵入淋巴管和淋巴结引起相应的淋巴管炎、淋巴结肿大。护考要求熟悉全身淋巴结的回流。本案例中这个男孩的"红线"可能是患了急性淋巴结、淋巴管炎，手背的淋巴经肘淋巴回流至腋淋巴。

　　淋巴器官包括淋巴结、脾、胸腺和扁桃体等。

（一）淋巴结

　　1. 淋巴结的形态　　是淋巴管向心行程中的必经器官，淋巴结为大小不等的圆形或椭圆形灰红色小体，质软。一侧隆凸有数条输入淋巴管进入；一侧凹陷，称为淋巴结门，有输入淋巴管及血管、神经出入（图 9-33）。淋巴结亦有浅、深之分，常聚集成群。四肢的淋巴结多位于关节的屈侧，内脏的淋巴结多位于器官的门附近或血管的周围。

考点：淋巴器官的组成

　　2. 淋巴结微细结构　　淋巴结的实质分为皮质和髓质两部分（图 9-34）。

　　（1）皮质：位于被膜下方，由浅层皮质、副皮质区和皮质淋巴窦构成。

　　浅层皮质为许多成团的淋巴小结，主要含 B 细胞。在病菌等抗原刺激下，淋巴结中央的 B 细胞能分裂、分化，形成生化中心，产生新的 B 细胞。**副皮质区**是弥漫的淋巴组织，主要由胸腺迁移来的 T 细胞构成，故也称为胸腺依赖区。**皮质淋巴窦**包括被膜下淋巴窦和小梁周窦，窦腔内有许多巨噬细胞。

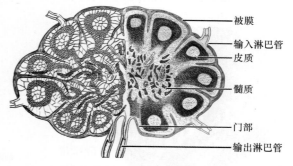

被膜
输入淋巴管
皮质
髓质
门部
输出淋巴管

图 9-33　淋巴结

　　（2）髓质：位于淋巴结深部，由髓索和髓窦构成。髓索是淋巴组织构成的条索状淋巴结构，相互连接成网，主要含 B 细胞、浆细胞和巨噬细胞等；髓窦位于髓索之间，是髓质淋巴窦，腔内有较多的巨噬细胞。

　　3. 淋巴结的功能　　淋巴结具有产生淋巴细胞、滤过淋巴和参与免疫应答等功能。

　　4. 全身重要的淋巴结及淋巴引流　　引流人体某局部或某器官淋巴的第一级淋巴结称为局部淋巴结，临床上称为前哨淋巴结。当局部有癌细胞或感染时的细菌、毒素等可沿淋巴管侵入相对应的局部淋巴结，引起淋巴结肿大，若局部淋巴结不能阻截或清除它们。则病变可沿淋巴液流向继续蔓延，因此，了解局部淋巴结的位置、淋巴引流范围及流注方向，对诊断和治疗某些疾病有重要意义。

考点：淋巴结的结构与功能

　　（1）头颈部的淋巴结群：①下颌下淋巴结：位于下颌下线附近，收纳面部和口腔的淋巴，其输出管注入颈外侧深淋巴结（图 9-35）。②颈外侧浅淋巴结：位于胸锁乳突肌的表面，沿

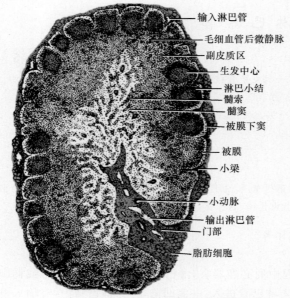

输入淋巴管

毛细血管后微静脉

副皮质区

生发中心

淋巴小结

髓索

髓窦

被膜下窦

被膜

小梁

小动脉

输出淋巴管

门部

脂肪细胞

图 9-34　淋巴结微细结构模式图

颈外静脉排列,收纳颈部浅淋巴和头面部部分淋巴结的输出管。其输出管注入颈外侧深淋巴结。③颈外侧深淋巴结:沿颈内静脉排列,数目较多。其中位于锁骨上窝的部分又称锁骨上淋巴结。食管癌和胃癌患者,癌细胞可经胸导管,再由左颈干逆行转移至左锁骨上淋巴结。颈外侧深淋巴结主要收纳头颈部的淋巴,其输出管会合成颈干。左侧注入胸导管,右侧注入右淋巴导管(图 9-36)。

(2)上肢淋巴结群:主要有腋淋巴结,位于腋动静脉周围,收纳上肢、胸前外侧壁、乳房外侧部和腹壁上部等处淋巴液。其输出淋巴结合成锁骨下干,左侧锁骨下干注入胸导管,右侧锁骨下干注入右淋巴导管(图 9-37)。

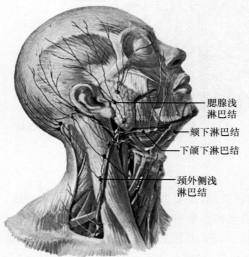

腮腺浅淋巴结

颏下淋巴结

下颌下淋巴结

颈外侧浅淋巴结

图 9-35　头颈部的淋巴管和淋巴结

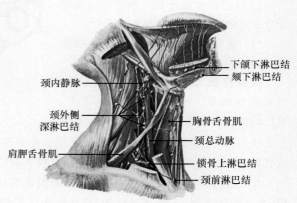

下颌下淋巴结

颏下淋巴结

颈内静脉

颈外侧深淋巴结

胸骨舌骨肌

颈总动脉

肩胛舌骨肌

锁骨上淋巴结

颈前淋巴结

图 9-36　颈深部的淋巴管和淋巴结

(3)胸部淋巴结群:位于胸壁内和胸腔脏器周围,主要有**胸骨旁淋巴结**和**支气管肺门淋巴结**(图 9-38 和图 9-39)。胸骨旁淋巴结沿胸廓内动脉排列,收纳腹前壁上部、胸前壁及乳房内侧的淋巴。支气管肺门淋巴结位于肺门附近,又称为肺门淋巴结,收纳肺、食道等处淋巴结的输出管。胸部淋巴结的输出管分别会合成左右支气管纵隔干,然后分别注入胸导管和右淋巴导管。

(4)腹部淋巴结群:腹前壁脐平面以上的淋巴液注入腋淋巴结,腹前壁脐平面以下的淋巴液注入腹股沟浅淋巴结,腹后壁的淋巴液注入腰淋巴结。腹腔脏器的淋巴结主要有**腰淋巴结、腹腔淋巴结、肠系膜上和肠系膜下淋巴结**(图 9-40 和图 9-42)。①腰淋巴结:收纳腹后壁及腹腔成对脏器的淋巴管,同时收纳髂总淋巴结的输出淋巴管,其输出管分别汇成左右腰干,注入乳糜池；②腹腔淋巴结、肠系膜上和肠系膜下淋巴结：位于同名动脉起始部的周围，收纳腹腔内不成对脏器的淋巴管。它们的输出淋巴管合成肠干，注入乳糜池。

（5）盆部淋巴结群：盆部的淋巴结沿髂内、外血管及髂总血管排列，分别称为**髂内淋巴结、髂外淋巴结**和**髂总淋巴结**。收纳同名动脉分布区的淋巴液，最后经髂总淋巴结的输出管注入腰淋巴结（图 9-42，图 9-43）。

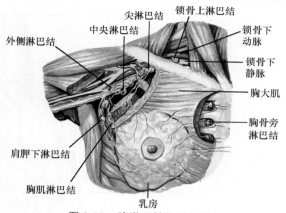

图 9-37　腋淋巴管和淋巴结

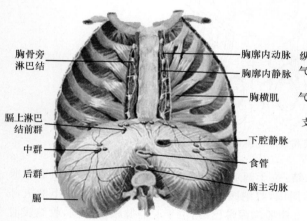

图 9-38　胸骨旁及膈淋巴管和淋巴结

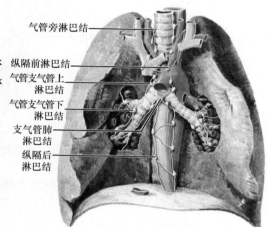

图 9-39　肺的淋巴管和淋巴结

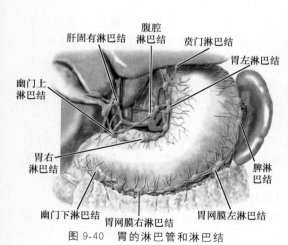

图 9-40　胃的淋巴管和淋巴结

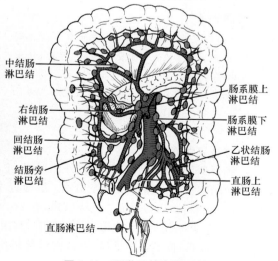

图 9-41　腰淋巴管和淋巴结

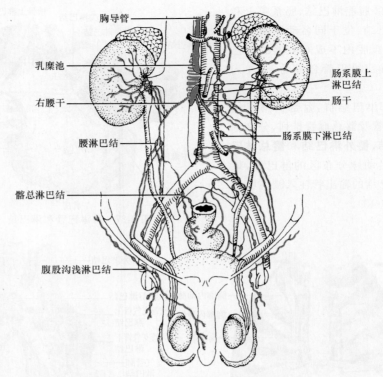

胸导管

乳糜池

右腰干

腰淋巴结

髂总淋巴结

腹股沟浅淋巴结

肠系膜上淋巴结

肠干

肠系膜下淋巴结

图 9-42　腹腔和盆腔的淋巴管和淋巴结

（6）下肢淋巴结群：①**腹股沟浅淋巴结**：位于阔筋膜的浅面,分上、下两组。上组沿腹股沟韧带平行排列,下组位于大隐静脉末端周围,收纳腹前壁下部、会阴、外生殖器及下肢大部分淋巴,其输出管注入腹股沟深淋巴结。②**腹股沟深淋巴结**：位于股静脉根部周围,收纳腹股沟浅淋巴结的输出管及下肢的深淋巴,其输出管注入髂外淋巴结(图 9-44)。

考点：全身淋巴结的回流

案例9-6

　　车祸发生以后,一个 35 岁的男子被送到医院,他左侧第 10 肋骨骨折,脸色苍白,烦躁并出虚汗,血压低。

问题：你认为腹部什么器官最可能受伤？为什么？

（二）脾

1. 脾的位置和形态　　**脾**是人体最大的淋巴器官,位于左季肋区,胃底与膈之间,第 9～11 肋深面,其长轴与第 10 肋一致,正常脾在左肋弓下不能触及(图 9-45)。活体脾为暗红色,扁椭圆形,质软而脆,故在遭受暴力打击时易导致脾破裂。

　　脾近似于扁椭圆形,分为内、外侧两面,上、下两缘和前、后两端。内侧面凹陷为脏面,与胃底、左肾、左肾上腺和胰尾等相邻。脏面近中央处有血管、神经出入,称为**脾门**。外侧面平滑隆凸,与膈相对,为膈面。上缘较锐,有 2～3 个**脾切迹**,是临床上触诊脾的重要标志。

　　2. 脾的微细结构　　脾为实质性器官,其微细结构分为被膜和实质(图 9-46)。

　　（1）被膜：位于脾的外面,由致密结缔组织构成,表面覆以间皮,其内有弹性纤维和平滑肌,有助于脾的扩张和收缩。

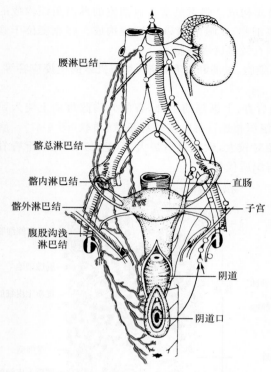

图 9-43 女性生殖器官的淋巴管和淋巴结

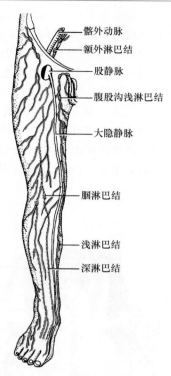

图 9-44 下肢的淋巴管和淋巴结

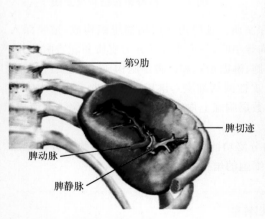

图 9-45 脾的位置和形态

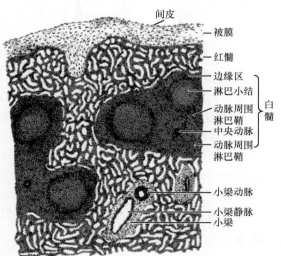

图 9-46 脾微细结构模式图

（2）实质：脾的主要结构成分，在脾的新鲜切面上，可见大部分组织为深红色，称为红髓；其间有散在分布的灰白色点状区域，称为白髓。红髓与白髓交界处，称为边缘区。①**白髓**：包括动脉周围淋巴鞘和淋巴小结两部分。动脉周围淋巴鞘是围绕在中央动脉周围的弥散淋巴组织，主要由 T 细胞构成，是脾的胸腺依赖区；淋巴小结又称脾小结，主要由大量 B 细胞组成，

考点：脾的形态、位置结构和功能

中央也形成生化中心。②**红髓**：由脾索和脾血窦构成。脾索是富含血细胞的淋巴组织构成的条索状结构，相互交织成网，主要由 B 细胞、浆细胞、巨噬细胞和 T 细胞构成。脾血窦位于脾索之间，腔大而不规则，窦内充满血液，其外侧有较多巨噬细胞。

3. 脾的功能　脾的主要功能是产生淋巴细胞、过滤和储存血液、参与机体的免疫应答等。

（三）胸腺

1. 胸腺的位置和形态　胸腺位于胸骨柄后方、上纵隔前上部，有的人胸腺可向上突入颈根部。分为大小不对称的左、右两叶，借结缔组织相连。每叶多呈扁条状，质软（图 9-47）。胸腺有明显的年龄变化，新生儿和幼儿的胸腺相对较大，性成熟后最大，重达 25～40g。至青春期后逐渐萎缩退化，成人胸腺组织常被脂肪组织所代替。

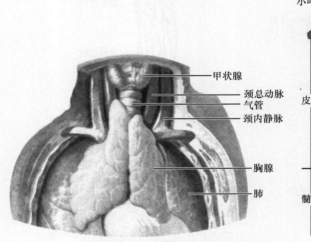

图 9-47　胸腺的位置和形态

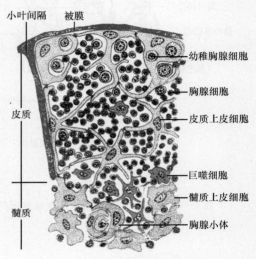

图 9-48　胸腺微细结构模式图

2. 胸腺的微细结构　胸腺的结构包括被膜和实质。被膜由薄层结缔组织构成，被膜深入胸腺实质内，将胸腺实质分隔为许多大小不等的胸腺小叶，每个小叶又分为皮质和髓质两部分。①皮质：位于胸腺小叶周边部，主要有胸腺上皮细胞、淋巴细胞和巨噬细胞构成；②髓质：位于胸腺小叶中央部，含有较多的胸腺上皮细胞（也称上皮性网状细胞），淋巴细胞较少。髓质内常见圆形或椭圆形的嗜酸性小体，称为胸腺小体，是由数层胸腺上皮细胞呈通信员状包绕排列而成，是胸腺的特征性结构（图 9-48）。

考点：胸腺的位置、结构特点和功能

3. 胸腺的功能　胸腺既是淋巴器官，又有内分泌功能，主要产生 T 淋巴细胞及分泌胸腺素。胸腺素参与构成胸腺内微环境，能促进淋巴细胞的增殖和分化。

链接

肿瘤的淋巴转移

　　恶性肿瘤容易发生转移，其淋巴转移途径为：原发癌的细胞随淋巴引流，由近及远转移到各级淋巴结，也可能超级转移；或因癌阻碍顺行的淋巴引流而发生逆向转移。转移癌在淋巴结发展时，淋巴结肿大且变硬，起初尚可活动，癌侵越包膜后趋向固定，转移癌阻碍局部组织淋巴引流，可能引起皮肤、皮下或肢体的淋巴水肿。

小结

　　脉管系统是封闭的管道系统,遍布全身各部,包括心血管系统和淋巴系统。心血管系统由心、动脉、毛细血管和静脉组成,血液在心血管系统中周而复始的流动过程称为血液循环,包括体循环和肺循环,其主要功能是不断地把消化器官吸收的营养物质和肺吸收的氧气以及内分泌器官分泌的激素等运送至全身各器官、组织,以作新陈代谢之用;同时,又将各器官、组织的代谢产物,如二氧化碳和尿素等运送至肺、肾和皮肤等器官排出体外,以保证人体生理活动的正常进行。淋巴系统由淋巴管道、淋巴器官和淋巴组织组成,淋巴液沿淋巴管道向心流动,最后汇入静脉,同时淋巴器官和淋巴组织有重要的免疫防御作用。脉管系统不仅是体内的运输管道系统,而且具有重要的内分泌功能。

自 测 题

一、名词解释

1. 危险三角　2. 窦房结　3. 颈动脉小球

4. 微循环

二、填空题

1. 右心房有 3 个入口,即_____、_____、_____。

2. 主动脉根据其形成可分为 3 部分,即_____、_____、_____。

3. 主动脉弓由右向左依次发出三大分支,即_____、_____、_____。

4. 腹腔干不成对的脏支,即_____、_____、_____。

5. 头臂静脉由_____和_____汇合而成。

6. 肝门静脉由_____和_____在胰颈后方汇合而成。

7. 肝门静脉系与上、下腔静脉系之间的交通途径有_____、_____、_____。

8. 淋巴系统由_____、_____、_____组成。

9. 淋巴管道包括_____、_____、_____和_____。

10. 全身最大的淋巴管是_____,起于_____,注入_____,收集全身 3/4 的淋巴,即_____和_____。

11. 脾位于_____,与_____相对,其长轴与_____一致。

12. 脾实质分为_____和_____。

三、选择题

1. 脉管系统由下列部分组成（　　）

　　A. 心血管系和淋巴系

　　B. 心血管系和静脉回流的辅助管道——淋巴管

　　C. 心、动脉和静脉

　　D. 心、动脉、静脉和毛细血管

2. 肺循环起于（　　）

　　A. 右心室　　　　　B. 左心房

　　C. 右心房　　　　　D. 肺泡周围的毛细血管网

3. 体循环终于（　　）

　　A. 全身各部毛细血管　B. 右心室

　　C. 右心房　　　　　D. 左心房

4. 心尖（　　）

　　A. 由左心室构成　　B. 平对第 5 肋间隙

　　C. 由左、右心室构成　D. 朝向前下方

5. 腹腔干和肠系膜上动脉的直接分支不包括（　　）

　　A. 中结肠动脉　　B. 胃右动脉

　　C. 胃左动脉　　　D. 回结肠动脉

6. 体表最容易摸到股动脉的部位在（　　）

　　A. 腹股沟韧带中点稍下方

　　B. 腹股沟韧带中点稍内侧

　　C. 腹股沟韧带外、中 1/3 交点处

　　D. 腹股沟韧带中、内 1/3 交点处

7. 右侧颈外动脉（　　）

　　A. 起自锁骨下动脉　B. 发出甲状腺上动脉

　　C. 起自主动脉弓　　D. 起自右颈总动脉

8. 上腔静脉（　　）

　　A. 由左、右锁骨下静脉汇合而成

　　B. 由颈内静脉和锁骨下静脉汇合而成

　　C. 由左、右头臂静脉汇合而成

　　D. 仅收纳头、颈、上肢的静脉血

9. 头静脉（　　）

　　A. 起于手背静脉网的尺侧

B. 注入肱静脉

C. 注入腋静脉或锁骨下静脉

D. 沿肱二头肌内侧沟上行

10. 颈外动脉发出的是（　　）

   A. 甲状腺上动脉　B. 甲状腺下动脉

   C. 椎动脉　　　　D. 甲状颈干

11. 腹主动脉成对的脏支（　　）

   A. 腹腔干　　　　B. 肠系膜上动脉

   C. 腰动脉　　　　D. 肾动脉

12. 三尖瓣位于（　　）

   A. 主动脉口　　　B. 肺动脉口

   C. 右房室口　　　D. 左房室口

13. 二尖瓣位于（　　）

   A. 肺动脉口　　　B. 右房室口

   C. 左房室口　　　D. 主动脉口

14. 腹腔干直接发出（　　）

   A. 胃右动脉　　　　B. 胃左动脉

   C. 胃十二指肠动脉　D. 胃网膜左动脉

15. 卵圆窝位于（　　）

   A. 室间隔的下部　B. 右心房的房间隔下部

   C. 右心房的前壁　D. 右心房的后壁

16. 大隐静脉（　　）

   A. 起自足背静脉网的外侧

   B. 经外踝前方上行

   C. 与胫前动脉伴行

   D. 最后通过隐静脉裂孔注入股静脉

17. 胸导管的分支不包括（　　）

   A. 左、右腰干　　B. 肠干

   C. 左颈干　　　　D. 右颈干

18. 右淋巴导管不包括（　　）

   A. 右颈干　　　　B. 右锁骨下干

   C. 左颈干　　　　D. 右支气管纵隔干

19. 不是髂内动脉分支的是（　　）

   A. 卵巢动脉　　　B. 子宫动脉

   C. 膀胱动脉　　　D. 直肠下动脉

20. 下列何者不是下腔静脉的直接属支（　　）

   A. 肝静脉　　　　B. 门静脉

C. 肾静脉　　　　D. 腰静脉

21. 心包（　　）

   A. 纤维心包即心外膜

   B. 浆膜心包的脏层即心外膜

   C. 纤维心包在浆膜心包内面

   D. 纤维心包和浆膜心包之间为心包腔

22. 锁骨下动脉分支中没有（　　）

   A. 椎动脉　　　　B. 胸廓内动脉

   C. 甲状颈干　　　D. 胸肩峰动脉

23. 胸导管不收集（　　）

   A. 左上半身的淋巴　B. 左下半身的淋巴

   C. 右下半身的淋巴　D. 右上半身的淋巴

   E. 左下肢的淋巴

24. 人体的淋巴干（　　）

   A. 有8条　　　　B. 有9条

   C. 不成对的有2条　D. 都注入胸导管

   E. 注入静脉角

25. 胸导管常注入（　　）

   A. 左静脉角　　　B. 右静脉角

   C. 右锁骨下静脉　D. 右头臂静脉

   E. 左锁骨下静脉

26. 脾（　　）

   A. 为扁圆形中空性器官

   B. 位于右季肋区

   C. 与左侧第9～11肋相对

   D. 后缘有2～3个脾切迹

   E. 位于腹上区

四、简答题

1. 写出体循环的途径。

2. 简述心的体表投影。

3. 简述心传导系的组成及功能。

4. 哪些动脉位置表浅，可用以压迫止血？

5. 总结用于穿刺的静脉的名称及部位。

6. 试述肝门静脉的主要属支及与上、下腔静脉的吻合部位。

7. 简述胸导管的起始走行注入部位及收集范围。

8. 简述脾的位置、功能及微细结构。

（刘东方　秦　辰）

第十章

感 觉 器

人体有很多的器官可以感受外界的刺激，能够最快、最准确感知事物的感觉是视觉，其次是听觉。据统计，人体从外界获取的信息绝大多数来自眼和耳。因此，眼和耳对于人体来说非常重要。它们是由哪些结构组成的？又是怎样通过眼观察到外界事物的？是怎样通过耳听到声音的？让我们带着这些问题开始今天的学习。

感觉器由感受器及附属器组成，如眼、耳和皮肤等。**感受器**是感觉神经末梢的特殊结构，可接受机体内、外环境各种特定的刺激，并将所感受的刺激转化为神经冲动，由感觉神经传入大脑皮质的感觉中枢，产生相应的感觉。

第一节 视 器

视器又称**眼**，由**眼球**及**眼副器**两部分组成。其功能是接受可见光波的刺激，将感受的光波刺激转变为神经冲动，经视觉传导通路传到大脑皮质视觉中枢，产生视觉(图 10-1)。

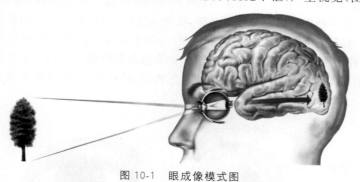

图 10-1 眼成像模式图

一、眼 球

人的眼近似球形，位于眼眶内，其后方借视神经连于间脑。眼球由眼球壁及眼内容物组成(图 10-2)。

(一)眼球壁

从外到内，眼球壁分为外、中、内 3 层。外层为纤维膜，中层为血管膜，内层为视网膜。

案例10-1

一高血压患者，医生怀疑有动脉硬化，决定给其检查眼底。

问题: 1. 你知道这是为什么吗？

2. 眼底上都有哪些结构？

案例 10-1 分析

眼底上可见到视网膜小动脉,这是在活体上唯一可见的动脉,由此可反映全身动脉的硬化情况。眼底上可见到视神经盘、黄斑、中央凹以及视网膜的小动、静脉。

考点:眼球壁的结构特点

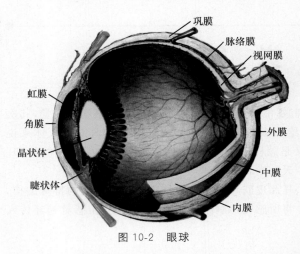

图 10-2　眼球

1. 纤维膜　为眼球壁最外层,由坚韧的致密结缔组织构成,厚而坚韧,有维持眼球外形和保护眼球内容物的作用。包括**角膜、巩膜**两部分。

(1) 角膜:位于眼球的正前方,占纤维膜的前 1/6,无色透明,曲度较大,有折光作用,光线经此射入眼球。角膜内无血管,但有丰富的感觉神经末梢,故感觉灵敏,当角膜发生病变时,疼痛比较明显。

(2) 巩膜:纤维膜的后 5/6 为白色的巩膜,俗称"眼白"。巩膜为致密的胶原纤维结构,不透明,呈乳白色,质地坚韧。

在巩膜与角膜交界处深面有一环形的小管,称为**巩膜静脉窦**,是房水回流入静脉的通路。

2. 血管膜　含有丰富的血管和色素细胞,具有营养眼内组织、调节进入眼球光线量和产生房水的作用。血管膜由前向后可分为**虹膜、睫状体和脉络膜**3 部分。

(1) 虹膜:位于角膜的后方,呈圆盘状(图 10-3),中央有一圆形的孔,称为**瞳孔**。瞳孔直径 2.5~4mm。不同种族虹膜的颜色不一样,黄种人呈棕黑色,黑种人呈棕黄色,白种人呈紫蓝色或棕蓝色。虹膜有不同方向排列的平滑肌,一种是由中心向四周呈放射状排列,称为**瞳孔开大肌**;另一种环绕在瞳孔周围呈环行排列,称为**瞳孔括约肌**。它们分别开大和缩小瞳孔,从而调节进入眼球内的光线量。在弱光下或看远物时,瞳孔开大;在强光下或看近物时,瞳孔缩小。

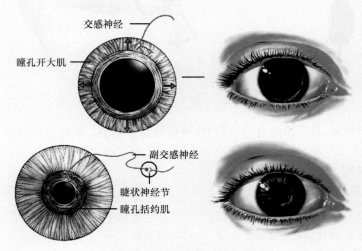

图 10-3　虹膜与瞳孔

（2）睫状体：位于角膜和巩膜移行部的内面，前接虹膜，后续脉络膜，是血管膜呈环形的增厚部分。睫状体的前部有许多条向内侧的突起，称为**睫状突**。睫状突发出细丝状的**睫状小带**与晶状体相连。睫状体内的平滑肌，称**睫状肌**。睫状肌舒缩可调节晶体的曲度。

（3）脉络膜：位于巩膜内面，占血管膜的后 2/3，含有丰富的血管和色素细胞，其内面与视网膜的色素上皮层紧密相贴，外面与巩膜疏松相连，起营养眼球壁和吸收眼球内散射光线的作用。

3. 视网膜　视网膜为眼球壁的最内层，由前向后可分为 3 部，即虹膜部、睫状体部和视部，前两部分无感光作用，称盲部。视部最大，贴在脉络膜的内面，有感光作用，也是视觉形成的神经信息传递第一站。具有很精细的网络结构及丰富的代谢和生理功能。视网膜分两层，外层紧贴血管膜的内面，为**色素上皮层**；内层为**神经细胞层**。视网膜的内外两层连接疏松，在病理情况下易发生分离，临床上称之为视网膜剥离症。视网膜后部的内面称为**眼底**。其后部中央偏鼻侧处，有一白色隆起，称为**视神经盘（视神经乳头）**，由视网膜节细胞轴突集合而成，此处无感光作用，故称为**生理盲点**。在视神经盘的颞侧约 3.5mm 处稍偏下方，有一呈黄色的小区，称**黄斑**；黄斑中央略凹称**中央凹**，是视觉最敏锐的部位。视神经盘和黄斑可由检眼镜窥见（图 10-4）。

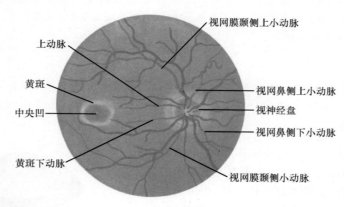

上动脉
视网膜颞侧上小动脉
黄斑
视网鼻侧上小动脉
中央凹
视神经盘
视网鼻侧下小动脉
黄斑下动脉
视网膜颞侧小动脉

图 10-4　眼底（右）

（1）色素上皮层：与脉络膜紧贴，色素上皮细胞内含有黑色素。黑色素能吸收过强的光线，可保护感光细胞免受过强光线的刺激。

（2）神经细胞层：在活体上呈透明的橘红色，由 3 层细胞构成，由外向内依次为**感光细胞、双极细胞和节细胞**。感光细胞又分为**视锥细胞和视杆细胞**，视锥细胞分布于视网膜中央，尤以黄斑处最为密集，具有感受强光、辨色的能力。视杆细胞分布于视网膜的周边，能感受弱光，无辨色能力。光线进入眼球首先由感光细胞接受刺激，然后将神经冲动传给双极细胞，再传至节细胞，最后节细胞的轴突在视神经盘处集中，穿过眼球壁构成视神经，把冲动通过视觉传导通路传导到视觉中枢，产生视觉。

考点：眼球内容物及其作用，房水的产生及循环途径

（二）眼球内容物

眼球内容物包括**房水、晶状体和玻璃体**（图 10-5）。这些结构都和角膜一样无色透明、无血管，具有折光作用，故统称为**眼的折光系统**。

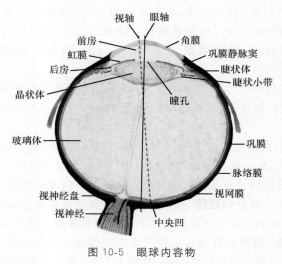

图 10-5　眼球内容物

1. 房水　为充满在眼房内的无色透明液体,房水除具有折光作用外,还有营养角膜和晶状体以及维持眼压的作用。**眼房**是位于角膜、晶状体和睫状体之间的间隙,被虹膜分为**眼球前房**和**眼球后房**,两房借瞳孔相通。在眼球前房的周边,由虹膜与角膜相交所形成的夹角,称为**虹膜角膜角**,也叫**前房角**。

房水由**睫状体**产生后,经眼球后房、瞳孔到达眼球前房,然后经前房角回流入巩膜静脉窦,最后汇入眼静脉。房水产生与回流保持动态平衡,使眼内房水量相对恒定。若房水产生过多或回流受阻,可引起眼压增高而影响视力,临床称为青光眼。

案例10-2

一个 50 岁妇女,自诉头痛多年,近来加重,头痛如裂,眼球疼痛,伴恶心呕吐,视力模糊,来眼科就诊。医生检查时发现虹膜因为炎症与晶状体粘连,眼压明显增高导致青光眼。

问题:青光眼为何引起眼压增高?

案例 10-2 分析

青光眼时,由于虹膜和晶状体粘连,使眼后房狭窄,房水回流受阻,眼内压力增高。

房水由睫状体产生,其循环途径如下:睫状体产生房水 → 后房 → 瞳孔 → 前房 → 虹膜角膜角 → 巩膜静脉窦 → 眼静脉

2. 晶状体　位于虹膜与玻璃体之间,形似双凸透镜状,无色透明而富有弹性,表面有薄而透明的晶状体囊,囊内实质的周围部是晶体皮质,中央为晶状体核(图 10-6)。晶状体借睫状小带连于睫状突上。晶状体的曲度及其折光度可随睫状肌的舒缩而发生改变。当视近物时,睫状肌收缩,睫状小带松弛,晶状体由于本身的弹性而回缩变凸,折光力增强;看远物时,则反之。通过晶状体曲度的变化,从不同距离的物体反射出来的光线进入眼球后,均聚焦于视网膜,在视网膜上形成清晰的物像。

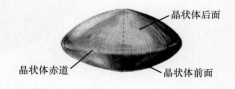

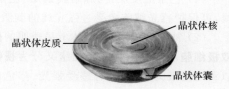

图 10-6　晶状体

老年人晶状体弹性减退,睫状肌对晶状体的调节能力减退,看近物时,晶状体曲度不能相应增大,导致视物不清,称为老视,俗称老花眼。若晶状体发育异常、损伤、中毒、代谢障碍或年老等原因,发生混浊,影响视力,称为白内障(图 10-7)。

3. 玻璃体　为无色透明的胶状物质,充填于晶状体与视网膜之间,具有折光和支撑视网膜的作用。

二、眼 副 器

眼副器包括**眼睑**、**结膜**、**泪器**、**眼球外肌**和眶内结缔组织等,对眼球起保护、运动和支持作用。

（一）眼睑

眼睑为一皮肤皱襞,遮盖眼球前方,有保护眼球的作用。眼睑分为**上睑**和**下睑**,两者之间的裂隙称**睑裂**。睑裂的内外侧角分别称为**内眦**和**外眦**。上、下眼睑都长有弯曲向前的睫毛,睫毛根部的皮脂腺称睑缘腺,睑缘腺的急性炎症称睑腺炎,又称麦粒肿。

眼睑由浅入深分为**皮肤**、**皮下组织**、**肌层**、**睑板**和**睑结膜**5层（图10-8）。

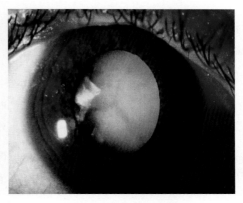

图 10-7 晚期白内障

眼睑皮肤细薄,皮下组织疏松,故患眼睑炎或肾炎时,可出现眼睑显著水肿。肌层内有眼轮匝肌和上睑提肌,收缩时可以关闭眼裂和提上睑。睑板中有睑板腺,能分泌黏稠液体,有滋润睑缘、防止泪液外溢的作用;睑板腺阻塞时,形成睑板腺囊肿,亦称霰粒肿。

（二）结膜

结膜是一层薄而透明的黏膜,富有血管。结膜衬于眼睑的内面和眼球巩膜的表面,分别叫**睑结膜**和**球结膜**。睑结膜与球结膜相互移行,其反折部构成**结膜上穹**和**结膜下穹**。睑裂闭合时结膜围成**结膜囊**。

（三）泪器

泪器（图10-9）由**泪腺**、**泪小管**、**泪囊**和**鼻泪管**组成。泪腺位于眼眶前外上方的泪腺窝内,其排泄管开口于结膜上穹。上、下睑缘内侧各有一突起,称泪乳头,其中央有泪小管的入口,称泪点。泪小管起于泪点,先垂直于睑缘 2mm,然后转向内与睑缘平行进入泪囊。泪囊位于泪囊窝内,上端

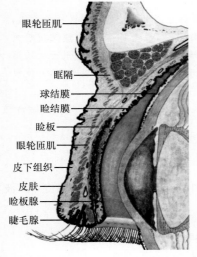

图 10-8 眼睑的结构

为盲端,下端与鼻泪管相连;鼻泪管开口于下鼻道。

（四）眼球外肌

眼球外肌配布于眼球周围,共 7 块（图10-10）。上睑提肌能提上睑,内直肌和外直肌分别使眼球转向内侧和外侧,上直肌和下直肌分别使眼球转向上内和下内,上斜肌使眼球转向下外,下斜肌使眼球转向上外。眼球的正常运动,是以上各肌协同作用的结果,当某一肌力减弱或瘫痪时,可出现复视和斜视现象。

三、眼 的 血 管

眼的血液供应来自眼动脉。眼动脉是颈内动脉在颅内的分支,经视神经管入眶,分支分布于眼球、泪器和眼外肌等处。眼动脉还发出视网膜中央动脉,穿行于视神经内至视神经盘处分为视网膜颞侧上、下小动脉和视网膜鼻侧上、下小动脉,主要营养视网膜的内层（图10-4）。

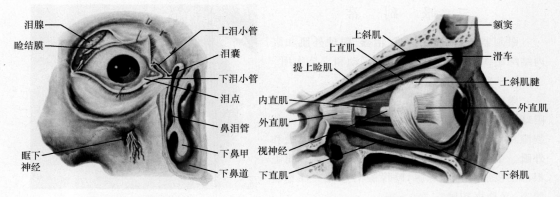

图 10-9　泪器(右)　　　　　　图 10-10　眼球外肌(右外侧)

眼的静脉血由眼静脉收集,向后注入颅内的海绵窦,向前与面部的内眦静脉相交通。

小结

　　眼由眼球和眼副器组成。眼球分为眼球壁和眼内容物两部分。眼球壁的外膜又叫纤维膜,前面是角膜,后面是巩膜;中膜又叫血管膜,前为虹膜、中为睫状体,后是脉络膜;内膜又叫视网膜。光线从眼外到达视网膜要经过由角膜、房水、晶状体、玻璃体构成的折光装置;瞳孔开大或缩小可以控制光线入眼的量,晶状体曲度的改变可以调节折光度,加上眼副器的辅助作用,可使视网膜得到最适合的刺激,最终产生清晰的视觉。

第二节　耳

　　耳又称**前庭蜗器**,分为**外耳、中耳**和**内耳**3 部分(图 10-11)。外耳和中耳收集并传导声波,内耳含听觉和位置觉感受器。

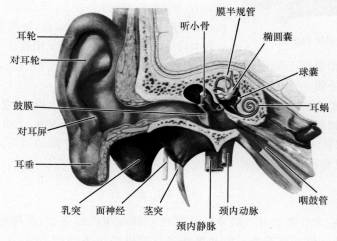

图 10-11　前庭蜗器

一、外　耳

外耳包括**耳郭**、**外耳道**和**鼓膜**3部分。

（一）耳郭

耳郭位于头部两侧，耳郭大部分以弹性软骨为支架，外覆皮肤，富含血管和神经，下部无软骨，仅含结缔组织和脂肪，称为**耳垂**，是临床上常用的采血部位。耳郭的中部有深凹的**外耳门**，向内通外耳道。耳郭总体呈漏斗状，有收集声波的作用。

（二）外耳道

外耳道是外耳门至鼓膜之间的弯曲管道，长约2.5cm，可分为外侧1/3的软骨部和内侧2/3的骨部，外耳道由外向内略呈"S"形。故检查外耳道和鼓膜时，成人应将耳郭拉向后上方，使外耳道变直以便观察。幼儿外耳道较窄短，宜将耳郭拉向后下方。

外耳道表面覆以皮肤，含有毛囊、皮脂腺和耵聍腺。耵聍腺分泌黄褐色黏稠物称耵聍。外耳道皮下组织少，皮肤与软骨膜及骨膜紧密结合，内有丰富的感觉神经末梢，故炎症肿胀时疼痛剧烈。

（三）鼓膜

鼓膜（图10-12）是位于外耳道和鼓室之间的椭圆形半透明薄膜。向前、下、外倾斜，与外耳道的下壁约成45°角。鼓膜形似浅漏斗状，中部略向内凹陷称**鼓膜脐**。鼓膜上1/4呈粉红色，称**松弛部**；下3/4呈灰白色，称**紧张部**。紧张部的前下方有一三角形反光区称为**光锥**。

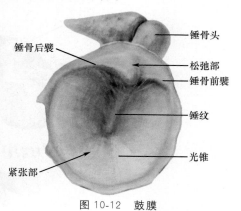

锤骨头
锤骨后襞
松弛部
锤骨前襞
锤纹
光锥
紧张部

图 10-12　鼓膜

二、中　耳

中耳位于外耳和内耳之间，包括**鼓室**、**咽鼓管**和**乳突小房**。

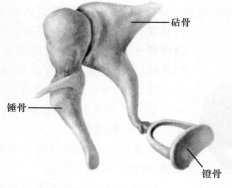

砧骨
锤骨
镫骨

图 10-13　听小骨

考点：中耳的组成

（一）鼓室

鼓室位于鼓膜和内耳之间，是颞骨岩部内含气的不规则小腔，内衬黏膜。其外侧壁为鼓膜，内侧壁为内耳的外侧壁，该壁上有两孔，位于后上方的孔呈卵圆形，称**前庭窗**；位于后下方的孔呈圆形称**蜗窗**，被第二鼓膜封闭；前壁借咽鼓管与咽相通；后壁有乳突窦通乳突小房；上壁为鼓室盖；下壁为颈静脉壁。**听小骨**位于鼓室内，**锤骨**居外侧，紧附鼓膜内面；**砧骨**居中，**镫骨**在内侧附于前庭窗的周缘。3块听小骨以关节相连，构成**听骨链**（图10-13）。听骨链对声波有传导和调节作用。

（二）咽鼓管

咽鼓管（图10-11）是咽与鼓室的通道，可使鼓室内外的气压保持平衡，有利于鼓膜的振动。小儿咽鼓管较成人的粗短,并接近水平位,故咽部感染易经此蔓延至鼓室,引起中耳炎。

案例10-3

一个11岁的女孩患了感冒,1个月后又患了右侧急性中耳炎。

问题:请追踪病原菌由鼻咽部感染导致中耳炎发生的途径。

案例 10-3 分析

感冒致使咽部发生炎症,经咽鼓管咽口蔓延至鼓室,鼓室为中耳的一部分,引起中耳炎的发生。

(三)乳突小房

乳突小房(图 10-14)是颞骨乳突内许多相互融通的含气小腔,其上方借乳突窦与鼓室相通。

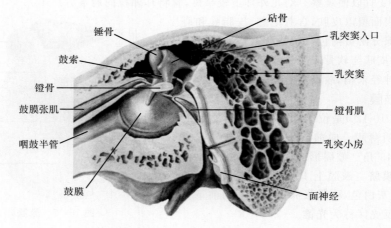

图 10-14　乳突小房

三、内　耳

内耳(图 10-15)位于颞骨岩部,由一系列复杂的管腔组成,故又称为迷路。迷路分为**骨迷路**和**膜迷路**。骨迷路是骨性的管道,膜迷路为膜性的管道。膜迷路是套在骨性管道内的膜性管和囊,与骨迷路基本一致。骨迷路和膜迷路之间的间隙充满液体,称外淋巴;膜迷路内含有液体,称为内淋巴。内、外淋巴互不相通。听觉和位置觉感受器位于膜迷路内。

(一)骨迷路

骨迷路由后外向前内分为**骨半规管**、**前庭**和**耳蜗**3部分。

1. 骨半规管　由3个互相垂直的半环形小管组成,按其位置,分别为前、后、外骨半规管。每管均有两脚,其中一脚膨大称为骨壶腹,另一

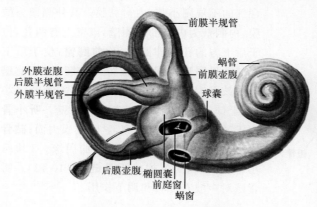

图 10-15　骨迷路和膜迷路

考点:骨迷路的组成

脚不膨大称为单骨脚,前、后骨半规管的单骨脚合成1个脚,即共有5个脚连在前庭上。

2. 前庭　介于骨半规管和耳蜗之间,略呈椭圆形。前庭外侧壁上有两个孔,分别称前庭窗和蜗窗,前者有镫骨相附,内面对蜗管前庭阶;后者面向鼓室腔,内面对蜗管的鼓阶。

3. 耳蜗　位于前庭的前内侧,形似蜗牛。其底朝后内,顶朝向前外,由骨性蜗螺旋管围绕蜗轴约两圈半构成。蜗轴向螺旋管中发出**骨螺旋板**,骨螺旋板的游离缘与蜗管的基膜相连。

(二)膜迷路

膜迷路(图10-16)由**膜半规管**、**椭圆囊**、**球囊**及**蜗管**组成。

考点:膜迷路的组成

1. 膜半规管　位于同名骨半规管内,每一骨壶腹内也有一膨大的膜壶腹,膜壶腹内有隆起的**壶腹嵴**,壶腹嵴是位觉感受器,能感受头部旋转变速运动的刺激。

2. 椭圆囊与球囊　位于前庭内,两囊相互连通。椭圆囊较大,位于后上方,球囊较小,位于前下方;两囊内均有向囊腔内突起的结构,分别称为**椭圆囊斑**和**球囊斑**,是位觉感受器,能感受头部静止的位置和直线变速运动的刺激。

3. 蜗管　套在蜗螺旋管内,连于骨螺旋板的游离缘,断面呈三角形,下壁为**蜗管鼓壁**(螺旋膜,基膜),上壁为**蜗管前庭壁**(前庭膜),外侧壁为骨膜。螺旋膜上的毛细胞、支持细胞和盖膜等结构组成**螺旋器**(图10-17),又称为**Corti器**,是听觉感受器。

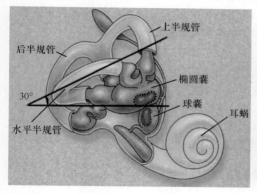

图 10-16　膜迷路

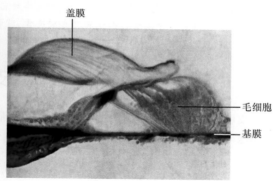

图 10-17　螺旋器

四、声波的传导

声波经外耳、中耳的传音装置传到内耳的耳蜗,耳蜗将声波的刺激转变为神经冲动,由蜗神经传入大脑皮质的听觉中枢,产生听觉。

1. 声波的传导途径　声波的传导途径有两条,即空气传导和骨传导。

(1)空气传导:耳郭收集声波经外耳道到达鼓膜,引起鼓膜振动,再经听骨链传到镫骨底,于前庭窗处引起淋巴振动。

(2)骨传导:声波直接作用于颅骨,经颅骨的传导,引起外淋巴的振动。

2. 听觉的产生　声波经气传导和骨传导,引起外淋巴的振动,进而引起内淋巴的振动、毛细胞的摆动;毛细胞的摆动产生电位变化,同时转换为神经冲动,经由蜗神经传入大脑听觉中枢,产生听觉。

耳　聋

　　耳聋这一名称的定义各有不同。有人认为听觉全部消失或严重损失才称为耳聋。听力部分损失者称为重听。目前一般习惯以耳聋一词来概括有轻重不同的听觉障碍。医学界也有人主张废弃"难听"或"重听"等词，这些名词不仅不能正确表达耳聋的性质，而且容易误解，如重听可被理解为听到两种声音，或是再听到一次声音。因此，听力减退统称为耳聋。至于耳聋的性质可加定语说明，如轻聋、全聋、传音性聋及感音性聋等。耳聋的程度则以轻度、中度、中重度、重度、极重度（或全聋）来表示。聋病在全世界范围内都是一种多发性疾病。美国曾报道其普查结果，表明耳聋患者占总人口10％。我国在1987年进行全国残疾人抽样调查资料表明，听力残疾人为1766万人。这主要为明显的聋哑人，对于轻、中度的耳聋患者还未统计在内。因此，耳聋将始终成为一个不可忽视的社会问题，对于耳聋的防治和康复研究工作也越来越受到医学界和社会的关注。

　　耳分为外耳、中耳和内耳3部分。外耳包括耳郭、外耳道和鼓膜，功能在于收集和传导声波。中耳包括鼓室、咽鼓管和乳突小房；鼓室内有3块听小骨，构成听骨链，传导声波；咽鼓管是咽与鼓室的通道，使鼓室与外界大气压保持平衡。内耳的膜迷路套于骨迷路内；骨迷路包括骨性半规管、前庭和耳蜗，膜迷路包括膜半规管、椭圆囊、球囊和蜗管。蜗管内的螺旋器是听觉感受器，声波可经气传导和骨传导方式传入内耳，刺激螺旋器，引起电位变化，产生神经冲动，传入大脑听觉中枢，产生听觉。半规管内的壶腹嵴和椭圆囊、球囊内的囊斑是位置觉感受器。

第三节　皮　　肤

　　皮肤覆盖体表，总面积约 2 ㎡，是人体面积最大的器官。皮肤上有毛、指（趾）甲、汗腺和皮脂腺等附属器。皮肤具有保护、吸收、排泄、感受刺激、调节体温等功能。

一、皮肤的结构

　　皮肤（图 10-19 ）分为浅层的**表皮**和深层的**真皮**，并借皮下组织与深部的组织相连。皮肤的厚度因部位不同而有差异，以背部、项部、手掌及足底最厚，腋窝、面部最薄，平均厚度1～4mm。

（一）表皮

　　表皮是皮肤的最表层，由角化的复层扁平上皮构成。表皮由浅入深依次为**角质层、透明层、颗粒层、棘层**和**基底层**（图 10-18）。

　　1. 角质层　由数层角化的扁平细胞构成，胞质内含有干硬的角蛋白。此层对酸碱和摩擦等具有很强的抵抗力，能阻挡异物和病原体侵入，脱落后形成皮屑。

　　2. 透明层　由 2～3 层更扁的棱形细胞构成，胞核消失，呈均质透明状。

　　3. 颗粒层　由3～5层棱形细胞构成，胞质内含有大小不等、形状不规则的透明角质颗粒。

　　4. 棘层　由 4～10 层多边形细胞构成。

　　5. 基底层　由一层低矮柱状基底细胞组成，附着于基膜上。基底细胞之间有少量黑色素细胞，具有合成黑色素、形成黑素分泌颗粒的功能，它的数量和颜色决定了皮肤的颜色。基底细胞有较强的分裂能力。

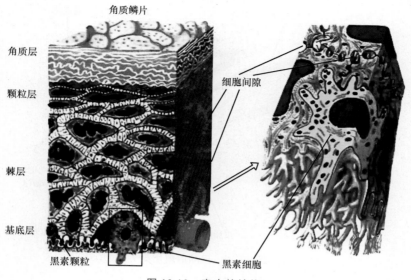

角质鳞片

角质层

颗粒层

棘层

基底层

黑素颗粒

细胞间隙

黑素细胞

图 10-18 表皮的结构

（二）真皮

真皮位于表皮下面,由致密结缔组织构成,与表皮牢固相连,分为**乳头层**和**网织层**。

1. **乳头层** 为紧邻表皮基底层较薄的疏松结缔组织,有许多突向表皮的乳头状突起,增大了表皮和真皮的连接面积,增强了牢固性。乳头层含有丰富的毛细血管、游离神经末梢和触觉小体。

2. **网织层** 位于乳头层深面较厚的致密结缔组织,其中粗大的胶原纤维和弹性纤维交织成网,使皮肤具有弹性和韧性。网织层内含小血管、淋巴管、神经、毛囊、皮脂腺、汗腺和环层小体等。

（三）皮下组织

皮下组织由疏松结缔组织和脂肪组织构成,不属皮肤;其厚薄程度随个体、年龄、性别和部位而异,如腹部皮下组织厚且皮下脂肪丰富,眼睑、阴茎、阴囊等处的皮下组织薄而疏松,不含脂肪。皮下组织内有较大的血管、淋巴管和神经,毛囊和汗腺也常常延伸到此层。

皮下组织内还有全身的浅静脉,位置表浅,透过皮肤在体表易于看见,常用作静脉注射;而皮下注射就是将药物注入此层。至于皮内注射则是将药物注入表皮的基底层与真皮的乳头层之间。

二、皮肤的附属器

皮肤的附属器(图 10-19)包括**毛发**、**皮脂腺**、**汗腺**和**指(趾)甲**。

1. **毛发** 人体皮肤除手掌和足底等处外,都有毛发分布,露在皮肤外面的部分称**毛干**;埋入皮肤内的部分称**毛根**,毛根周围包有**毛囊**。毛囊和毛根下端都膨大,称**毛球**,是毛和毛囊的生长点。毛球基部有一深凹,结缔组织伸入其内形成毛乳头。毛乳头对体毛的生长有重要作用。毛囊的一侧附有斜行的平滑肌束,称立毛肌,收缩时可使体毛竖立。

2. **皮脂腺** 位于毛囊和竖毛肌之间,其排泄管很短,开口于毛囊。皮脂腺分泌皮脂,有

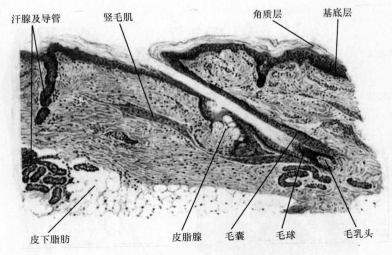

图 10-19　皮肤的附属器

滋润皮肤和毛发的作用。

3. 汗腺　全身的皮肤,除乳头和阴茎头等外都有汗腺,但以手掌和足底较多。汗腺是管状腺,其分泌部位于真皮的网织层内,盘曲成团。汗腺分泌的汗液经导管排到皮肤表面,具有湿润皮肤、调节体温和水电解质平衡等作用。

4. 指(趾)甲　位于手指和足趾远端的背面,由表皮角化增厚形成。甲的远端露于体表,称甲体;近端埋入皮肤内,称甲根。甲根基部的上皮称甲母质,是甲的生长点,拔甲时不可破坏。甲体的两侧与皮肤之间的沟,称甲沟。

链接

"青春痘"的由来

　　"青春痘"医学上称为痤疮,是青春期常见的皮肤病;它的形成与激素的分泌有关。青春期体内性激素分泌增多,使皮脂腺的分泌异常旺盛,产生大量皮脂,使年轻人的皮肤光滑亮丽。激素也使毛囊口的上皮角化过度,致使毛囊口被角质堵塞,皮脂无法排出。皮脂在皮脂腺内积聚,继发的细菌感染和炎性物质的刺激形成痤疮,在皮肤表现为粉刺、丘疹、脓疱、结节、囊肿及瘢痕等,青春痘由此产生。有青春痘不必过分担心,一般成人期自愈。

自测题

一、名词解释

1. 视神经盘　2. 黄斑　3. 中央凹　4. 咽鼓管

二、填空题

1. 眼球壁自外向内分别为 _____、_____ 和 _____。

2. 眼球的屈光系统包括 _____、_____、_____ 和 _____。

3. 中耳包括 _____、_____ 和 _____。

4. 膜迷路分为 _____、_____、_____

和 _____。

5. 位觉感受器有 _____、_____ 和 _____,听觉感受器是 _____。

三、单项选择

1. 组成视器的结构是（　　）

　A. 眼球壁和眼副器　　B. 眼球壁和内容物

　C. 眼球和眼副器　　　D. 眼球和内容物

　E. 以上均不是

2. 角膜（　　）

A. 占眼球纤维膜的前 5/6

B. 有丰富的感觉神经末梢

C. 有丰富的血管

D. 有丰富的色素

E. 以上均不是

3. 属于眼球血管膜的结构是（　　）

   A. 角膜　　B. 巩膜　　C. 视网膜

   D. 脉络膜　E. 结膜

4. 沟通眼前后房的结构是（　　）

   A. 泪点　　　　　　B. 巩膜静脉窦

   C. 瞳孔　　　　　　D. 虹膜角膜角

   E. 睫状体

5. 引起中耳炎的主要感染途径（　　）

   A. 外耳道　B. 内耳门　C. 咽鼓管

   D. 前庭窗　E. 鼓膜

6. 瞳孔位于（　　）

   A. 角膜　　B. 虹膜　　C. 脉络膜

   D. 视网膜　E. 巩膜

7. 产生房水的结构是（　　）

   A. 睫状体　B. 晶状体　C. 玻璃体

   D. 泪腺　　E. 视网膜

8. 调节晶体曲度的肌肉是（　　）

   A. 上睑提肌　　　　B. 眼轮匝肌

   C. 瞳孔括约肌　　　D. 睫状肌

   E. 瞳孔开大肌

9. 临床检查成人鼓膜时需将耳郭拉向（　　）

   A. 后上方　B. 下方　　C. 后下方

   D. 上方　　E. 前方

10. 咽鼓管开口于鼓室的（　　）

   A. 外侧壁　B. 内侧壁　C. 前壁

   D. 后壁　　E. 上壁

11. 鼓室位于（　　）

   A. 颧骨　　B. 枕骨　　C. 颞骨

   D. 蝶骨　　E. 上颌骨

12. 听觉感受器是（　　）

   A. 椭圆囊斑　　　　B. 球囊斑

   C. 壶腹嵴　　　　　D. 螺旋器

   E. 蜗窗

13. 触觉小体位于（　　）

   A. 表皮　　　　　　B. 真皮乳头层

   C. 真皮网质层　　　D. 皮下组织

   E. 毛囊与竖毛肌之间

14. 对毛发的生长有营养作用的是（　　）

   A. 毛干　　B. 毛囊　　C. 毛根

   D. 毛乳头　E. 竖毛肌

四、简答题

1. 试述视近物时眼是如何调节的。

2. 简述房水产生和循环途径及其作用。

3. 简述泪液的产生及流动途径。

4. 写出声波传导途径。

（黄嫦斌）

第十一章

神经系统

美丽的风景为我们所见,优美的音乐为我们所闻,吟诗作画是我们所能,而且我们每天都要进行吃饭、语言交流、睡眠、运动、思考、记忆以及维持生命的心跳、呼吸等活动,所有这些正常的生命活动都是在神经系统的调控下完成的。这一系统如何组成?是通过什么样的结构对来自机体内、外环境的各种刺激作出的反应?通过对这一章的学习,我们不仅可以全面了解神经系统的组成、结构和功能,同时也为我们开启了探究这一系统的大门。

第一节 概 述

一、神经系统的组成

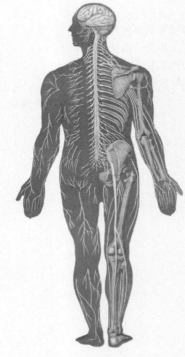

考点:中枢神经系统和周围神经系统的分布

神经系统按其所在的位置、形态和功能,分为**中枢神经系统**和**周围神经系统**。**中枢神经系统**包括**脑**和**脊髓**;周围神经系统包括**脑神经**、**脊神经**和**内脏神经**(图 11-1)。脑神经共 12 对,与脑相连;脊神经共 31 对,与脊髓相连;内脏神经借助脑神经、脊神经附于脑和脊髓。根据分布对象不同,将周围神经系统分为**躯体神经**和**内脏神经**。躯体神经分布于体表、骨、关节和骨骼肌,内脏神经则分布于内脏、心血管和腺体。躯体神经和内脏神经均包含感觉(传入)和运动(传出)两种纤维成分,而内脏运动神经又分为**交感神经**和**副交感神经**。

二、神经系统的活动方式

神经系统的基本活动方式是**反射**。反射是神经系统在调节机体的活动中,对内、外环境的各种刺激所作出的适宜反应。完成反射的形态学基础是**反射弧**。反射弧包括 5 部分,即:感受器→传入(感觉)神经→中枢→传出(运动)神经→效应器(图 11-2)。反射弧中任何一个部分发生损伤,反射即出现障碍。因此,临床上常用检查反射的方法来诊断神经系统的疾病。

考点:反射、反射弧的组成

三、神经系统的常用术语

1. 灰质 在中枢神经系统内,神经元胞体和树突聚集的部位,新鲜标本上色泽灰暗,称为灰质。在大脑和小脑表面的灰质层,称为**皮质**。

图 11-1 神经系统概况

2. 白质　在中枢神经系统内,神经纤维聚集之处,因神经纤维外包髓鞘,新鲜时色泽白亮,称为白质。位于大脑和小脑深部的白质,称为**髓质**。

3. 神经核　在中枢神经系统内,形态和功能相似的神经元胞体聚集成团,称为神经核。

4. 神经节　在周围神经系统内,神经元胞体聚集形成的团块状结构,称为神经节。

5. 纤维束　在中枢神经系统内,起止、行程和功能相同的神经纤维集合在一起,称为纤维束。

6. 神经　在周围神经系统内,神经纤维聚集成粗细不等的条索状结构,称为神经。

7. 网状结构　在中枢神经系统内,某些部位的神经纤维交织成网状,网眼内含有分散的大小不等的神经细胞团块,这些区域称为**网状结构**。

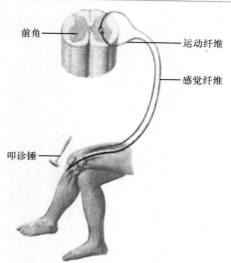

图 11-2　反射弧示意图

前角　运动纤维　感觉纤维　叩诊锤

考点:神经系统的常用术语

第二节　中枢神经系统

一、脊　　髓

案例11-1

某成年男性,背部被戳了 1 刀,1 年后,脊髓损伤所致的左下肢完全瘫痪依然存在。查体:左下肢随意运动消失,腱反射亢进,肌肉无明显萎缩,右侧下半身的痛、温觉丧失,本体感觉和精细触觉基本正常;左侧下半身本体感觉和精细触觉消失,痛、温觉正常。无其他异常。

问题:1. 试分析病变发生在哪一侧。

2. 损伤了哪些结构?

3. 解释产生上述症状的原因。

案例 11-1 分析

脊髓白质内上行的纤维束有薄束、楔束和脊髓丘脑束,下行的纤维束主要有皮质脊髓束,分析其有何功能、传导特点,解释产生临床症状的原因。

(一) 脊髓的位置和外形

1. 位置　脊髓位于椎管内,成人全长 42～45cm,上端在枕骨大孔处与延髓相连,下端在成人约平第 1 腰椎体下缘,新生儿可达第 3 腰椎下缘。

2. 外形　脊髓呈前后略扁的圆柱形,全长粗细不等,有两处膨大,即**颈膨大**和**腰骶膨大**。这两个膨大的形成,是因为内部神经元数目较多,分别与上肢和下肢的感觉和运动有关。脊髓下端逐渐变细成圆锥状,称**脊髓圆锥**。圆锥向下延伸一条无神经组织的**终丝**,止于尾骨的背面,起固定作用(图 11-3)。

考点:脊髓的位置及外形

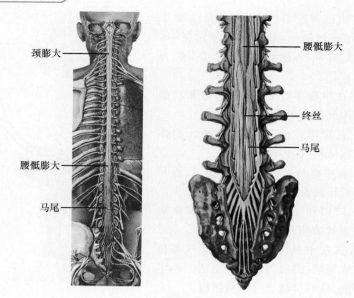

图 11-3　脊髓的位置与外形

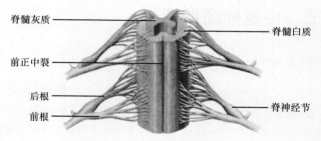

图 11-4　脊髓结构示意图

脊髓表面有 6 条纵行的沟或裂，前面正中较深的沟，称为**前正中裂**，后面正中较浅的沟，称为**后正中沟**。由此二沟裂将脊髓分为左、右对称两半。在前正中裂和后正中沟之间有一对**前外侧沟**和一对**后外侧沟**，前、后外侧沟内分别有脊神经的前根和后根进出。前、后根在椎间孔处合并成 1 条脊神经，每条脊神经的后根均有 1 个膨大的神经节，称为**脊神经节**（图 11-4）。

　　脊髓的两侧连有 31 对脊神经，每对脊神经所对应的那段脊髓，称为 1 个脊髓节段。脊髓共有 31 个节段，即 8 个颈节、12 个胸节、5 个腰节、5 个骶节和 1 个尾节。在脊髓下端，腰、骶、尾部的脊神经根行至相应的椎间孔之前，在椎管内几乎垂直下行一段距离，并在脊髓圆锥以下围绕终丝，形成**马尾**（图 11-3）。因第 1 腰椎以下已无脊髓，临床上常选择在第 3～4 或 4～5 腰椎棘突间进行腰椎穿刺，不致损伤脊髓。

考点：腰穿的部位

　　（二）脊髓的内部结构

　　脊髓由灰质和白质构成。脊髓中央有一纵行的小管，贯穿其全长，称为**中央管**。围绕中央管周围的是**灰质**，灰质的外周是**白质**（图 11-5）。

　　1. 灰质　在脊髓横切面上，灰质呈蝶形或"H"形，左、右对称。每侧灰质前部粗大为**前角**（也称前柱），主要由运动神经元组成；灰质的后部狭长为**后角**（也称后柱），主要由中间神经元组成，接受后根的传入纤维，后角内有一些复杂的神经核团，如后角固有核、胸核等；在脊髓第 1 胸节至第 3 腰节，前角与后角之间有向外侧突的**侧角**（也称侧柱），其内有交感神经元，是交感神经在脊髓内的低级中枢；在脊髓第 2～4 骶节相当于侧角处，含有副交感神经元，称为**骶副交感核**，是副交感神经在脊髓内的低级中枢。

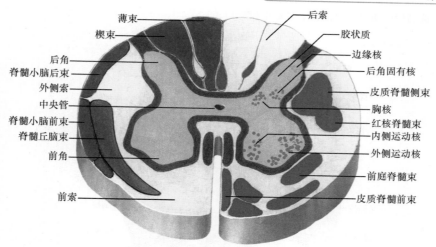

图 11-5　脊髓横切面

图中标注（左侧，从上到下）：薄束、楔束、后角、脊髓小脑后束、外侧索、中央管、脊髓小脑前束、脊髓丘脑束、前角、前索

图中标注（右侧，从上到下）：后索、胶状质、边缘核、后角固有核、皮质脊髓侧束、胸核、红核脊髓束、内侧运动核、外侧运动核、前庭脊髓束、皮质脊髓前束

考点：脊髓灰质的分部，主要上、下行纤维束的名称、位置和功能

链接

脊髓灰质炎

　　脊髓灰质炎又称小儿麻痹症，是由脊髓灰质炎病毒引起的小儿急性传染病，多发生在 5 岁以下小儿，尤其是婴幼儿。病毒侵犯脊髓前角运动神经元，造成弛缓性肌肉麻痹，病情轻重不一，轻者无瘫痪出现，严重者累及生命中枢而死亡；大部分病例可治愈，仅小部留下瘫痪后遗症。自从口服的脊髓灰质炎减毒活疫苗投入使用后，发病率明显降低。

　　2. 白质　位于灰质的周围，借脊髓表面的沟裂分为 3 个索：前正中裂与前外侧沟之间为**前索**，前、后外侧沟之间为**外侧索**，后正中沟与后外侧沟之间为**后索**。白质由上行的（感觉）纤维束和下行的（运动）纤维束组成。

　　（1）上行纤维束

　　1）薄束和楔束：位于后索，薄束在内侧，楔束在外侧，传导同侧躯干和四肢的本体感觉（肌、肌腱、关节的位置觉、运动觉和振动觉）和皮肤精细触觉（如辨别两点间的距离和物体纹理粗细）的冲动。

　　2）脊髓丘脑束：位于外侧索和前索内，分为**脊髓丘脑侧束**和**脊髓丘脑前束**。传导对侧躯干、四肢的痛、温觉和粗触觉、压觉的冲动。

　　（2）下行纤维束

　　1）皮质脊髓束：位于外侧索和前索内，分为**皮质脊髓侧束**和**皮质脊髓前束**。将来自大脑皮质的神经冲动传至脊髓前角运动神经元，管理躯干、四肢骨骼肌的随意运动。

　　2）红核脊髓束：位于外侧索，将来自大脑的神经冲动传至脊髓前角运动神经元，调节肌张力。

　　（三）脊髓的功能

　　1. 传导功能　脊髓有上、下行纤维束，可将脑的各部与躯干、四肢的感受器、效应器联系起来。

　　2. 反射功能　脊髓是躯体反射、内脏反射活动的低级中枢。躯体反射是指骨骼肌的反射活动，如屈肌反射、膝反射、跟腱反射、肱二头肌反射等。内脏反射如竖毛反射、排便反射、排尿反射等。

二、脑

　　脑位于颅腔内，在成人其平均重量约 1400g，由**端脑**、**间脑**、**中脑**、**脑桥**、**延髓**和**小脑**组成。

通常把中脑、脑桥、延髓 3 部分合称脑干(图 11-6)。

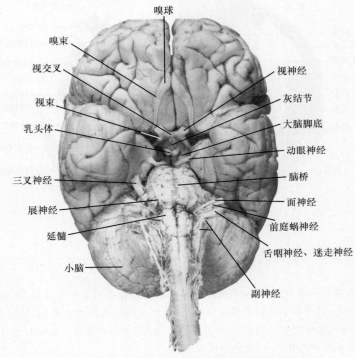

图 11-6　脑的底面图

(一)脑干

脑干上接间脑,下续脊髓,自下而上由**延髓**、**脑桥**和**中脑**组成。背面与小脑相连(图 11-7)。脑干自上而下依次连有Ⅲ～Ⅻ对脑神经。

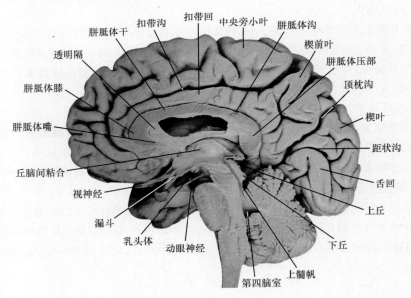

图 11-7　脑的正中矢状面

1. 脑干的外形

（1）腹侧面：延髓上续脑桥，下在枕骨大孔处连脊髓。在延髓腹侧面，前正中裂两侧有纵行隆起，称为**锥体**，其内有皮质脊髓束通过。锥体下端的大部分纤维左、右交叉，形成**锥体交叉**。锥体外侧的卵圆形隆起，称橄榄。在延髓的前外侧沟内有**舌下神经根**穿出。在橄榄的后方，自上而下依次连有**舌咽神经根**、**迷走神经根**和**副神经根**。

脑桥腹侧面宽阔隆起，称为**脑桥基底部**。基底部正中为纵行的**基底沟**，有基底动脉通过。基底部向后外逐渐变窄移行为小脑中脚，两者的分界处连有**三叉神经根**。脑桥下缘借**延髓脑桥沟**与延髓分界，其上缘与中脑大脑脚相接。延髓脑桥沟内，从内侧向外侧依次有**展神经根**、**面神经根**和**前庭蜗神经根**。

中脑腹侧面有 1 对粗大的纵行隆起，称为**大脑脚**，两脚之间的凹陷为**脚间窝**，窝内有**动眼神经根**（图 11-8）。

（2）背侧面：延髓背侧面下部后正中沟的外侧各有 1 对纵行隆起，位于外侧的为**楔束结节**，内侧的为**薄束结节**，其深面分别有**楔束核**和**薄束核**。延髓背侧面上部与脑桥共同形成菱形窝，构成第四脑室底。

中脑背侧面有两对圆形的隆起，上方

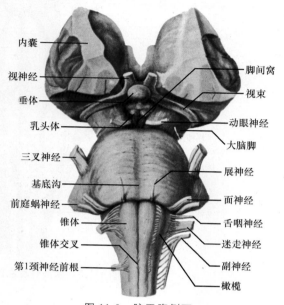

图 11-8　脑干腹侧面

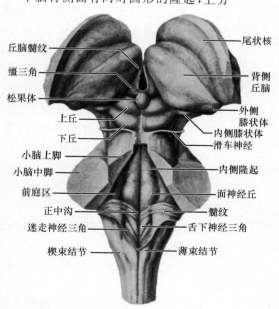

图 11-9　脑干背侧面

的一对称为**上丘**，是视觉反射中枢；下方的一对称为**下丘**，是听觉反射中枢。下丘的下方有**滑车神经根**，它是唯一自脑干背侧面出脑的脑神经（图 11-9）。

考点：脑干的外形、相连的脑神经

2. 脑干的内部结构　脑干的内部结构比脊髓复杂，由灰质、白质和网状结构组成。

（1）灰质：脑干内的灰质形成了**神经核**，分为脑神经核和非脑神经核。脑神经核的名称大多与相连的脑神经相一致。脑神经核在脑干内的位置，大部分与脑神经的连脑部位相对应（图 11-10，图 11-11）。即中脑内含有与动眼神经和滑车神经相关的神经核团，脑桥内含有与展神经、面神经、前庭蜗神经和三叉神经相关的神经核团，延髓内含有与舌咽神经、迷走神经、副神经和舌下神经相关的神经核团。

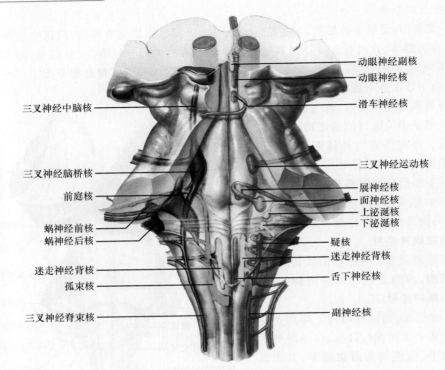

图 11-10　脑神经核在脑干背面的投影

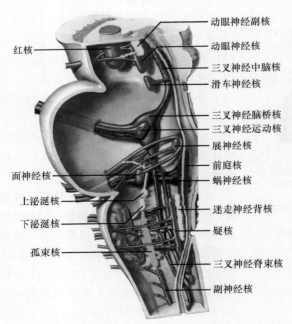

图 11-11　脑神经核在脑干侧面的投影

　　脑神经核可分为 4 类,并与脑神经的纤维成分相对应。①**躯体运动核**:包括动眼神经核、滑车神经核、三叉神经运动核、展神经核、面神经核、副神经核、疑核和舌下神经核,共 8 对;②**内脏运动核**:包括动眼神经副核、上泌涎核、下泌涎核和迷走神经背核,共 4 对;③**躯体感觉核**:包括三叉神经脊束核、三叉神经中脑核、三叉神经脑桥核、前庭神经核和蜗神经核,共 5 对;④**内脏感觉核**:仅有 1 对孤束核。

　　非脑神经核不与脑神经相连,可成为反射通路上或上、下行传导通路的**中继核**,与各级脑或脊髓有广泛的联系,如位于延髓的**薄束核**与**楔束核**,中脑内的**红核**和**黑质**。

　　(2)白质:主要由上行和下行纤维束组成。

　　1)上行(感觉)纤维束:①**内侧丘系**:由薄束核和楔束核发出传导对侧躯干和四肢的本体感觉和精细触觉冲动的传入纤维,呈弓状绕过中央管腹侧,左、右交叉,称为**内侧丘系交叉**;交叉后的纤维在中线两侧上行,形成**内侧丘系**,止于背侧丘脑的腹后外侧核。②**脊髓丘系**:传导对侧躯干和四肢的痛、温、粗触和压觉冲动的脊髓丘脑束上升到脑干后,形成脊髓丘系,止于背侧丘脑腹后外侧核。③**三叉丘系**:三叉丘系上行止于背侧丘脑腹后内侧核,传导对侧头面部的痛、温、触觉和压觉的冲动。

2)下行(运动)纤维束:由大脑皮质发出的控制骨骼肌随意运动的下行纤维组成。其中一部分纤维下行到延髓形成锥体,组成**皮质脊髓束**。皮质脊髓束的大部分纤维在锥体下端处交叉形成锥体交叉,约 3/4 的纤维交叉后在脊髓外侧索内下行,称**皮质脊髓侧束**;其余 1/4 的纤维不交叉,在脊髓前索内下行,称**皮质脊髓前束**。另一部分纤维在下行过程中终止于脑干内各躯体运动核,称为**皮质核束**。 **考点**:脑干内主要的上行和下行纤维束

(3)网状结构:脑干内脑神经核、边界明显的非脑神经核团以及长的上、下行纤维束以外的区域,纤维交错,其间散在着大小不等的神经细胞团,称为**网状结构**。

3.脑干的功能

(1)反射功能:脑干内有多个反射中枢,如延髓内有心血管中枢和呼吸中枢,合称"生命中枢";脑桥内有角膜反射中枢;中脑内有瞳孔对光反射中枢等。

(2)传导功能:大脑皮质与脊髓、小脑相互联系的上、下行纤维束都要经过脑干。

(3)网状结构的功能:脑干的网状结构具有调节内脏活动、维持大脑皮质觉醒状态、调节肌张力等功能。

(二)小脑

1.小脑的位置和外形　小脑位于颅后窝,在延髓和脑桥的后方。小脑上面平坦,下面中间部凹陷,中间部分狭窄为**小脑蚓**,两侧膨隆的部分称**小脑半球**。在小脑半球下面,靠近小脑蚓的两侧有 1 对隆起,称**小脑扁桃体**。当颅脑病变(如颅内出血、肿瘤等)引起颅内压增高时,小脑扁桃体可嵌入枕骨大孔,压迫延髓内的生命中枢,危及生命,称小脑扁桃体疝(枕骨大孔疝)(图 11-12)。 **考点**:小脑的位置、外形

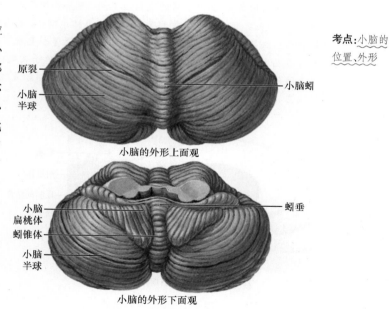

原裂

小脑半球

小脑蚓

小脑的外形上面观

小脑扁桃体

蚓锥体

小脑半球

蚓垂

小脑的外形下面观

图 11-12　小脑的外形

2.小脑的内部结构　小脑的表面配布的灰质,称为小脑皮质。小脑深部的白质,称为小脑髓质。包埋在髓质内的灰质核团,称为小脑核,如顶核、球状核、栓状核和齿状核(图 11-13)。

3.小脑的功能　小脑是一个重要的运动调节中枢,具有维持身体平衡、调节肌张力和协调肌群随意运动的功能。

4.第四脑室　是位于延髓、脑桥和小脑之间的腔隙。第四脑室的顶形如帐篷,朝向小脑,底即**菱形窝**。第四脑室向上经中脑水管与第三脑室相通,向下通脊髓中央管,并通过第四脑室正中孔和外侧孔与蛛网膜下隙相通,第四脑室的脉络丛可产生脑脊液(图 11-14)。 **考点**:小脑的功能及第四脑室

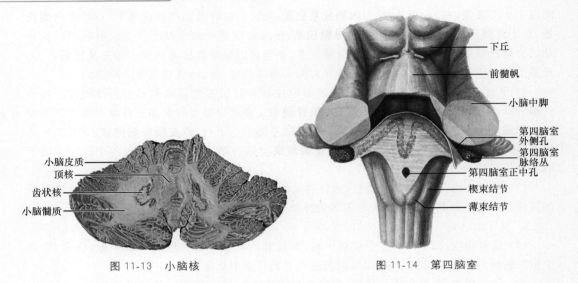

图 11-13　小脑核

下丘
前髓帆
小脑中脚
第四脑室外侧孔
第四脑室脉络丛
第四脑室正中孔
楔束结节
薄束结节

小脑皮质
顶核
齿状核
小脑髓质

图 11-14　第四脑室

链接

小脑扁桃体疝

颅内压增高时,如颅后窝的占位性病变,可导致枕骨大孔上方的颅后窝组织(主要是小脑扁桃体)经枕骨大孔向下疝入枕骨大孔称为小脑扁桃体疝,又名枕骨大孔疝。疝入枕骨大孔及颈椎管上端的脑组织刺激和压迫该区的神经根、硬脑膜血管等引起枕下疼痛、颈部强直或强迫头位;延髓受压导致其发生水肿、淤血、出血、软化等,引起生命中枢功能衰竭;椎基底动脉受压导致其分布区脑组织供血障碍,更加重脑干的缺血、水肿等变化;疝出的脑组织发生充血、出血和水肿而使病变呈不可逆性改变,危及生命。

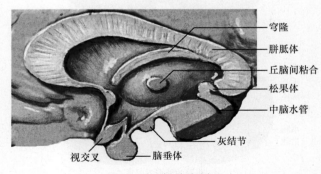

穹隆
胼胝体
丘脑间粘合
松果体
中脑水管
灰结节
脑垂体

视交叉

图 11-15　间脑内侧面

(三)间脑

间脑位于中脑与端脑之间,大部分被大脑半球所掩盖。间脑的主要部分是背侧丘脑和下丘脑。间脑的内腔为位于正中矢状面的窄腔,称第三脑室(图 11-15)。

1. **背侧丘脑**　也称**丘脑**,位于间脑背侧部,是一对卵圆形的灰质团块。丘脑内部有一呈"Y"形的白质内髓板,它将丘脑内部的灰质大致分隔为 3 个核群,即**前核群、内侧核群**和**外侧核群**。外侧核群的腹侧部是背侧丘脑最重要的核群,腹侧部的后部称为**腹后核**,此核又分为腹后内侧核和腹后外侧核。腹后外侧核接收脊髓丘系、内侧丘系的投射纤维,是躯体感觉的中继核,发出纤维组成**丘脑中央辐射**(丘脑皮质束),止于大脑皮质的躯体感觉中枢。腹后内侧核接收三叉丘系的投射纤维,发出纤维加入丘脑中央辐射。背侧丘脑后端的下外方有两个隆起,位于内侧的称**内侧膝状体**,与听觉冲动传导有关;位于外侧的称**外侧膝状体**,与视觉冲动传导有关(图 11-16)。

考点:背侧丘脑的主要核团

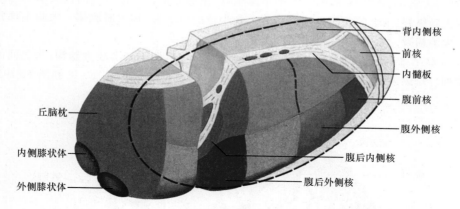

图 11-16 背侧丘脑

背内侧核
前核
内髓板
腹前核
腹外侧核
腹后内侧核
腹后外侧核

丘脑枕
内侧膝状体
外侧膝状体

2. 下丘脑 位于背侧丘脑的下方,构成第三脑室侧壁的下部和下壁,从脑底面由前向后包括**视交叉**、**灰结节**、**乳头体**,灰结节下延为**漏斗**,漏斗下端连**垂体**。下丘脑内含多个核团,重要的有**视上核**和**室旁核**,能分泌血管升压素和缩宫素。下丘脑是神经内分泌中心,也是内脏活动的较高级中枢,对机体摄食、体温、水电解质平衡、内脏活动和内分泌活动及情绪改变等进行广泛的调节(图 11-17)。

考点:下丘脑的主要结构及核团

室旁核
背内侧核
前核
视前核
视上核
视交叉
后核
腹内侧核
乳头体
弓状核
腺垂体
神经垂体

图 11-17 下丘脑主要核团

3. 第三脑室 位于两侧背侧丘脑和下丘脑之间的矢状位裂隙,前方借左、右心室间孔与两侧大脑半球的侧脑室相通,后方经中脑水管与第四脑室相通,顶为**第三脑室脉络丛**,产生脑脊液。

(四)端脑

案例11-2

邻居家李大爷,65岁,有高血压史,在一次情绪激动时突然晕倒,不省人事,急诊入院。两天后意识恢复,检查发现:1. 右侧肢体瘫痪,腱反射亢进;2. 右半身深、浅感觉丧失;3. 双眼视野偏盲;4. 右侧鼻唇沟变浅,微笑时口角偏向左侧,伸舌时舌尖偏向右侧。
问题:1. 李大爷病变的部位,病变累及的范围?
2. 初步诊断,并解释出现上述症状的原因。

案例 11-2 分析

内囊的位置、分部及通过的纤维束。考虑到内囊后肢通过的纤维束主要有皮质脊髓束、丘脑中央辐射、视辐射和听辐射,受损伤后,会产生偏身瘫痪、偏盲、偏身感觉障碍,即"三偏综合征";内囊膝通过皮质核束,受损后,会出现脑神经受损的症状。

端脑(大脑)主要由左、右两个大脑半球组成,是脑的最发达部分。两侧大脑半球之间为纵行的**大脑纵裂**,纵裂的底面为连接两侧大脑半球的白质板,称为**胼胝体**。大脑半球和小脑之间为**大脑横裂**。

1. 大脑半球的外形和分叶 大脑半球表面凹凸不平,凹陷处形成**大脑沟**,沟之间的隆起称**大脑回**。每侧大脑半球分为 3 个面,即上外侧面、内侧面和下面(图 11-18 和图 11-19)。

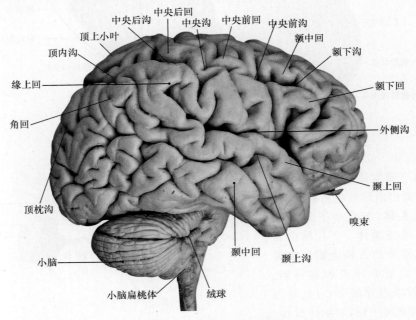

图 11-18 大脑半球外侧面

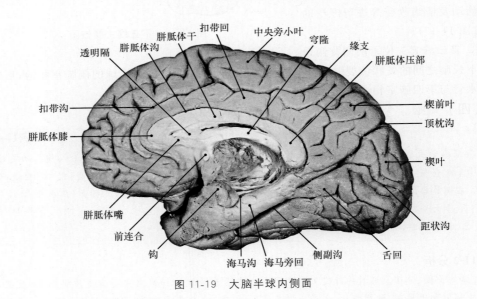

图 11-19 大脑半球内侧面

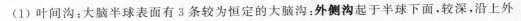

(1) 叶间沟:大脑半球表面有 3 条较为恒定的大脑沟:**外侧沟**起于半球下面,较深,沿上外

侧面行向后上方;**中央沟**起于半球上缘中点稍后方,向前下斜行于半球上外侧面,上端延伸至半球内侧面;**顶枕沟**位于半球内侧面后部,从距状沟起,自下向上至半球上缘。

　　(2)分叶:借以上3条沟将每侧大脑半球分为5个叶:**额叶**为在外侧沟上方和中央沟以前的部分;**颞叶**为外侧沟以下的部分;**枕叶**为顶枕沟后方较小的部分;**顶叶**为外侧沟上方,中央沟后方,枕叶以前的部分;**岛叶**呈三角形,隐于外侧沟深面,被额、顶、颞叶所掩盖(图11-20)。

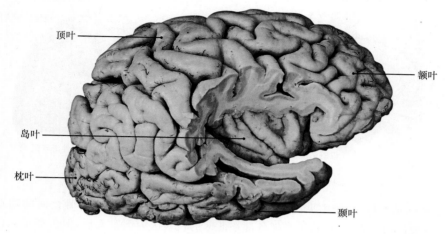

图 11-20　岛叶

　　(3)大脑半球主要的沟回:
　　1)大脑半球上外侧面:①额叶:在中央沟前方有与之平行的**中央前沟**,两者之间的脑回为**中央前回**。自中央前沟水平向前分出两条沟,分别称为**额上沟**和**额下沟**。额上沟以上的部分为**额上回**,额上、下沟之间为**额中回**,额下沟和外侧沟之间为**额下回**。②顶叶:在中央沟后方有与之平行的**中央后沟**,两沟之间为**中央后回**。在中央后沟中部向后,有一条与半球上缘平行的**顶内沟**。顶内沟将中央后回以后顶叶分为上方的顶上小叶及下方的顶下小叶。在顶下小叶上围绕外侧沟末端的部分为**缘上回**;围绕颞上沟末端的部分为**角回**。③颞叶:在外侧沟下方,有与之平行的颞上沟和颞下沟。颞上沟与外侧沟之间的部分为**颞上回**,自颞上回转入外侧沟内两条横行的脑回,称**颞横回**。颞上沟和颞下沟之间为**颞中回**。颞下沟以下的部分为**颞下回**(图11-18)。

　　2)内侧面:在大脑内侧面中部有前后方向走行略呈弓形的**胼胝体**。在胼胝体背面有**胼胝体沟**,此沟绕过胼胝体后端,向前下方延伸为海马沟。在胼胝体沟上方,有与之平行的扣带沟,两沟之间为**扣带回**。扣带回上方有中央前、后回延伸到内侧面的部分,称**中央旁小叶**。在顶枕沟的前下,可见弓形走行的**距状沟**。距状沟的前下方,自枕叶向前伸向颞叶的沟为侧副沟,侧副沟的内侧为**海马旁回**,其前端弯曲,称为**钩**(图11-19)。

　　扣带回、海马旁回和钩等大脑回,组成边缘叶。边缘叶与丘脑前核群、下丘脑、杏仁体、乳头体等皮质下结构密切联系,共同组成**边缘系统**,与嗅觉、内脏活动、生殖、情绪、行为和记忆等密切相关。

　　3)底面:在额叶的下面有纵行的嗅束,其前端膨大为嗅球,后端扩大为嗅三角,与嗅神经相连,这些结构与嗅觉传导有关。

考点:大脑半球的分叶及重要的沟回

2. 大脑半球的结构 大脑半球表面的灰质,称为大脑皮质;皮质深面的白质,称为大脑髓质;隐藏在髓质内部的灰质团块,称为基底核;每侧大脑半球内的室腔,称为侧脑室。

(1) 大脑皮质的功能定位:大脑皮质是神经系统的最高级中枢。人类在长期的进化过程中,在大脑皮质的不同部位,逐渐形成了接受某些刺激,完成某些反射活动的特定区域,称为**皮质的功能定位**(图 11-21)。

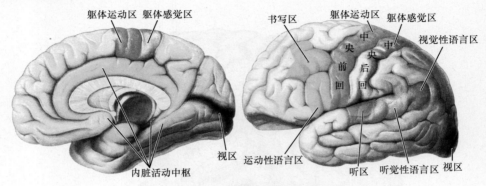

图 11-21 大脑半球皮质的主要中枢

1) 躯体运动中枢:位于中央前回和中央旁小叶前部,管理对侧半身骨骼肌的随意运动,身体各部在此区的投影特点为:①身体各部在此区的代表区为倒置人形,但头部正立;②左右交叉管理,但一些与联合运动有关的肌,则受两侧运动区的支配;③身体各部代表区的大小与运动的精细、灵巧有关。

2) 躯体感觉中枢:位于中央后回和中央旁小叶后部,接受对侧半身感觉冲动,身体各部在此区的投影特点为:①身体各部在此区的代表区为倒置人形,但头部正立;②左右交叉;③皮质代表区的大小与感觉敏感度有关。

3) 视觉中枢:位于距状沟上下的枕叶皮质,一侧视觉中枢接受同侧视网膜颞侧半和对侧视网膜鼻侧半的纤维。因此,一侧视觉中枢损伤,可引起双眼对侧视野同向性偏盲。

4) 听觉中枢:位于颞横回,每侧听觉中枢接受双侧的听觉冲动。因此,一侧受损,不致引起明显的听觉障碍。

5) 语言中枢:语言功能是人类所特有。一般认为左侧半球是"语言优势半球",90%以上的失语症都是左侧大脑半球损伤的结果。语言中枢包括听话、说话、阅读和书写 4 个区:①说话中枢(运动性语言中枢)位于额下回后部,若该区受损,患者虽能发音,但不能说出完整且具有意义的语言,称为运动性失语症;②听话中枢(听觉性语言中枢)位于颞上回后部,若该区受损,虽无听觉障碍,但不能理解别人的语言,也不能监听自己的话,称为感觉性失语;③书写中枢位于额中回后部,如果此区受损,患者的手虽运动正常,但不能写出原正确的文字符号,称为失写症;④阅读中枢(视觉性语言中枢)位于角回,此区受损,虽无视觉障碍,但不能理解文字符号的意义,称为失读症。

(2) 基底核:位于大脑半球髓质内,靠近脑底,包括纹状体、杏仁体和屏状核(图 11-22,图 11-23)。

1) 纹状体:包括**尾状核**和**豆状核**,尾状核位于丘脑的背外侧,呈弯曲的弓形,分为头、体、尾 3 部分,尾的末端连接杏仁体。豆状核位于背侧丘脑、尾状核的外侧,此核在水平切面上呈三角形,底向外侧,尖向内侧。豆状核被两个白质板分成 3 部分,内侧两部分合称**苍白球**,外

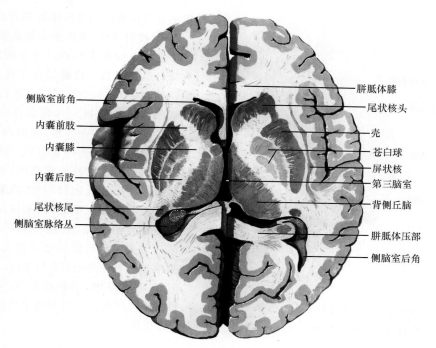

图 11-22　大脑横切面

侧部最大称为**壳**。尾状核及壳发生较晚,合称为**新纹状体**。苍白球较为古老,称为**旧纹状体**。纹状体是锥体外系的重要组成部分,在调节躯体运动中起重要作用。

2) 杏仁体:与尾状核的末端相连,属于边缘系统,与行为、内分泌和内脏活动有关。

3) 屏状核:位于豆状核和岛叶之间,其功能不明。

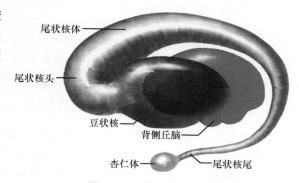

图 11-23　基底核示意图

链接

大脑皮质的进化

　　复杂的大脑皮质:大脑皮质是中枢神经系统发育最复杂、最完善的部位,是运动、感觉的最高级中枢和语言、意识思维的结构基础。人类大脑皮质有许多沟和回,据估计,成人大脑皮质总表面积约 2200cm²,约有 140 亿个神经元,它们依照一定的规律分层排列成一个整体。原皮质(海马和齿状回)和旧皮质(嗅脑)为 3 层结构,新皮质为 6 层结构。鱼类、两栖类动物主要是原、旧皮质,爬行类才出现新皮质,哺乳类动物逐渐发展、完善了新皮质。

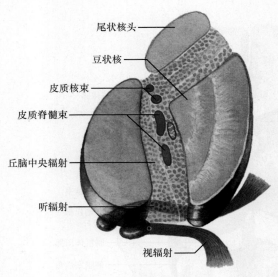

尾状核头

豆状核

皮质核束

皮质脊髓束

丘脑中央辐射

听辐射

视辐射

图 11-24　内囊示意图

（3）大脑半球的髓质：大脑半球的髓质由皮质深处的神经纤维聚集而成。

1）投射纤维：由联系大脑皮质和皮质下中枢的上行和下行神经纤维构成，它们大部分经过内囊。**内囊**是位于背侧丘脑、尾状核和豆状核之间，由上、下行纤维束形成的白质纤维板。内囊在大脑水平切面上，左右略呈"＞＜"形，尖向内侧，分为内囊前肢、内囊膝和内囊后肢。**内囊前肢**位于豆状核与尾状核头部之间，通过的纤维束有额桥束和丘脑前辐射；**内囊后肢**位于豆状核与背侧丘脑之间，通过的纤维束主要有皮质脊髓束、丘脑中央辐射、视辐射和听辐射；前、后肢的结合部为**内囊膝**，主要有皮质核束通过（图 11-24）。

2）联合纤维：是联系左、右大脑半球的纤维，最大的联合纤维是胼胝体，位于大脑纵裂底，胼胝体广泛联系两侧大脑半球的皮质。

3）联络纤维：是联系同侧大脑半球各部之间的纤维，长短不一。

链接

三偏综合征

内囊膝是投射纤维高度集中的区域，是一个关键的交通道口、重要的解剖部位，如果一旦这个部位损伤（如出血或栓塞）时，患者会出现对侧偏身感觉丧失（丘脑中央辐射受损）；对侧偏瘫（皮质脊髓束、皮质核束受损）和双眼对侧同向偏盲（视辐射受损）的"三偏"症状。

内囊的血液供应来自大脑中动脉的一个分支。大脑中动脉血流量大，而供应内囊的小动脉垂直分出，管腔纤细，管腔压力较高，极易形成微动脉瘤。当血压突然升高时，就会破裂出血，所以内囊是脑出血的一个易发部位。

（4）侧脑室：**侧脑室**左右各一，是位于大脑半球内的腔隙，延伸至大脑半球的叶内，分为 4 部分：中央部位于顶叶内；前角伸向额叶；后角伸向枕叶；下角伸向颞叶。室内有脉络丛，产生脑脊液。侧脑室经左、右心室间孔与第三脑室相通（图 11-25）。

三、脑和脊髓的被膜

脑和脊髓的表面包有 3 层被膜，由外向内依次为硬膜、蛛网膜和软膜，有支持、保护、营养脑和脊髓的作用。硬膜由厚而坚韧的结缔组织构成；蛛网膜为紧贴硬膜内面的半透明薄膜；软膜薄而富有血管，紧贴脊髓和脑的表面，并深入其沟裂中。

（一）脊髓的被膜

1. 硬脊膜　厚而坚韧，包裹着脊髓。上端附于枕骨大孔边缘，与硬脑膜相延续；下端在第 2 骶椎水平逐渐变细，包裹马尾，末端附于尾骨。硬脊膜与椎管内面骨膜之间的狭窄腔隙称为**硬膜外隙**，略呈负压，内含疏松结缔组织、脂肪组织、淋巴管、椎内静脉丛及脊神经根。临床上进行硬膜外麻醉，就是将药物注入此隙，以阻滞脊神经根内的神经传导（图 11-26）。

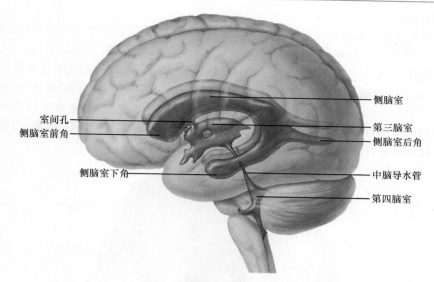

图 11-25　脑室系统投影

左侧标注（从上到下）：室间孔、侧脑室前角、侧脑室下角

右侧标注（从上到下）：侧脑室、第三脑室、侧脑室后角、中脑导水管、第四脑室

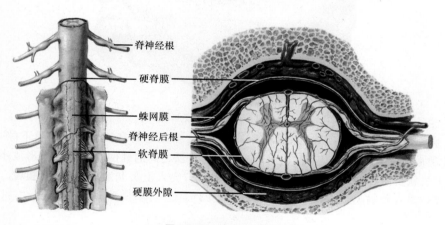

左侧标注（从上到下）：脊神经根、硬脊膜、蛛网膜、脊神经后根、软脊膜、硬膜外隙

图 11-26　脊髓的被膜

2. 脊髓蛛网膜　位于硬脊膜与软脊膜之间,向上与脑蛛网膜相延续,向下包绕脊髓和马尾,下端达第 2 骶椎平面。蛛网膜与软膜之间有较宽阔的间隙,称为**蛛网膜下隙**,隙内充满清亮的脑脊液,对脊髓有保护作用。蛛网膜下隙的下部,自脊髓下端至第 2 骶椎水平扩大为**终池**,内含马尾。因此,临床上常在第 3～4 或第 4～5 腰椎间进行腰椎穿刺,以抽取脑脊液或注入药物而不伤及脊髓。

考点:蛛网膜下隙的概念及临床意义

3. 软脊膜　薄而富有血管,紧贴脊髓表面,并延伸至脊髓的沟裂中,在脊髓末端移行为终丝。

（二）脑的被膜

1. 硬脑膜　厚而坚韧,由外层的颅骨内面的骨膜和内层的硬膜合成。两层之间有丰富的血管和神经。硬脑膜与颅盖骨结合疏松,因而颅盖外伤骨折,血管破裂时,在颅骨与硬脑膜之间可形成硬膜外血肿;硬脑膜与颅底骨连接紧密,颅底骨折时,易将硬脑膜与蛛网膜同时撕裂,引起脑脊液外漏。

　　硬脑膜在枕骨大孔的周围与硬脊膜相延续。硬脑膜的内层折叠形成若干板状结构,突入脑的各部之间,对脑有分隔、承托和固定的作用。主要有:①**大脑镰**:呈镰刀形,伸入大脑纵裂内。②**小脑幕**:位于大脑与小脑之间,呈新月形,伸入大脑横裂内,其前内缘游离形成**小脑幕切迹**,切迹前有中脑通过。当幕上有占位病变时,可压迫中脑的大脑脚和动眼神经,形成小脑幕切迹疝。硬脑膜在某些部位内、外两层分离,内面衬以内皮细胞,形成特殊的颅内静脉管道,内含静脉血,称为**硬脑膜窦**。主要有:**上矢状窦、下矢状窦、直窦、窦汇、横窦、乙状窦**和**海绵窦**等。硬脑膜窦收集脑的静脉血经乙状窦流入颈内静脉(图11-27)。

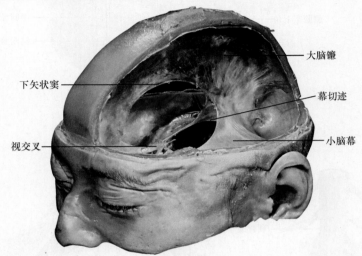

图 11-27　硬脑膜及硬脑膜窦

　　2. 脑蛛网膜　薄而透明,缺乏血管和神经,与软脑膜之间有较宽的蛛网膜下隙,内含脑脊液,此隙向下与脊髓蛛网膜下隙相通。在小脑与延髓之间的蛛网膜下隙扩大形成**小脑延髓池**。在上矢状窦附近的蛛网膜形成许多绒毛状突起,突入上矢状窦内,称**蛛网膜粒**。脑脊液经蛛网膜粒渗入硬脑膜窦内,回流入静脉(图11-28)。

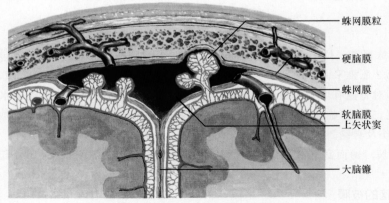

图 11-28　蛛网膜粒和上矢状窦

　　3. 软脑膜　薄而富有血管,紧贴于脑的表面,并伸入沟裂中。在脑室附近,软脑膜的血管反复分支形成毛细血管丛，并连同其表面的软脑膜和室管膜上皮一起突入脑室，形成**脉络丛**。

四、脑和脊髓的血管

（一）脊髓的血管

1. 脊髓的动脉　来源于椎动脉和节段性动脉。椎动脉发出脊髓前动脉和脊髓后动脉，沿脊髓表面下行，与肋间后动脉、腰动脉发出的节段性动脉分支吻合成网，分支营养脊髓（图11-29）。

2. 脊髓的静脉　较动脉多而粗，收集脊髓内的小静脉，汇合成脊髓前、后静脉，最后注入硬膜外隙的椎内静脉丛。

（二）脑的血管

1. 脑的动脉　来源于颈内动脉和椎动脉。大脑半球的前2/3和部分间脑由颈内动脉供应；大脑半球后1/3及小脑、脑干和部分间脑由椎动脉供应。两者都发出皮质支和中央支，皮质支供应皮质和浅层髓质；中央支供应间脑、基底核和内囊等（图11-30）。

（1）颈内动脉：起自颈总动脉，经颈动脉管进入颅内，分支供应脑和眼球等，主要分支有大脑前动脉和大脑中动脉。

1）大脑前动脉：分出后进入大脑纵裂，与对侧的同名动脉借前交通动脉相连，然后沿胼胝体沟向后行。皮质支分布于顶枕沟以前的半球内侧面和背外侧面上缘；中央支分布于豆状核、尾状核前部和内囊前肢（图11-31）。

2）大脑中动脉：是颈内动脉主干的直接延续，进入外侧沟向后行，沿途发出皮质支分布于大脑半球背外侧面的大部分和岛叶。在其起始部发出数支细小的中央支（豆纹动脉）垂直进入脑实质，分布于尾状核、豆状核、内囊膝和后肢（图11-32和图11-33）。高血压患者脑出血的血管常是中央支，从而引起内囊损伤。

（2）椎动脉：起自锁骨下动脉，经枕骨大孔进入颅腔，在脑桥基底部，左、右椎动脉合成1条基底动脉。基底动脉沿脑桥基底沟上行，至脑桥上缘分为左、右大脑后动脉，主要供应脑干、小脑、间脑后部和大脑半球的后1/3（图11-29）。

（3）大脑动脉环：位于脑底下方，由前交通动脉、大脑前动脉、颈内动脉、后交通动脉和大脑后动脉吻合而成。此动脉环将颈内动脉系与椎-基底动脉系联系在一起，当此环的某一动脉血流减少或被阻断时，可在一定程度上通过大脑动脉环的血液重新分配和代偿，来维持脑的血液供应（图11-30）。

2. 脑的静脉　脑的静脉不与动脉伴行，无瓣膜，分为浅、深两组，都注入硬脑膜窦。

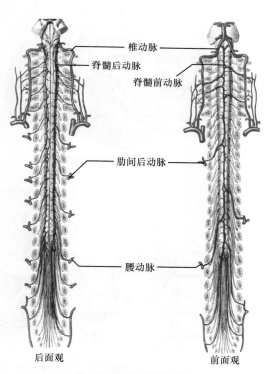

椎动脉
脊髓后动脉
脊髓前动脉

肋间后动脉

腰动脉

后面观　　前面观

图 11-29　脊髓的动脉

考点：大脑动脉环的组成

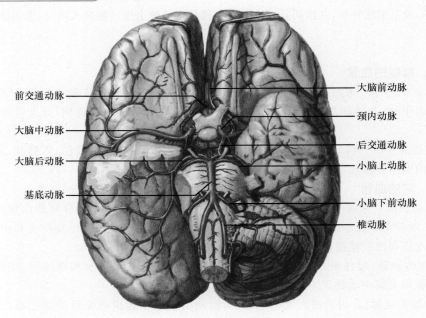

图 11-30　脑底动脉

前交通动脉
大脑中动脉
大脑后动脉
基底动脉

大脑前动脉
颈内动脉
后交通动脉
小脑上动脉
小脑下前动脉
椎动脉

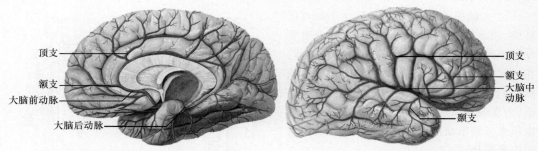

顶支
额支
大脑前动脉
大脑后动脉

图 11-31　大脑半球内侧面的动脉

顶支
额支
大脑中动脉
颞支

图 11-32　大脑半球外侧面的动脉

考点：脑脊液的产生部位及循环途径

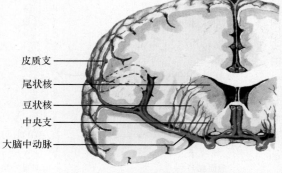

皮质支
尾状核
豆状核
中央支
大脑中动脉

图 11-33　大脑中动脉的皮质支和中央支

五、脑脊液及其循环

脑脊液是一种无色透明的液体,充满于脑室、蛛网膜下隙和脊髓中央管内,对中枢神经系统起缓冲、保护、营养、运输代谢产物及维持正常颅内压的作用。成人总量平均约 150ml,它处于不断产生、循环和回流的相对平衡状态(图 11-34)。脑脊液由各脑室的脉络丛产生,侧脑室脉络丛产生的脑脊液经室间孔入第三脑室,连同第三脑室脉络丛产生的脑脊液,经中脑水管入第四脑室,再会同第四脑室脉络丛产生的脑脊液,通过第四脑室正中孔和外侧孔不断流入小脑延髓池,自此池流入脊髓和脑的蛛网膜下隙,沿该隙流向大脑上外侧面,经蛛网膜粒渗入上矢状窦内,最后回流入静脉。

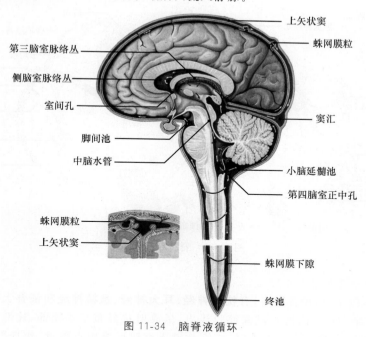

图 11-34　脑脊液循环

脑脊液循环途径归纳如下:左、右侧脑室脉络丛→经室间孔→第三脑室→经中脑水管→
第四脑室→经正中孔、外侧孔→蛛网膜下隙→蛛网膜粒→上矢状窦→窦汇→左、右横窦→左、
右乙状窦→颈内静脉。

考点: 脑脊液的产生、作用、循环途径

（张维烨）

第三节　周围神经系统

周围神经系统包括脑神经、脊神经和内脏神经。

一、脊　神　经

脊神经共 31 对,与脊髓相连,从上到下包括**颈神经**8 对,**脑神经**12 对,**腰神经**5 对,**骶神经**5 对和**尾神经**1 对。每对脊神经在椎间孔处由脊髓发出的前根和后根组成(图 11-35)。前根为运动性,后根为感觉性,在后根上有一椭圆形膨大,称为**脊神经节**,由假单极神经元胞体聚集而成,故脊神经是混合性神经。

脊神经出椎间孔后,立即分为前支和后支:后支较细小,主要分布于项、背、腰和骶部的深层肌肉和皮肤;前支较粗大,主要分布于躯干前、外侧和四肢的肌和皮肤(图 11-35)。除第 2～11 对胸神经前支外,其余脊神经前支分别交织成 4 对神经丛:**颈丛**、**臂丛**、**腰丛**和**骶丛**。再由丛发出分支到相应的区域。

考点: 脊神经和脊神经节的组成、脊神经丛

（一）颈丛

1. 组成及位置　颈丛由第 1～4 颈神经前支组成,位于颈侧部胸锁乳突肌上部的深面。

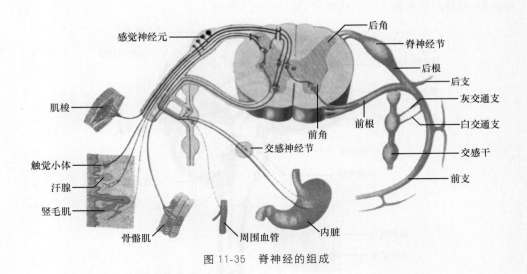

图 11-35　脊神经的组成

2. 颈丛的分支有皮支和肌支

（1）皮支：较粗大，位置表浅，有**枕小神经**、**耳大神经**、**颈横神经**和**锁骨上神经**等。均自胸锁乳突肌后缘中点的附近穿过深筋膜浅出，呈放射状分布于颈侧部、枕部、耳郭、肩部及胸壁上部的皮肤，作颈部表浅手术时，常在胸锁乳突肌后缘中点附近，作局部阻滞麻醉（图11-36）。

（2）肌支：主要有**膈神经**，为混合性神经。自颈丛发出后经锁骨下动静脉之间入胸腔至膈。其运动纤维支配膈，膈神经受刺激可引起膈肌痉挛性收缩，从而表现为呃逆；感觉纤维分布于胸膜、心包和膈下面腹膜，右膈神经的感觉纤维还分布于肝、胆囊和肝外胆道等（图11-37）。

考点：膈神经的分布

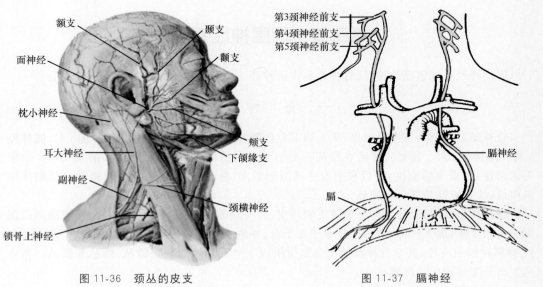

图 11-36　颈丛的皮支　　　　　　　　图 11-37　膈神经

（二）臂丛

1. 组成及位置 臂丛由5～8颈神经前支和第1胸神经前支的大部分组成。经锁骨中点后方进入腋窝，围绕腋动脉排列。在锁骨中点后上方，臂丛较集中，且位置较浅，临床上常在此处作臂丛阻滞麻醉。

考点：臂丛的主要分支、分布

2. 臂丛的主要分支 **肌皮神经、正中神经、尺神经、桡神经和腋神经**。

（1）**肌皮神经**：沿肱二头肌深面行向外下，沿途发出肌支和皮支；终支在肘关节的外上方穿出深筋膜，续为前臂外侧皮神经。肌支支配臂前群肌，皮支分布于前臂外侧皮肤（图11-38）。

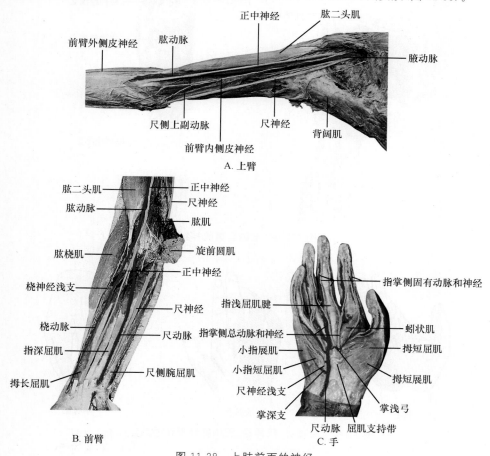

图 11-38 上肢前面的神经

（2）**正中神经**：由臂丛发出后，沿肱二头肌内侧缘伴肱动脉下行至肘窝，在前臂正中下行于浅、深屈肌之间达手掌。在前臂，发出肌支支配除肱桡肌、尺侧腕屈肌和指深屈肌尺侧半以外的前臂前群肌。在手掌，发出肌支支配手肌外侧群（拇收肌除外）及中间群的小部分。皮支分布于手掌桡侧2/3，桡侧三个半手指掌面的皮肤及其背面中节和远节指的皮肤。正中神经主干损伤后，除皮支分布区的感觉丧失外，运动障碍主要表现为"猿手"（图11-38和图11-40）。

（3）**尺神经**：伴随肱动脉内侧下行至臂中部，经尺神经沟进入前臂，伴尺动脉下行入手掌。在前臂发出肌支，支配尺侧腕屈肌和指深屈肌尺侧半。在手掌，发出肌支支配手肌内侧群、中间群的大部分和拇收肌。皮支分布于手掌尺侧部和尺侧一个半手指掌面的皮肤及手背尺侧半和尺侧两个半手指背面皮肤。尺神经在尺神经沟处位置表浅,骨折时易受损伤,尺神经损伤后最主要的症状为"爪形手"(图11-38和图11-40)。

(4) **桡神经**:是上肢最粗大的神经,紧贴肱骨桡神经沟行向外下,到肱骨外上髁前方分为皮支和肌支。肌支支配臂肌后群、前臂肌后群、肱桡肌和桡侧腕长伸肌。皮支分布于臂和前臂背面、手背桡侧半及桡侧两个半手指近节指背面的皮肤。桡神经在经桡神经沟时,紧贴骨面,肱骨中段骨折易损伤此神经。桡神经损伤主要表现为"垂腕征"(图11-39和图11-40)。

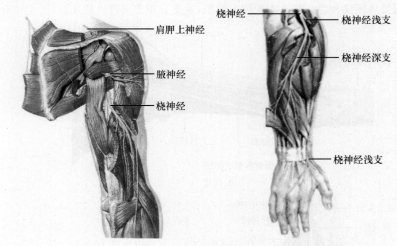

图 11-39　上肢后面的神经

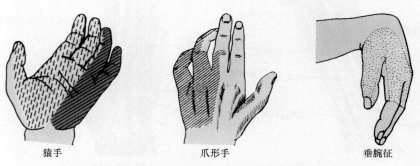

图 11-40　桡神经、尺神经、正中神经损伤手的体征

(5) **腋神经**:沿肱骨外科颈行向后外至三角肌深面。肌支支配三角肌等。皮支分布于肩部及臂部上1/3外侧皮肤。肱骨外科颈骨折时易损伤此神经。腋神经损伤主要表现为肩关节不能外展,呈现"方形肩"(图11-39)。

(三) 胸神经前支

胸神经前支共12对,除第1对的大部分参与臂丛组成和第12对的小部分参与腰丛的组成外,其余均不形成神经丛。第1至第11对胸神经前支均各自行于相应的肋间隙中,称**肋间神经**,第12对胸神经前支的大部分行于第12肋下方,故称**肋下神经**。

胸神经前支主要分布于胸腹壁皮肤、肋间肌、腹前外侧壁肌及相应的壁腹膜等处。且在胸、腹壁皮肤呈明显的节段性分布:第2胸神经前支分布于胸骨角平面;第4胸神经前支分布于乳头平面;第 6 胸神经前支分布于剑突平面;第 8 胸神经前支分布于肋弓平面;第 10 胸神经前支分布于脐平面;第 12 胸神经前支分布于脐与耻骨联合连线中点平面。临床施行硬膜外麻醉时,常以胸神经前支分布区来确定麻醉平面的高低(图 11-41)。

考点:胸神经前支节段性分布规律

(四)腰丛

1. 组成及位置　腰丛位于腰大肌的深面,由第 12 胸神经前支的小部分、第 1~3 腰神经前支及第 4 腰神经前支的一部分组成(图 11-42)。

2. 腰丛的主要分支　**髂腹下神经、髂腹股沟神经、股神经和闭孔神经**等。

(1)髂腹下神经和髂腹股沟神经:主要分布于腹股沟管区的肌和皮肤,髂腹股沟神经还分布于阴囊或大阴唇的皮肤(图 11-42)。

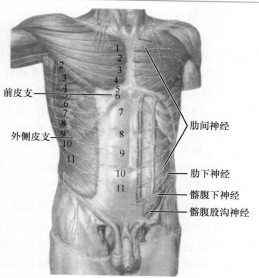

图 11-41　胸神经前支皮支的分布

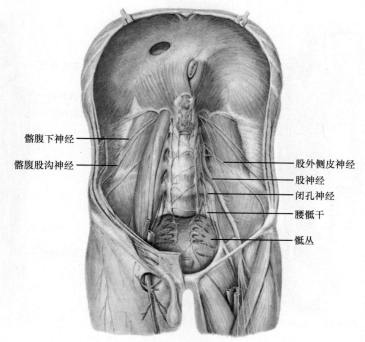

图 11-42　腰骶丛及其分布

(2)股神经:为腰丛中最大的分支,在腰大肌外侧缘与髂肌之间下行,经腹股沟韧中点的深面进入股三角内,于股动脉外侧分为数支。其肌支配大腿肌前群,皮支除分布于大腿前面的皮肤外,还发出一长的皮支为隐神经,伴大隐静脉下行,分布于小腿内侧面及足内侧缘皮肤(图 11-43)。如果股神经损伤,不能伸小腿,行走困难。

考点:股神经走行、损伤

(3)闭孔神经:沿骨盆侧壁向前下行,穿过闭孔至大腿内侧,分布于大腿内侧群肌和大腿内侧的皮肤(图 11-43)。

（五）骶丛

1. 组成和位置　骶丛由腰骶干（由第 4 腰神经前支的一部分和第 5 腰神经前支组成）、全部骶神经及尾神经前支组成。位于盆腔内、骶骨和梨状肌的前面，是全身最大的脊神经丛。

2. 骶丛的主要分支　**臀上神经、臀下神经、阴部神经和坐骨神经**等（图 11-44）。

（1）臀上神经：经梨状肌上孔出盆腔，支配臀中肌和臀小肌等。

（2）臀下神经：经梨状肌下孔出盆腔，支配臀大肌。

（3）阴部神经：经梨状肌下孔出盆腔，绕坐骨棘经坐骨小孔入坐骨肛门窝，分支分布于肛门、会阴部和外生殖器的肌和皮肤。

（4）坐骨神经：是全身最粗大的神经。经梨状肌下孔出盆腔，在臀大肌深面下行，经坐骨**考点：坐骨**结节与股骨大转子连线的中点下降至大腿后面，在腘窝上方处分为**胫神经**和**腓总神经**。坐骨**神经的行程**神经干在大腿后部发出肌支支配大腿肌后群。

1）胫神经：沿腘窝中线下降，沿小腿三头肌深面下行，经内踝后方进入足底，分为**足底内侧神经和足底外侧神经**。胫神经肌支支配小腿后群肌和足底肌，皮支分布于小腿后面和足底的皮肤。胫神经损伤表现为"仰趾足"畸形（图 11-44 和图 11-46）。

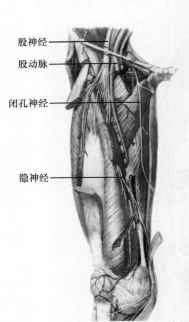

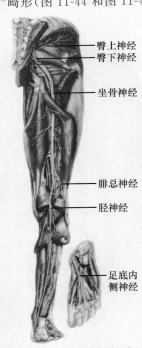

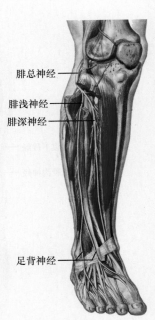

图 11-43　股神经与闭孔神经　　图 11-44　下肢后面的神经　　图 11-45　腓总神经

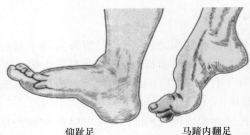

考点：胫神经、腓总神经主要分支和分布

仰趾足　　　　　马蹄内翻足

图 11-46　病理性足形

2）腓总神经：沿腘窝外侧下行，绕腓骨颈外侧向前在小腿前面，分为**腓浅神经和腓深神经**。腓浅神经支配小腿外侧群肌（腓骨长、短肌），皮支分布于小腿前外侧面、足背及第 2～5 趾背面相对缘的皮肤；腓深神经肌支支配小腿前群肌及足背肌，皮支分布于第 1～2 趾背面相对缘的皮肤。腓总神经损伤表现为"马蹄内翻足"（图 11-45 和图 11-46）。

二、脑 神 经

脑神经共 12 对,与脑相连。其名称和顺序用罗马数字表示,分别为:Ⅰ嗅神经、Ⅱ视神经、Ⅲ动眼神经、Ⅳ滑车神经、Ⅴ三叉神经、Ⅵ展神经、Ⅶ面神经、Ⅷ前庭蜗神经、Ⅸ舌咽神经、Ⅹ迷走神经、Ⅺ副神经、Ⅻ舌下神经(图 11-47)。

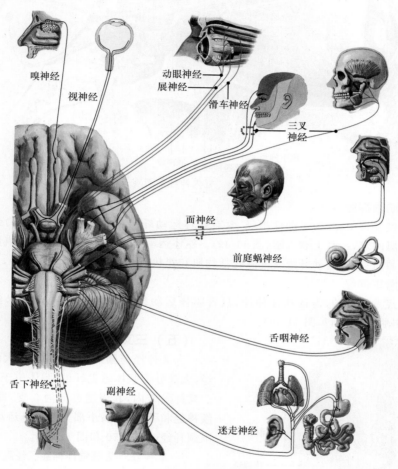

图 11-47 脑神经模式图

脑神经中含有躯体感觉纤维、内脏感觉纤维、躯体运动纤维和内脏运动纤维 4 种纤维成分。根据每对脑神经所含纤维种类的不同,将脑神经分为感觉性神经(Ⅰ、Ⅱ、Ⅷ)、运动性神经(Ⅲ、Ⅳ、Ⅵ、Ⅺ、Ⅻ)和混合性神经(Ⅴ、Ⅶ、Ⅸ、Ⅹ)3 类。

考点:脑神经的分类

(一)嗅神经

嗅神经为感觉性神经,起于鼻腔嗅区黏膜的嗅细胞,由嗅细胞的中枢突聚集成嗅丝,向上穿筛孔入颅腔终于嗅球,传导嗅觉冲动(图 11-47)。

(二)视神经

视神经为感觉性神经,由眼球的视网膜的节细胞轴突在视网膜后部汇集成视神经盘后穿巩膜构成,经视神经管入颅腔形成视交叉,再经视束,止于外侧膝状体,传导视觉冲动(图 11-47 和图 11-48)。

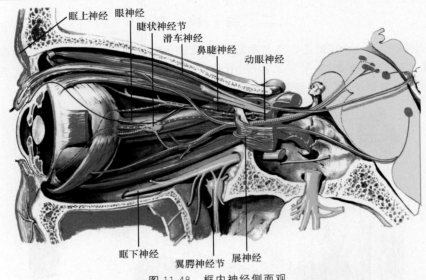

图 11-48　框内神经侧面观

（三）动眼神经

考点：动眼
神经的分布

　　动眼神经发自中脑，为运动性神经，含有躯体运动纤维和内脏运动（副交感）纤维。动眼神经自中脑脚间窝，经眶上裂入眶（图11-49）。躯体运动纤维支配提上睑肌、上直肌、下直肌、内直肌和下斜肌；内脏运动纤维支配瞳孔括约肌和睫状肌。

（四）滑车神经

　　滑车神经发自中脑，为运动性神经，只含躯体运动纤维。自下丘下方出脑，经眶上裂入眶，支配上斜肌（图11-47，图11-49）。

考点：三叉
神经的分支
分布

图 11-49　框内神经上面观

（五）三叉神经

　　三叉神经与脑桥相连，为最粗大的混合性神经，大部分为躯体感觉纤维，胞体位于颞骨岩部的三叉神经节内，其周围突分为3支，即**眼神经**、**上颌神经和下颌神经**；小部分为躯体运动纤维，加入下颌神经（图11-50和图11-51）。

　　1. 眼神经　为感觉性神经。经眶上裂入眶，分布于泪腺、眼球、结膜以及鼻背和睑裂以上的皮肤。

　　2. 上颌神经　为感觉性神经。穿圆孔出颅，经眶下裂入眶，分布于上颌牙、口腔、鼻腔黏膜、上颌窦以及睑裂与口裂之间的皮肤。

　　3. 下颌神经　为混合性神经。经卵圆孔出颅，运动纤维支配咀嚼肌；感觉纤维分布于口腔底、舌前2/3黏膜、下颌牙和牙龈及颞部、耳前、口裂以下的皮肤。

　　如果一侧三叉神经损伤时，表现为同侧面部的皮肤和口、鼻腔黏膜感觉消失，同时咀嚼肌瘫痪。

（六）展神经

　　展神经为运动性神经，只含躯体运动纤维。自延髓脑桥沟出脑，向前穿海绵窦经眶上裂入眶，支配外直肌（图11-47，图11-48）。

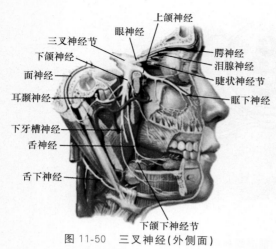

图 11-50　三叉神经(外侧面)

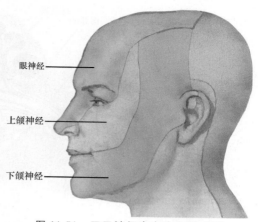

图 11-51　三叉神经皮支分布模式图

（七）面神经

面神经为混合性神经,含躯体运动纤维、内脏运动纤维和内脏感觉纤维。内脏运动纤维和内脏感觉纤维在面神经管内分出。内脏运动纤维支配泪腺、下颌下腺和舌下腺的分泌;内脏感觉纤维分布于舌前 2/3 的味蕾,传导味觉冲动。躯体运动纤维经茎乳孔出颅后,向前穿过腮腺,在腮腺前缘呈放射状发出颞支、颧支、颊支、下颌缘支和颈支,支配面部表情肌和颈阔肌。面神经管外损伤主要表现为患侧表情肌瘫痪,额纹消失,鼻唇沟变浅,口角歪向健侧,不能闭眼等;面神经管内损伤,除上述症状外,还可出现患侧舌前 2/3 味觉障碍,泪腺、下颌下腺及舌下腺分泌障碍等(图 11-52)。

考点:面神经的分布

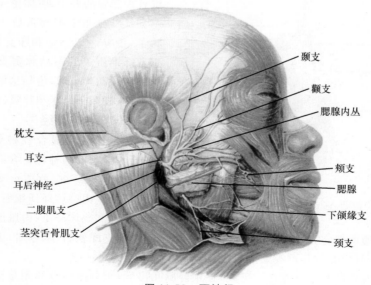

图 11-52　面神经

（八）前庭蜗神经

前庭蜗神经为感觉神经,由前庭神经和蜗神经组成。前庭神经分布于内耳的壶腹嵴、椭圆囊斑和球囊斑,传导平衡觉冲动;蜗神经分布于内耳的螺旋器,传导听觉冲动。前庭和蜗神经经内耳门入颅,在延髓脑桥沟外侧入脑桥,终止于前庭神经核和蜗神经核(图 11-53)。

217

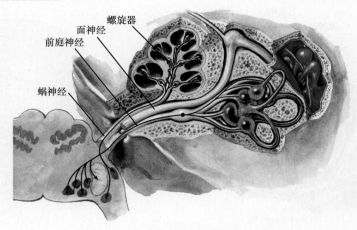

面神经
螺旋器
前庭神经
蜗神经

图 11-53　前庭蜗神经

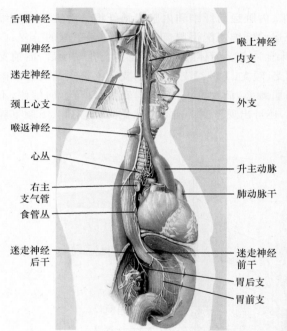

舌咽神经
副神经
迷走神经
颈上心支
喉返神经
心丛
右主
支气管
食管丛
迷走神经
后干

喉上神经
内支
外支
升主动脉
肺动脉干
迷走神经
前干
胃后支
胃前支

图 11-54　舌咽、迷走、副神经的行程与分布

（九）舌咽神经

舌咽神经为混合性神经,含有躯体运动纤维、躯体感觉纤维、内脏运动纤维和内脏感觉纤维。舌咽神经连于延髓两侧上部,经颈静脉孔出颅,下行于颈内动脉、静脉之间,继而呈弓形向前入舌。舌咽神经的躯体运动纤维支配咽肌;内脏运动纤维管理腮腺的分泌;躯体感觉纤维和内脏感觉纤维分布于咽和舌后 1/3 的黏膜和味蕾,传导一般感觉和味觉冲动;由内脏感觉纤维组成的颈动脉窦支分布于颈动脉窦和颈动脉小球,传导这两个结构发出的冲动,以调节血压和呼吸(图 11-54)。

（十）迷走神经

迷走神经为混合性神经,是分布最广、行程最长的脑神经。含有内脏运动纤维、内脏感觉纤维、躯体运动纤维和躯体感觉纤维。内脏运动纤维管理胸、腹腔器官的运动和腺体分泌;内脏感觉纤维分布于咽、喉及胸、腹腔器官,传导内脏感觉冲动;躯体运动纤维支配软腭、咽喉肌;躯体感觉纤维分布于硬脑膜、耳郭和外耳道等处。

迷走神经在舌咽神经下方连于延髓,穿颈静脉孔出颅,于颈内静脉和颈总动脉之间的后方下行,经胸廓上口入胸腔,左、右迷走神经分支组成食管前、后丛伴食管下降,至食管下段分别汇成迷走神经前干和迷走神经后干,穿食管裂孔入腹腔,分布于肝、胰、脾、肾以及结肠左曲以上的肠管(图 11-54)。迷走神经的主要分支有:

1. 喉上神经　在舌骨平面处分为内、外两支。内支分布于声门裂以上的喉黏膜等处,外支支配环甲肌(图 11-55)。

2. **喉返神经** 是迷走神经在胸部的分支,左喉返神经绕主动脉弓下方,右喉返神经绕右锁骨下动脉下方,两者均返行向上,行于气管与食管之间的沟内,分布于声门裂以下的喉黏膜和除环甲肌以外的喉肌(图 11-55)。

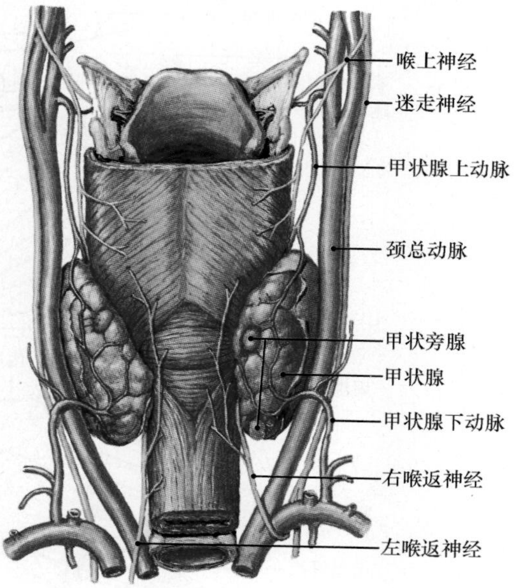

(十一)副神经

副神经为运动性神经,连于延髓,自延髓外侧迷走神经根的下方出脑,经颈于静脉孔出颅,支配胸锁乳突肌和斜方肌(图 11-54)。

(十二)舌下神经

舌下神经为运动性神经,连于延髓,自延髓前外侧沟出脑,经舌下神经管出颅。支配舌肌。一侧舌下神经损伤,患侧舌肌瘫痪,伸舌时,舌尖偏向患侧。

考点: 迷走神经的分支分布

考点: 舌下神经分布

图 11-55 喉上神经和喉返神经

（图中标注）
喉上神经
迷走神经
甲状腺上动脉
颈总动脉
甲状旁腺
甲状腺
甲状腺下动脉
右喉返神经
左喉返神经

三、内脏神经

内脏神经主要分布于内脏、心血管和腺体,包括**内脏运动神经**和**内脏感觉神经**。内脏运动神经又称**自主神经**或**植物神经**,支配平滑肌和心肌的运动及腺体的分泌。内脏感觉神经分布于内脏、心血管壁等处的内感受器。

(一)内脏运动神经

1. **内脏运动神经和躯体运动神经的比较** 内脏运动神经和躯体运动神经都在大脑皮质及皮质下各级中枢的控制下,互相协调,互相制约,以维持机体内外环境的相互平衡。但两者在结构与功能上也有较大的区别:

(1)躯体运动神经支配骨骼肌,受意识控制;而内脏运动神经支配平滑肌、心肌和腺体,不受意识控制。

(2)躯体运动神经自低级中枢至效应器仅需一个神经元。而内脏运动神经自低级中枢到所支配的器官需经过两个神经元。第 1 个神经元,称为**节前神经元**,胞体位于脑干或脊髓,其发出的纤维,称为**节前纤维**。第 2 个神经元,称为**节后神经元**,胞体位于内脏神经节内,其发出的纤维,称为**节后纤维**。

(3)躯体运动神经只有一种纤维成分,而内脏运动神经则有交感和副交感两种纤维成分,且多数器官同时接受交感神经和副交感神经的双重支配。

2. **交感神经** 低级中枢位于脊髓胸 1 至腰 3 节段灰质的侧角内,其周围部由交感神经节、交感干及其发出的节后纤维、交感神经丛组成(图 11-56)。

(1)交感神经节:分为**椎旁节**和**椎前节**。椎旁节位于脊柱的两侧,共有 22～24 对。椎前节位于椎体前方,包括**腹腔神经节**、**主动脉肾神经节**和**肠系膜上**、**下神经节**,分别位于同名动脉根部附近,呈不规则的节状团块。

(2)交感干:由椎旁节借节间支相互连接而成的串珠状结构,称为**交感干**。交感干位于脊柱两侧,上起自颅底,下至尾骨前面,两干下端汇合终于**奇神经节**(图 11-57)。

(3)交感神经节前纤维的去向:节前纤维由脊髓灰质侧角的交感神经元发出,经脊神经前根、脊神经、交通支出,进入交感干后有 3 种去向:①终于相应的椎旁节;②在交感干内上升或下降,然后终止于该处的椎旁节;③穿过椎旁节,终止于椎前节。

考点: 内脏运动神经和躯体运动神经的比较

考点: 交感神经的低级中枢

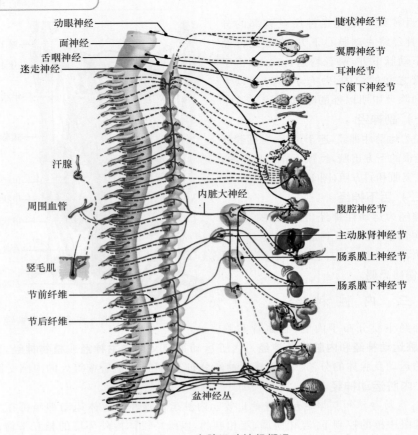

动眼神经
面神经
舌咽神经
迷走神经

睫状神经节
翼腭神经节
耳神经节
下颌下神经节

汗腺

周围血管

内脏大神经

腹腔神经节
主动脉肾神经节
肠系膜上神经节

肠系膜下神经节

竖毛肌

节前纤维

节后纤维

盆神经丛

图 11-56　内脏运动神经概况

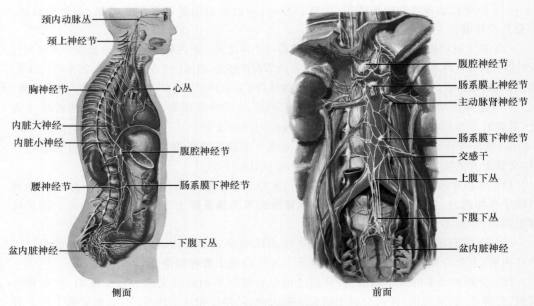

颈内动脉丛
颈上神经节

腹腔神经节
肠系膜上神经节
主动脉肾神经节

胸神经节

心丛

肠系膜下神经节
交感干

内脏大神经
内脏小神经

腹腔神经节

上腹下丛

腰神经节

肠系膜下神经节

下腹下丛

盆内脏神经

下腹下丛

盆内脏神经

侧面

前面

图 11-57　交感干和腹部神经丛

（4）交感神经节后纤维的去向：节后纤维由交感神经发出，也有 3 种去向：①经交通支返回脊神经，随脊神经分布于躯干、四肢的血管、汗腺和竖毛肌等；②攀附动脉形成同名神经丛，并随动脉分支到达所支配的器官；③由交感神经节直接发出分支分布到所支配的器官。

3. 副交感神经　低级中枢位于脑干内的副交感神经核和脊髓 2～4 骶节的骶副交感核。周围部的副交感神经节多位于所支配器官的附近或器官壁内，分别称为**器官旁节**或**器官内节**。脑干内的副交感神经核（动眼神经副核、上泌涎核、下泌涎核和迷走神经背核）所发出的节前纤维随第 **Ⅲ、Ⅶ、Ⅸ、Ⅹ** 对脑神经分布，其节后纤维分布于瞳孔括约肌、睫状肌、唾液腺及胸腹腔器官和结肠左曲以上的消化管；由脊髓的骶副交感核发出的节前纤维随神经走行，组成**盆内脏神经**加入盆丛，在副交感神经节内发出的节后纤维分布于结肠左曲以下的消化管、盆腔器官及外生殖器（图 11-56）。

考点：副交感神经的低级中枢

4. 交感神经和副交感神经的区别　交感神经和副交感神经同属内脏运动神经，但两者在形态结构、分布范围和功能上又有明显区别（表 11-1）。

表 11-1　交感神经和副交感神经的区别

	交感神经	副交感神经
低级中枢	脊髓胸 1 至腰 3 节段灰质侧角	脑干副交感神经核，脊髓骶 2～4 节段的骶副交感核
周围神经节	椎旁节和椎前节	器官旁节和器官内节
节前、节后纤维	节前纤维短，节后纤维长	节前纤维长，节后纤维短
分布范围	全身血管和内脏平滑肌、心肌、腺体、竖毛肌和瞳孔开大肌等	内脏平滑肌、心肌、腺体、瞳孔括约肌和睫状肌等

（二）内脏感觉神经

内脏器官除有内脏运动神经支配外，也有内脏感觉神经分布。内脏感觉神经通过内脏感受器接受来自内脏的刺激产生的冲动，并传入中枢，产生感觉。

内脏感觉的特点：①内脏一般性活动不引起感觉，较强烈的内脏活动才能引起感觉（如心绞痛、饥饿等）；②对切、割等刺激不敏感，而对牵拉、冷热、膨胀和痉挛等刺激较敏感；③内脏感觉传入途径分散，因而内脏痛是弥散的，定位模糊。

考点：内脏感觉的特点

（三）牵涉性疼痛

当某些内脏器官发生病变时，常在体表的一定区域产生感觉过敏或疼痛的现象，称为**牵涉性痛**。各内脏器官引起牵涉性痛的部位有一定规律，如心绞痛时，常在左胸前区及左臂内侧皮肤感到疼痛；肝胆疾病时，常在右肩部感到疼痛。

第四节　神经系统的传导通路

案例11-3

患者，王某，男，56 岁，在起床后突然出现站立不稳，摔倒在地，诉头痛，伴恶心呕吐，呕吐为喷射状，为胃内容物，无抽搐及意识障碍。既往有高血压，不规律控制血压及服用降压药。查体：血压 182/95mmHg，神志呈嗜睡状，对答切题，查体合作。GCS：14 分。双侧瞳孔等大等圆约 3mm，光放射迟钝，右侧视野缺损，颈软，气管居中，四肢肌张力不高，右上肢肌力 2 级，右下肢肌力 3 级，右侧肢体深浅感觉正常。生理反射存在。病理反射未引出。

问题：1. 请分析病变部位在何处？

　　　2. 为什么出现以上症状？

神经传导通路是指大脑皮质与感受器、效应器之间神经冲动的传导道路,包括感觉传导通路和运动传导通路。人体的感受器接受内、外环境的刺激所产生的神经冲动,由传入神经传递到大脑皮质的神经通路称为**感觉(上行)传导通路**;从大脑皮质发出的神经冲动到效应器的神经通路称为**运动(下行)传导通路**。

一、感觉传导通路

(一) 躯干和四肢的本体感觉与精细触觉传导通路

本体感觉又称为**深感觉**,是指肌、腱、关节等处的位置觉、运动觉和震动觉,该传导通路还传导皮肤的精细触觉(即辨别两点间的距离和感受物体的纹理粗细等),由 3 级神经元组成。

第一级神经元胞体位于脊神经节内,其周围突随脊神经分布于躯干和四肢的肌、腱和关节等处的本体感受器及皮肤的精细触觉感受器,中枢突经脊神经后根进入脊髓后索上行。其中来自第 5 胸节以下的纤维组成薄束,来自第 4 胸节以上的纤维组成楔束,两束上行至延髓,分别止于薄束核和楔束核。

第二级神经元胞体位于薄束核和楔束核,它们发出的纤维向前绕过中央灰质的腹侧左右交叉,称为**内侧丘系交叉**。交叉后的纤维在延髓中线两侧上行,称为**内侧丘系**,经脑桥和中脑止于背侧丘脑腹后外侧核。

考点:本体感觉传导通路的 3 级神经元胞体的位置

第三级神经元胞体位于背侧丘脑腹后外侧核,其发出的纤维经内囊后肢投射到大脑皮质中央后回上 2/3 和中央旁小叶后部(图 11-58 和图 11-59)。

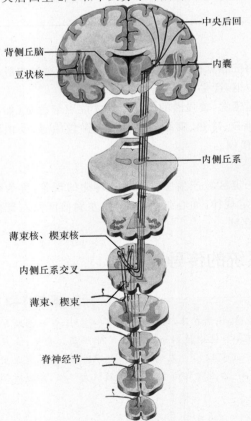

图 11-58 意识性本体感觉传导通路

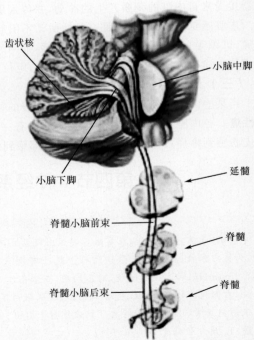

图 11-59 非意识性本体感觉传导通路

（二）躯干、四肢的痛觉、温度觉、粗触觉和压觉传导通路

躯干和四肢的痛觉、温度觉、粗触觉和压觉的传导通路又称为**浅感觉传导通路**，由 3 级神经元组成。

第一级神经元胞体位于脊神经节内，其周围突随脊神经分布于躯干、四肢皮肤内的痛觉、温度觉、粗触觉和压觉感受器，中枢突经脊神经后根进入脊髓，止于脊髓灰质后角。

第二级神经元胞体位于脊髓后角内，发出纤维上升 1～2 个脊髓节段后，经中央管前方交叉到对侧形成脊髓丘脑束，沿外侧索和前索上行，经延髓、脑桥和中脑止于背侧丘脑的腹后外侧核。

第三级神经元胞体位于背侧丘脑腹后外侧核，其发出纤维经内囊后肢投射到大脑皮质中央后回上 2/3 和中央旁小叶后部（图 11-60）。

考点：浅感觉传导通路的 3 级神经元胞体的位置

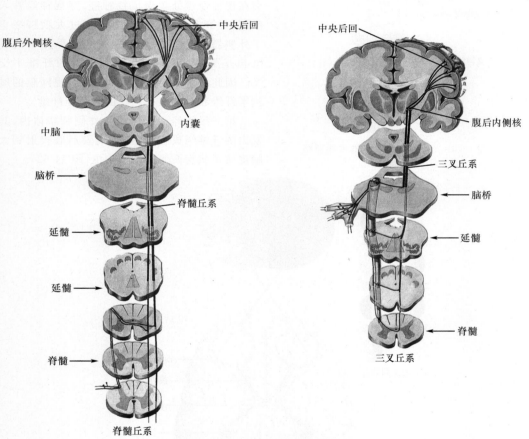

图 11-60　浅感觉传导通路

（三）头面部的痛觉、温度觉和粗触觉传导通路

主要由三叉神经传入，传导头面部皮肤和黏膜的感觉冲动，该感觉传导通路由 3 级神经元组成。

第一级神经元位于三叉神经节内，其周围突构成三叉神经感觉支，分布于头面部的皮肤和黏膜感受器，中枢突经三叉神经根进入脑桥，止于三叉神经感觉核群。

第二级神经元为三叉神经感觉核群，由其轴突组成纤维交叉至对侧形成三叉丘系，上行至背侧丘脑腹后内侧核。

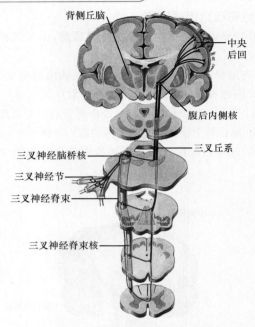

图 11-61　头面部的浅感觉传导通路

第三级神经元为背侧丘脑腹后内侧核,由此核发出投射纤维,经内囊后肢上行至中央后回下 1/3 的皮质(图 11-61)。

(四) 视觉传导通路

视觉传导通路由 3 级神经元组成。

第一级神经元为视网膜内的双极细胞,其周围突与视锥细胞和视杆细胞形成突触,中枢突与节细胞形成突触。

第二级神经元为视网膜内的节细胞,其轴突在视神经盘处集聚成视神经,穿视神经管入颅腔,经视交叉后组成视束,绕过大脑脚终止于外侧膝状体。来自两眼视网膜鼻侧半的纤维相互交叉,而来自两眼颞侧半的纤维不交叉。因此,每侧视束内含有同侧眼视网膜的颞侧半纤维和对侧眼视网膜的鼻侧半纤维。

第三级神经元胞体位于外侧膝状体内,其发出的纤维组成视辐射,经内囊后肢投射到大脑皮质距状沟两侧的视觉中枢(图 11-62)。

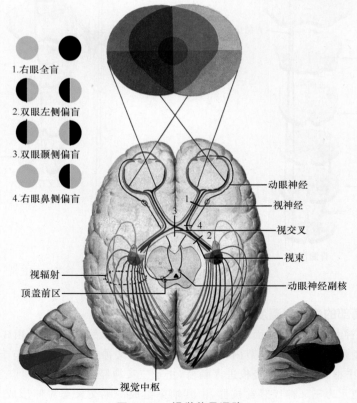

图 11-62　视觉传导通路

当眼球固定不动向前平视时,所能看到的空间范围称**视野**。视觉传导通路不同部位损伤,临床症状不同:①一侧视神经损伤,引起该眼全盲;②视交叉中间部(交叉纤维)损伤,如垂体瘤压迫,将造成双眼视野颞侧偏盲;③一侧视交叉外侧部(未交叉纤维)损伤,可引起患侧视野鼻侧偏盲;④一侧视束、外侧膝状体、视辐射或视觉中枢损伤,则引起双眼对侧半视野同向性偏盲(患侧眼视野鼻侧偏盲和健侧眼视野颞侧偏盲)。

考点:分析视觉传导通路不同部位损伤的表现

瞳孔对光反射通路

当光照一侧瞳孔,引起双眼瞳孔缩小的反应称瞳孔对光反射。光照侧瞳孔发生的反应称直接对光反射,未接受光照射侧瞳孔发生的反应称间接对光反射。其通路为:光→一侧视网膜→视神经→视交叉→视束→顶盖前区→两侧动眼神经副核→两侧动眼神经→睫状神经节→节后纤维→双侧瞳孔括约肌收缩→两侧瞳孔缩小。

二、运动传导通路

大脑皮质对躯体运动的调节是通过锥体系和锥体外系两部分传导通路来实现的。

(一)锥体系

锥体系主要管理骨骼肌的随意运动。由上、下两级神经元组成。**上运动神经元**是指位于大脑皮质的锥体细胞,胞体位于中央前回和中央旁小叶前部等处;**下运动神经元**是指脑神经运动核和脊髓前角运动神经元。锥体系分为皮质脊髓束和皮质核束。

1. 皮质脊髓束 由大脑皮质中央前回上 2/3 和中央旁小叶前部锥体细胞的轴突集聚而成,下行经内囊后肢、中脑的大脑脚、脑桥至延髓形成锥体,在锥体下部,大部分(75%～90%)纤维左、右交叉形成锥体交叉,交叉后的纤维形成皮质脊髓侧束,沿对侧脊髓外侧索下降,沿途陆续终止于同侧脊髓前角运动神经元,支配躯干肌和四肢骨骼肌;小部分未交叉纤维形成皮质脊髓前束,并在脊髓胸节经白质前连合逐节交叉到对侧,终止于该侧的前角运动神经元,支配躯干肌,所以躯干肌受双侧大脑皮质支配(图 11-63)。

2. 皮质核束 由中央前回下部大脑皮质锥体细胞的轴突聚合组成,下行经内囊膝部至脑干,大部分纤维终止于双侧脑神经核(如动眼神经核、滑车神经核、三叉神经运动核、展神经核、面神经核上部、疑核和副神经核),再由这些脑神经核发出纤维支配眼球外肌、眼裂以上面肌、咀嚼肌、咽喉肌、胸锁乳突肌和斜方肌等。小部分纤维终止于对侧脑神经核(面神经核下部和舌下神经核),支配对侧眼裂以下的面肌和舌肌。一侧皮质核束损伤出现对侧眼裂以下面肌和舌肌瘫痪,表现为对侧鼻唇沟变浅或消失,口角歪向患侧,伸舌时舌尖偏向健侧。一侧面神经损伤则出现该侧面肌全部瘫痪,除表现上述症状外,还有额纹消失、不能皱眉、不能闭眼。一侧舌下神经损伤则出现患侧舌肌全部瘫痪,伸舌时舌尖偏向患侧(图 11-64)。

考点:皮质脊髓束、皮质核束的传导通路

核上瘫与核下瘫

锥体系的任何地方损伤都可引起随意运动障碍,表现为肢体瘫痪等。上运动神经元损伤引起的肢体瘫痪为核上瘫,又称为痉挛性瘫痪,其表现:肌不萎缩,肌张力增高,出现病理反射。下运动神经元损伤引起的肢体瘫痪为核下瘫,又称为松弛性瘫痪:表现为肌张力降低,随意运动障碍,肌萎缩,无病理反射。

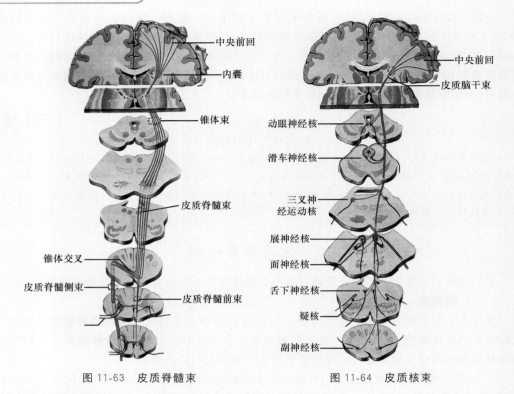

图 11-63　皮质脊髓束　　　　　　　图 11-64　皮质核束

（二）锥体外系

锥体外系是指锥体系以外影响和控制躯体运动的传导通路。锥体外系的结构十分复杂，在种系的发生上较古老。随着大脑皮质和锥体系的发生、发展，锥体外系逐渐处于从属和协调锥体系完成运动功能的地位。锥体外系的主要功能是调节肌张力和肌群运动、维持和调整体态姿势和习惯性动作等。

小结

神经系统由中枢神经系统和周围神经系统组成。中枢神经系统由脑和脊髓组成。脊髓位于椎管内，成人脊髓下端平对第 1 腰椎体下缘，其内部由灰质和白质构成；脑位于颅腔内，可分为端脑、间脑、小脑、中脑、脑桥和延髓；有 10 对脑神经与脑干相连，脑干内部由脑神经核、非脑神经核和上、下行纤维束构成；小脑位于颅后窝，分为小脑半球和小脑蚓，在半球下面靠近小脑蚓处有小脑扁桃体；端脑主要由左右大脑半球组成，每侧大脑半球分为 5 叶，大脑半球结构包括大脑皮质、髓质、基底核和侧脑室；脑和脊髓的被膜由外向内依次为硬膜、蛛网膜和软膜。

周围神经系统包括脊神经、脑神经和内脏神经。脊神经为 31 对，其中颈神经 8 对、胸神经 12 对、腰神经 5 对、骶神经 5 对、尾神经 1 对，脊神经前支粗大，除大部分胸神经前支外均相应交织成丛，再由丛发出分支支配相应的器官；脑神经共 12 对，除Ⅰ、Ⅱ脑神经与端脑和间脑相连，其余的 10 对脑神经与脑干相连，传导头面部的运动和感觉冲动；内脏神经包括内脏感觉神经和内脏运动神经，传导内脏的感觉和运动冲动；脑和脊髓的传导通路包括感觉传导通路和运动传导通路。

自测题

一、名词解释

1. 白质 2. 灰质 3. 纤维束 4. 神经核
5. 大脑动脉环 6. 内囊 7. 硬膜外隙
8. 蛛网膜下隙

二、填空题

1. 神经系统可分为_____和_____,前者包括_____和_____,后者包括_____、_____和_____。

2. 脊髓向上平_____处与脑的延髓相连,下端成人平_____,新生儿约平_____,脊髓具有_____和_____的功能,脊髓位于_____内。

3. 脊髓前角由_____构成,脊髓后角由_____构成,脊髓侧角由_____构成。

4. 脑干自下而上由_____、_____、_____组成。

5. 脑位于_____,分为_____、_____、_____和_____四部分。

6. 大脑半球分为5叶,分别是_____、_____、_____、_____、_____。

7. 基底核包括_____、_____和_____等。豆状核又可分为_____和_____。

8. 运动性语言(说话)中枢位于_____、听觉性语言(听话)中枢位于_____、视觉性语言(阅读)中枢位于_____、书写中枢位于_____。

9. 脊髓的硬脊膜与椎管骨膜之间有一空腔称_____,它呈_____压,有_____等通过。

10. 脑脊被膜从内向外依次为_____、_____和_____。

11. 脑的营养动脉主要有_____、_____及其分支。

12. 第四脑室位于_____、_____和_____之间;侧脑室位于_____,它通过室间孔与_____相通。

13. 脊神经前支形成的神经丛有_____、_____、_____和_____。

14. 临床上所见的"爪行手"是_____神经损伤的表现;"猿手"是_____神经损伤的表现。

15. 大腿肌前群受_____神经支配,三角肌受_____神经支配,肱三头肌受_____神经支配。

16. 三叉神经分为_____、_____、_____三支。

17. 混合型脑神经有_____、_____、_____和_____。

18. 分布于舌的神经有_____、_____、_____。

19. 交感神经的低级中枢位于_____,副交感神经的低级中枢位于脑干的_____和脊髓_____。

20. 运动眼球的脑神经有_____、_____和_____。

21. 胫神经支配小腿_____;腓总神经支配小腿_____和_____。

22. 迷走神经含有_____种纤维成分,到喉的分支主要有_____和_____。

三、选择题

A 型题

1. 成人脊髓下端平对(   )
   A. 第12胸椎体下缘 B. 第1腰椎体下缘
   C. 第2腰椎体下缘 D. 第3腰椎体下缘
   E. 第5腰椎体下缘

2. 脊髓灰质前角由(   )组成
   A. 运动神经元胞体 B. 感觉神经元胞体
   C. 联络神经元胞体 D. 交感神经元胞体
   E. 副交感神经元胞体

3. 从脑干背侧出脑的脑神经是(   )
   A. 三叉神经 B. 舌下神经 C. 副神经
   D. 滑车神经 E. 面神经

4. 皮质核束经过(   )
   A. 内囊前肢 B. 内囊后肢 C. 内囊膝
   D. 大脑脚脚底内侧1/5 E. 锥体交叉

5. 产生脑脊液的结构是(   )
   A. 蛛网膜 B. 硬脑膜窦 C. 脉络丛
   D. 蛛网膜粒 E. 软脑膜

6. 不属于下丘脑的结构是(   )
   A. 视交叉 B. 垂体 C. 乳头体

D. 漏斗　　　E. 灰结节

7. 分布于手掌桡侧半及桡侧三个半手指掌面皮肤的神经是(　　)
   A. 尺神经　　　B. 桡神经　　　C. 正中神经
   D. 腋神经　　　E. 股神经

8. 肱骨内上髁骨折可损伤(　　)
   A. 尺神经　　　B. 桡神经　　　C. 正中神经
   D. 腋神经　　　E. 肌皮神经

9. 下述哪块肌肉不受动眼神经支配(　　)
   A. 上直肌　　　B. 下直肌　　　C. 外直肌
   D. 内直肌　　　E. 下斜肌

10. 躯干和四肢的深感觉的第2级神经元位于(　　)
    A. 脊神经节内
    B. 脊髓后角内
    C. 延髓的薄束核和楔束核内
    D. 背侧丘脑腹后核内
    E. 基底核

11. 含有副交感纤维的脑神经是(　　)
    A. 视神经　　　B. 三叉神经　　　C. 动眼神经
    D. 展神经　　　E. 副神经

12. 躯体运动区在(　　)
    A. 海马旁回
    B. 中央后回和中央旁小叶后部
    C. 中央前回和中央旁小叶前部
    D. 顶下小叶
    E. 顶上小叶

13. 脊髓内传导躯干和四肢浅感觉的传导束是(　　)
    A. 脊髓丘脑束　　　B. 薄束和楔束
    C. 皮质脊髓束　　　D. 皮质核束
    E. 内侧丘系

14. 管理舌前2/3味觉的脑神经是(　　)
    A. 舌咽神经　　　B. 三叉神经　　　C. 舌下神经
    D. 面神经　　　E. 迷走神经

15. 分布于乳头平面的神经是(　　)
    A. 第2胸神经前支　　　B. 第4胸神经前支
    C. 第6胸神经前支　　　D. 第8胸神经前支
    E. 第10胸神经前支

16. 视区位于(　　)
    A. 距状沟两侧皮质　　　B. 颞上回后部皮质
    C. 角回皮质　　　D. 颞横回皮质
    E. 缘上回皮质

17. 侧脑室和第三脑室发生脑积水,可能是何部位阻塞(　　)
    A. 侧脑室　　　B. 第三脑室　　　C. 第四脑室
    D. 中脑水管　　　E. 中央管

18. 管理下颌腺、舌下腺、泪腺分泌的脑神经是(　　)
    A. 三叉神经　　　B. 展神经　　　C. 面神经
    D. 副神经　　　E. 舌下神经

19. 支配肱二头肌的神经是(　　)
    A. 尺神经　　　B. 桡神经　　　C. 肌皮神经
    D. 正中神经　　　E. 腋神经

20. 支配舌肌的神经是(　　)
    A. 三叉神经　　　B. 面神经　　　C. 舌咽神经
    D. 舌下神经　　　E. 副神经

四、简答题

1. 简述内囊的位置及分部,各部通行的重要纤维束。若一侧内囊后肢损伤,患者会出现何功能障碍?

2. 简述脑脊液产生的部位和循环途径。

3. 运动眼球的肌肉有哪些,受何神经支配?

4. 简述脊髓半边横断性损伤的主要临床表现及原因。

5. 简述舌的神经分布。

(张正琼)

第十二章

内分泌系统

内分泌系统由**内分泌腺**、**内分泌组织**和**内分泌细胞**组成。①内分泌腺：由内分泌组织构成结构上独立存在，肉眼可见的器官，如**甲状腺**、**甲状旁腺**、**肾上腺**、**垂体**和**松果体**等(图 12-1)；②内分泌组织：是指散在于其他组织器官内的内分泌细胞团，如胰腺内的胰岛、睾丸内的间质细胞、卵巢内的卵泡及黄体等；③散在分布的内分泌细胞：如胃肠道、呼吸道、心、肝、肺、肾等处的内分泌细胞。

内分泌腺的组织结构具有以下特点：①无导管，故又称无管腺；②体积小，重量轻，但功能显著；③腺细胞通常排列成索状、团状或围成滤泡状；④腺组织内有丰富的毛细血管和毛细淋巴管，并有内脏神经分布；⑤其结构和功能活动有显著的年龄变化。

内分泌细胞的分泌物，称为**激素**。大多数内分泌细胞分泌的激素通过毛细血管或毛细淋巴管进入血液或淋巴，作用于远距离的特定细胞。少部分内分泌细胞分泌的激素可直接作用于邻近的细胞，称为旁分泌。

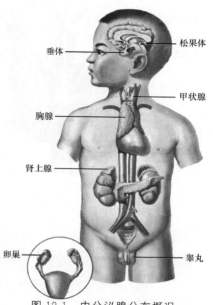

图 12-1　内分泌腺分布概况

每种激素作用的特定器官或特定细胞，称为该激素的**靶器官**或**靶细胞**。靶细胞具有与相应激素结合的受体，激素与受体结合后产生效应。靶细胞的受体存在于靶细胞的膜上或在胞质内。

内分泌系统是机体重要的功能调节系统，与神经系统相辅相成，共同维持内环境的相对稳定，调节机体的生长发育和物质代谢，控制生殖，影响免疫功能和行为。

本章仅叙述甲状腺、甲状旁腺、肾上腺、垂体和松果体等，其余的已在有关章节中进行了叙述。

考点：内分泌系统的组成及组织结构特点

第一节　甲状腺及甲状旁腺

一、甲　状　腺

案例12-1

　　20岁女青年自诉精神紧张、急躁，做事精力不集中，而且食欲亢进，多食善饥，体重减轻，疲乏无力，而且近来眼球明显突出。医生检查发现，患者心动过速，心搏动增强，血压升高，血液检查甲状腺素水平增高，基础代谢率增高。

问题：1. 你能根据上述情况对此病作出诊断吗？

　　　　2. 试分析上述症状产生的原因？

（一）甲状腺的位置和形态

甲状腺是人体内最大的内分泌腺，位于甲状软骨下方、气管上部的两旁。甲状腺略呈"H"形，由中央的**峡部**和左右两个**侧叶**构成（图 12-2）。侧叶贴附在喉和气管上段的前外侧面，上端可达甲状软骨中部，下端可达第 6 气管软骨环高度。甲状腺峡一般位于第 2～4 气管软骨环的前面，有时自峡部向上伸出一个**锥状叶**（出现率为 50%）。甲状腺借结缔组织固定于喉和气管壁上，因此，当吞咽时甲状腺可随喉上、下移动。甲状腺过度肿大时，可压迫喉和气管而发生呼吸困难和吞咽困难。

考点：甲状腺的位置和形态

甲状腺上动脉

甲状软骨

甲状腺峡

甲状腺

甲状腺下动脉

甲状腺最下动脉

喉返神经

上甲状旁腺

下甲状旁腺

食管

气管

图 12-2　甲状腺（前、后面观）

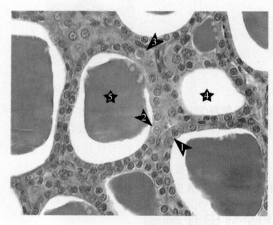

图 12-3　甲状腺的微细结构

1. 滤泡上皮，2. 滤泡上皮细胞，3. 胶质，4. 滤泡旁细胞，4. 滤泡

（二）甲状腺的微细结构

甲状腺的表面包有薄层结缔组织构成的被膜，结缔组织伸入腺实质，将甲状腺分成许多小叶。每个小叶内含有许多大小不等的**甲状腺滤泡**和**滤泡旁细胞**。滤泡之间的结缔组织内有丰富的有孔毛细血管和少量的滤泡旁细胞（图 12-3）。

1. 甲状腺滤泡　大小不等，呈圆形或不规则形，滤泡壁由单层立方的滤泡上皮细胞围成，滤泡腔内充满均质状的嗜酸性胶质，是滤泡上皮细胞的分泌物，即碘化的甲状腺球蛋白。滤泡可因功能状态不同而有大小和形态的差异。在功能活跃时，滤泡上皮细胞增高呈柱状，滤泡腔内胶质减少；反之，细胞变矮呈扁平状，腔内胶质增多。

考点：甲状腺的微细结构、分泌激素的名称及作用

滤泡上皮细胞能合成和分泌甲状腺激素。甲状腺激素的主要作用是促进机体的新陈代谢和生长发育，提高神经的兴奋性。甲状腺激素对婴幼儿的骨骼发育和中枢神经系统的发育影响显著。若婴幼儿甲状腺功能低下，不仅身材矮小，而且脑发育障碍，智力低下，导致呆小症。

2. 滤泡旁细胞　单个细胞嵌在滤泡上皮细胞之间或成群分布于滤泡之间的结缔组织内。在 HE 染色的切片上，胞体比滤泡上皮细胞大，呈卵圆形或多边形，胞质染色淡（图 12-3）。

滤泡旁细胞分泌降钙素。降钙素的主要作用是促进成骨细胞的活动,使骨盐沉积,并抑制胃肠道和肾小管对钙的吸收,使血钙浓度降低。

二、甲状旁腺

(一)甲状旁腺的位置和形态

甲状旁腺是贴附于甲状腺侧叶后面(图12-2)的棕黄色、扁椭圆形小体,如黄豆大小,通常有上、下2对。有时甲状旁腺可埋入甲状腺组织内,而使手术时寻找困难。

(二)甲状旁腺的微细结构

甲状旁腺的腺细胞排列成索状或团状,细胞团索之间有少量的结缔组织和丰富的有孔毛细血管。腺细胞分**主细胞**和**嗜酸性细胞**两种(图12-4)。

1. **主细胞**　是构成甲状旁腺的主要细胞,数量多,体积小,细胞呈圆形或多边形,核圆形,位于细胞中央。主细胞分泌甲状旁腺素,主要作用于骨细胞和破骨细胞,使骨盐溶解,并能促进肠和肾小管对钙的吸收,从而使血钙升高。在甲状旁腺素与降钙素的共同调节下,维持血钙的稳定。甲状腺手术时,若误切甲状旁腺,则出现血钙降低,可引起肌肉抽搐,甚至死亡。

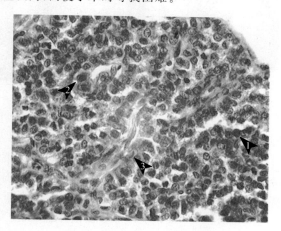

图 12-4　甲状旁腺的微细结构
1. 主细胞;2. 嗜酸性细胞;3. 毛细血管

2. **嗜酸性细胞**　7～10岁开始出现嗜酸性细胞,至青春期后逐渐增多。嗜酸性细胞数量少,体积大,胞质内含有许多嗜酸性颗粒,其功能目前尚不清楚。

考点: 主细胞分泌的激素名称及作用

第二节　肾　上　腺

案例12-2

某20岁男青年时常发生剧烈头痛、面色苍白、大汗淋漓、心前区疼痛、恶心、呕吐、视力模糊,可持续数分钟,3～5天发作1次。医生在患者发作时为其仔细检查发现,血压可高达200～300mmHg,(26.6/39.9Kpa),以收缩压升高为主,听诊心脏时有心动过速,心律失常,医生认为是肾上腺髓质嗜铬细胞瘤。

问题: 你知道为什么肾上腺髓质的病变会引起患者血压增高、心跳加快吗?

(一)肾上腺的位置和形态

肾上腺位于肾的内上方,与肾共同包在肾筋膜内。肾上腺左、右各一,左侧者近似半月形,右侧者呈三角形(图12-5)。

考点: 肾上腺的位置、形态

(二)肾上腺的微细结构

肾上腺表面包有结缔组织被膜,少量结缔组织伴随着血管和神经伸入实质内。肾上腺实质由周围的**皮质**和中央的**髓质**两部分构成。

1. **皮质**　占肾上腺体积的80%～90%,由皮质细胞、血窦和少量结缔组织组成。根据皮质细胞的形态结构和排列形式不同,将皮质由外向内依次分为**球状带**、**束状带**和**网状带**3个带(图12-6)。

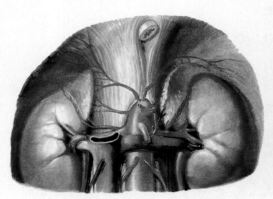

图 12-5 肾上腺

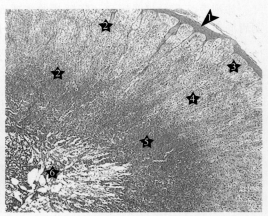

图 12-6 肾上腺的微细结构

1.被膜,2.皮质,3.球状带,4.束状带,5.网状带,
6.髓质

（1）球状带:位于被膜下方,较薄。腺细胞排列成球状,细胞团之间有血窦。球状带细胞分泌盐皮质激素,主要是醛固酮,其主要作用是促进肾远曲小管和集合小管对 Na^+ 的重吸收和 K^+ 的排出,同时还刺激胃黏膜吸收 Na^+,使血 Na^+ 浓度升高而 K^+ 浓度降低。

（2）束状带:位于球状带的深面,是皮质中最厚的部分。腺细胞排列成单行或双行细胞索,索间有纵行的血窦和少量结缔组织。束状带细胞分泌糖皮质激素,主要是皮质醇,其主要作用是促进蛋白及脂肪分解并转变成糖（糖异生）,还有抑制免疫应答及抗炎症的作用。

（3）网状带:位于皮质的最内层,与髓质交界处常参差不齐。腺细胞排列成条索状,并相互吻合成网,网眼内有血窦和少量结缔组织。网状带细胞主要分泌雄激素,也分泌少量雌激素和糖皮质激素。

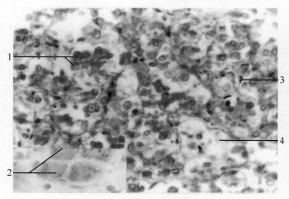

图 12-7 肾上腺髓质

1.嗜铬细胞,2.交感神经节细胞,3.纤维细胞,4.血窦

2.髓质 位于肾上腺的中央,占肾上腺体积的 $10\%\sim20\%$,主要由排列成索状或团状的髓质细胞构成,其间有血窦和少量结缔组织。髓质细胞体积较大,经铬盐固定的标本,细胞内可见棕黄色颗粒即嗜铬颗粒,故髓质细胞又称嗜铬细胞（图 12-7）。嗜铬细胞分为以下两种:

（1）肾上腺素细胞:约占嗜铬细胞的 80%,能分泌肾上腺素,可使心肌收缩力增强,心率加快,使皮肤血管收缩,但使心脏和骨骼肌的血管扩张。

（2）去甲肾上腺素细胞:约占嗜铬细胞的 20%,能分泌去甲肾上腺素,可使血压升高,心、脑和骨骼肌内的血流加快。

考点:肾上腺组织细胞分泌的激素名称及作用

第三节 垂 体

40岁妇女因持续性头痛,双眼视力进行性减退而去医院检查。患者在作过各项检查后,诊断垂体肿瘤,决定开颅手术。

问题:1. 你能解释为什么垂体肿瘤会引起双眼视力减退吗?

　　　2. 垂体的分部和功能如何?

案例 12-3 分析

垂体肿瘤会压迫位于其前方的视神经和视交叉,因此会导致双眼视力障碍。垂体可分为腺垂体和神经垂体两部分。腺垂体可分泌多种促激素,促进机体生长发育,并影响其他内分泌腺的活动,而神经垂体无分泌功能,只能储存和释放由下丘脑运来的激素,从而使血压上升,尿量减少,子宫收缩。

（一）垂体的位置和形态

垂体位于颅中窝蝶骨体上面的垂体窝内,上端借漏斗与下丘脑相连(图 12-1),前上方与视交叉相邻。色灰红,呈椭圆形,其重量不足 1g,女性略大于男性,妊娠期更明显。 **考点:**垂体的位置、形态

（二）垂体的分部

根据发生和结构特点,垂体可分为前方的**腺垂体**和后方的**神经垂体**两部分(图 12-8)。腺**垂体分为远侧部、结节部**和**中间部**,神经垂体分为**神经部**和**漏斗**。通常所称的垂体前叶是以腺垂体为主,垂体后叶是以神经垂体为主。

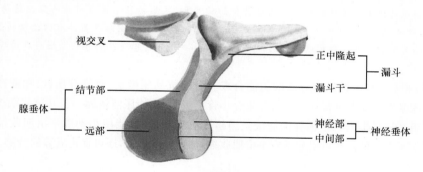

图 12-8 垂体的分部

（三）垂体的微细结构

1. **腺垂体** 是垂体的主要部分,约占垂体体积的 75%,细胞排列成索状或团状,在 HE 染色的切片上,依据腺细胞着色的不同,可分为嗜酸性细胞、嗜碱性细胞和嫌色细胞 3 种(图 12-9)。 **考点:**垂体分泌激素的名称及作用

（1）嗜酸性细胞:数量较多,可分泌两种激素。①生长激素(GH):主要作用是促进肌肉、内脏的生长及各种代谢过程,尤其是刺激骺软骨生长,使骨增长。在幼年时生长激素分泌不足,可致侏儒症;分泌过多,可引起巨人症;在成人分泌过多,则出现肢端肥大症。②催乳激素(PRL):可促进乳腺的发育和乳汁的分泌。

（2）嗜碱性细胞:细胞数量较少,大小不一,可分泌以下几种激素。①促甲状腺激素(TSH):能促进滤泡上皮细胞合成和分泌甲状腺激素。②促肾上腺皮质激素(ACTH)和促脂激素(LPH):

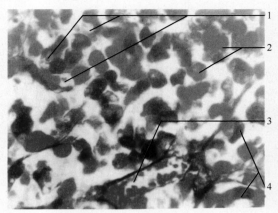

图 12-9　垂体的远侧部
1.嫌色细胞,2.嗜酸性细胞,3.血窦,4.嗜碱性细胞

前者促进肾上腺皮质的束状带细胞分泌糖皮质激素,后者促进脂肪细胞分解脂肪。③促性腺激素:包括卵泡刺激素(FSH)和黄体生成素(LH)。卵泡刺激素在女性促进卵泡的发育,在男性则刺激精小管的支持细胞合成雄激素结合蛋白,以促进精子的发生。黄体生成素在女性促进排卵和黄体生成,在男性则刺激睾丸间质细胞分泌雄激素,故又称为间质细胞刺激素。

（3）嫌色细胞:数量多,体积小,胞质着色浅。目前认为,嫌色细胞可能是脱颗粒的嗜色细胞或是处于形成嗜色细胞的前体细胞。

2.神经垂体　主要由无髓神经纤维和神经胶质细胞构成,其间含有丰富的有孔毛细血管。无髓神经纤维是下丘脑视上核和室旁核分泌神经元的轴突形成的神经束,经漏斗进入神经部(图 12-8)。神经胶质细胞又称垂体细胞,分布于无髓神经纤维的周围,具有支持和营养神经纤维的作用。

神经内分泌的发现

1928 年德国科学家 Scharrer 在他的博士论文中首次提出神经内分泌的概念。他在一个小硬骨鱼的下丘脑视前核中经常观察到一些高度特化的神经元,这些神经元具有明显的腺细胞特征,被称为"神经内分泌神经元",这种分泌方式则被称为"神经分泌"。他还设想这些具有内分泌功能的神经元与下丘脑有功能联系。后来这些设想都得到了证实,神经内分泌是生物体内普遍存在的现象。

视上核和室旁核的神经内分泌细胞能合成和分泌抗利尿激素(血管升压素)和催产素(缩宫素)。抗利尿激素主要促进肾远曲小管和集合小管重吸收水,使尿液浓缩。若其分泌减少,则会导致尿崩症,患者每日排出大量稀释的尿液。当超过生理剂量时,能使小动脉平滑肌收缩,血压升高,故又称加压素。催产素可引起子宫平滑肌收缩,加速分娩过程,还可促进乳腺的分泌。

第四节　松　果　体

松果体为一淡红色的椭圆形小体,位于背侧丘脑的后上方,以细柄连于第三脑室顶的后部。儿童时期较发达,一般 7 岁左右开始退化,成人后不断有钙盐沉积,常可在 X 线片上见到,临床上可作为颅片定位的一个标志。

松果体主要由松果体细胞、神经胶质细胞和无髓神经纤维等构成。松果体细胞能合成和分泌褪黑激素,褪黑激素的合成和分泌与外界光照的昼夜节律性变化有关。一般认为褪黑激素可以抑制幼年时腺垂体促性腺激素的分泌,从而间接影响生殖腺的功能活动,故在 7 岁以前的儿童性别差异并不明显。若松果体早期受损(如松果体瘤),则可出现性早熟或生殖器发育过度。此外,褪黑激素还具有抗紧张、抗高血压、抗衰老、抗肿瘤、降低血糖、增强免疫力和促进睡眠等效应。

小结

　　内分泌系统是一个重要的功能调节系统。该系统的工作模式与神经系统不同,是通过内分泌细胞分泌的化学信使—激素,经体液运输到机体广泛的区域,对特定细胞的某项生化反应或生理活动进行体液调节。

　　甲状腺滤泡上皮细胞分泌的甲状腺激素,能促进机体的新陈代谢和生长发育,提高神经的兴奋性。甲状腺滤泡旁细胞分泌的降钙素和甲状旁腺主细胞分泌的甲状旁腺素,共同调节血钙浓度。肾上腺皮质细胞分泌的肾上腺皮质激素,有调节水盐代谢和糖、蛋白质代谢的作用;髓质细胞分泌的肾上腺素和去甲肾上腺素,能使心跳加快、心肌收缩力加强、小动脉收缩、血压升高。垂体前叶以腺垂体为主,分泌多种激素,促进机体的生长发育和影响其他内分泌腺的活动。垂体后叶以神经垂体为主,无分泌功能,只有储存和释放由下丘脑运来的抗利尿激素和催产素的作用。松果体细胞分泌的褪黑激素有抑制性成熟的作用。

自测题

一、填空题

1. 内分泌系统由＿＿＿＿＿和＿＿＿＿＿组成,它们分泌的物质称为＿＿＿＿＿。

2. 内分泌腺包括＿＿＿＿＿、＿＿＿＿＿、＿＿＿、＿＿＿和＿＿＿＿＿。

3. 甲状腺滤泡旁细胞分泌的＿＿＿＿＿,可与甲状旁腺分泌的＿＿＿＿＿共同调节血钙浓度。

4. 肾上腺位于＿＿＿＿＿上端,左侧的呈＿＿＿形,右侧的呈＿＿＿＿＿形。

5. 腺垂体远侧部的嗜酸性细胞分泌＿＿＿＿＿和＿＿＿＿＿。

6. 神经垂体释放的激素包括＿＿＿＿和＿＿＿＿,它们是在下丘脑＿＿＿＿和＿＿＿＿合成的。

二、单选题

1. 关于甲状腺的描述,错误的是(　　)

　　A. 左、右叶位于喉和气管上部的侧面

　　B. 甲状腺峡位于第6气管软骨环的前方

　　C. 有时向上伸出一个锥体叶

　　D. 甲状腺可随喉上下移动

　　E. 小儿甲状腺素分泌不足引起呆小症

2. 下列哪个内分泌腺分泌的激素不足时,将引起血钙下降(　　)

　　A. 肾上腺　　B. 垂体　　C. 松果体

　　D. 甲状腺　　E. 甲状旁腺

3. 垂体细胞属于(　　)

　　A. 神经元　　　　　　B. 神经胶质细胞

　　C. 嫌色细胞　　　　　D. 神经内分泌细胞

　　E. 嗜酸性细胞

4. 呆小症属于(　　)

　　A. 儿童时期甲状旁腺素分泌不足

　　B. 成人期甲状腺激素分泌不足

　　C. 儿童时期生长激素分泌不足

　　D. 儿童时期甲状腺激素分泌不足

　　E. 成人期生长激素分泌不足

5. 碘缺乏可引起肿大的是(　　)

　　A. 甲状旁腺　　B. 松果体　　C. 甲状腺

　　D. 肾上腺　　E. 垂体

6. 骺软骨消失后,生长素分泌过多会引起(　　)

　　A. 巨人症　　B. 侏儒症　　C. 艾迪生病

　　D. 黏液水肿　　E. 肢端肥大症

7. 松果体分泌的褪黑激素不足时产生(　　)

　　A. 性早熟　　B. 呆小症　　C. 钙代谢失常

　　D. 糖尿病　　E. 侏儒症

(顾树华)

第十三章

人体胚胎学概要

　　人的生命是怎样形成的？胎儿是在母亲"肚子"里哪个部位孕育的？孕育时间有多长？在母亲体内是通过什么途径养育胎儿的？通过本章的学习，这些问题都能迎刃而解。本章学习重点是胚胎的早期发育、胎儿的附属结构等。

　　人体的发生，开始于受精卵。受精卵在母体内经过一系列复杂的发育过程，形成胎儿。历时约 266 天（38 周），通常把胚胎发育分成 2 个时期，即**胚期**和**胎期**。第 1～8 周末的早期发育阶段，称为胚期；第 9～38 周的进一步发育阶段，称为胎期，此期胎儿逐渐长大，各器官的结构和功能逐渐完善。

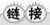

胎龄的计算

　　胎龄的计算方法有 2 种，胚胎学研究常用受精龄，即从受精卵开始至胎儿成熟共计 266 天。但每一位孕妇都难以准确地判断自己受孕的时间，所以临床上常用月经龄，以末次月经的第 1 天起计算，月经来潮至卵子排出是 14 天，加上排卵后受精的 266 天受精龄，共计 280 天，折合为 10 个妊娠月（每个妊娠月为 28 天）。

第一节　生殖细胞的成熟

一、精子的成熟

　　精子产生于睾丸精曲小管，1 个初级精母细胞经过 2 次减数分裂形成 4 个精子，并在附睾中进一步发育成熟，但尚无受精能力。精子在女性生殖管道运行的过程中，去除了一层阻止顶体酶释放的糖蛋白，因而获得了使卵子受精的能力，称为精子的**获能**。精子在女性生殖管道内存活 1～3 天，但其受精能力仅可维持 24 小时左右。经过 2 次减数分裂后的精子，染色体数目减少一半，核型有一半精子为(23，X)；另一半精子则为(23，Y)(图 13-1)。

二、卵子的成熟

　　在排卵前的初级卵母细胞完成第 1 次减数分裂，形成了 1 个次级卵母细胞和 1 个第一极体。次级卵母细胞随后进入第 2 次分裂，并停滞在分裂中期。排卵后，次级卵母细胞若未受精，卵子不能成熟则在 12～24 小时后退化；若与精子相遇，精子穿入其内而激发卵子完成第 2 次减数分裂，形成了 1 个成熟的卵子和 1 个第二极体。因此，1 个初级卵母细胞最终形成了 1 个成熟的卵子和 3 个极体(图 13-1)。

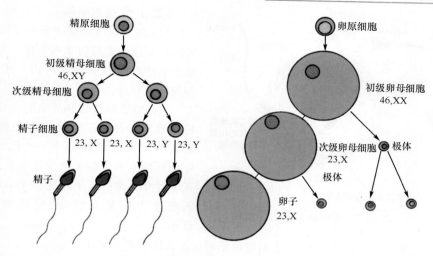

图 13-1 精子与卵子发生过程示意图

第二节 受精与卵裂

患者,女,23 岁,主诉停经 1 个月,头晕、乏力、嗜睡、食欲不振或厌油腻厚味、恶心,晨起呕吐。乳房胀痛、乳头疼痛。体格检查乳晕着色。诊断为妊娠反应。

问题: 1. 什么叫受精?

2. 受精的部位、条件和意义有哪些?

案例 13-1 分析

受精是精子与卵子结合形成受精卵的过程。受精部位多在输卵管壶腹部。受精的条件:发育正常的精子和卵子在限定的时间内相遇是受精的基本条件;精子的数目和活动能力是保证受精的重要条件;男、女生殖器官发育正常,生殖管道畅通也是受精的必备条件。受精的意义:受精标志着新生命的开始;受精卵具有双亲的遗传物质;受精决定性别。

一、受 精

精子与卵子结合形成受精卵的过程,称为受精。

(一) 受精的时间、部位及过程

受精一般发生在排卵后 12~24 小时内。受精部位多在输卵管壶腹部。受精的过程:精子头部接触卵子的放射冠时,顶体释放的顶体酶,溶解放射冠和透明带并形成一条孔道,精子随即进入到卵子内。精子进入卵子后,透明带的结构及化学成分发生了变化,从而阻止其他精子的穿越,保证人类为单精子受精。进入卵内的精子的胞核和卵子的胞核逐渐膨大,分别称为**雄性原核**和**雌性原核**。2 个原核相互靠近,核膜消失,染色体混合,形成受精卵,受精过程完成(图 13-2)。

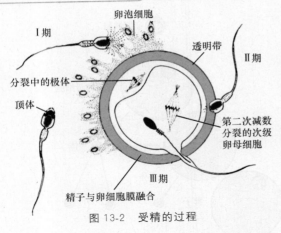

图 13-2　受精的过程

考点：受精的概念、部位和意义

（二）受精的条件

（1）发育正常的精子和卵子在限定的时间内相遇是受精的基本条件。受精一般发生在排卵后 12～24 小时内。其余时间，即使两者相遇也失去了受精能力。

（2）精子的数目和活动能力是保证受精的重要条件。正常成年男子每次射精量为 2～5ml，含精子 3 亿～5 亿个。如果每毫升精液中含精子数少于 500 万个，或其中发育异常的精子超过 20%，或者精子活动能力明显减弱，则受精的可能性就小。

（3）男、女生殖器官发育正常、生殖管道畅通也是受精的必备条件。

链接

试管婴儿

　　"试管婴儿"并不是真正在试管里长大的婴儿，而是从母体卵巢内取出几个卵子，在实验室里让它们与男方的精子结合，形成桑葚胚或胚泡，然后转移到子宫内，继续妊娠。所以"试管婴儿"可以简单地理解为由实验室的试管代替了输卵管的功能而称为"试管婴儿"。尽管体外受精最初用于治疗由输卵管阻塞引起的不孕症，现已发现体外受精对由子宫内膜异位症、精子异常（数目异常或形态异常）引起的不孕症，甚至原因不明性不孕症都有所帮助。

（三）受精的意义

1. 受精标志着新生命的开始。受精卵具有强大的生命力，能不断进行细胞分裂和分化，发育成新的个体。

2. 受精卵的染色体恢复为 46 条，其中 23 条来自雄性原核，23 条来自雌性原核，因此，受精卵具有双亲的遗传物质。

3. 受精决定性别。含 X 染色体的精子和卵子结合，受精卵核型为 46，XX，胚胎为女性；含 Y 染色体的精子和卵子结合，受精卵核型为 46，XY，胚胎为男性。

二、卵　裂

　　受精卵早期的细胞分裂，称为**卵裂**。卵裂形成的细胞，称为**卵裂球**。随着卵裂的进行，细胞数目迅速增加，胞体越来越小。受精后第 3 天形成 12～16 个卵裂球的实心胚，细胞紧密相贴形如桑葚，称为**桑**

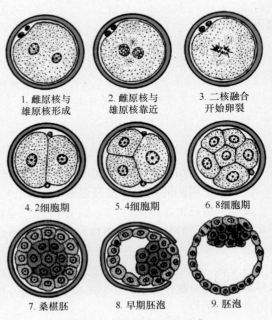

1. 雌原核与雄原核形成　　2. 雌原核与雄原核靠近　　3. 二核融合开始卵裂

4. 2细胞期　　5. 4细胞期　　6. 8细胞期

7. 桑椹胚　　8. 早期胚泡　　9. 胚泡

图 13-3　卵裂与胚泡形成

囊胚。在卵裂的同时,由于输卵管平滑肌的收缩、管壁上皮细胞纤毛的摆动以及输卵管液的流动,使受精卵逐渐向子宫方向移动。桑葚胚已进入子宫腔(图13-3)。

1. **滋养层** 围成胚泡腔的一层细胞,构成胚泡壁。覆盖在内细胞群外面的滋养层称极端滋养层。

2. **内细胞群** 在胚泡腔的一侧,紧贴于滋养层内面有一团细胞,称内细胞群。内细胞群的细胞是形成胚体的基础。

3. **胚泡腔** 由滋养层围成的腔,内有液体。

胚泡形成后,其外面的透明带变薄,最后完全消失,胚泡逐渐与子宫内膜接触,开始植入(图13-4)。

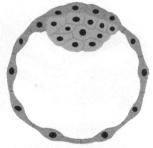

图13-4 胚泡的结构

考点:胚泡的结构

第三节 植入与蜕膜

一、植 入

患者,女,28岁,已怀孕37周,半夜于家中熟睡,被梦中的"尿床"惊醒,发现自己的下身被鲜血浸湿,马上入院急救。B超提示:晚孕、单活胎、头位;前置胎盘。专家会诊:孕妇为无痛性阴道大流血,需立即终止妊娠行急诊剖宫产术。

问题:1. 什么是前置胎盘?
2. 正常植入的位置?

案例13-2分析

若胚泡植入子宫颈处形成胎盘,称为前置胎盘。胚泡正常植入在子宫底或子宫体上部。

胚泡逐渐埋入子宫内膜的过程,称为植入,又称为着床。植入开始于受精后约第5～6天,于第11～12天完成(图13-5)。

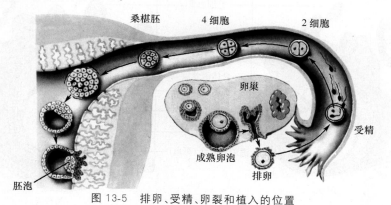

图13-5 排卵、受精、卵裂和植入的位置

(一)植入部位

胚泡正常植入在子宫底或子宫体上部。若植入子宫颈处形成胎盘,称为前置胎盘(图13-6)。

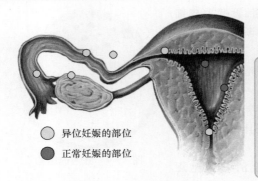

前置胎盘于妊娠晚期易发生胎盘早剥而导致大出血，于分娩时阻塞产道，导致分娩困难。

○ 异位妊娠的部位

● 正常妊娠的部位

图 13-6　胚泡植入的部位

链接

宫 外 孕

胚泡在子宫以外的部位植入，称为宫外孕。宫外孕可发生在卵巢、输卵管、腹膜腔、肠系膜等处，其中以输卵管壶腹部多见。由于局部组织不能适应胎儿的生长发育，故多因营养供应不足早期死亡或组织破裂，导致孕妇大出血。

（二）植入过程

胚泡植入时，其极端滋养层先与子宫内膜接触，并分泌蛋白水解酶将接触处的子宫内膜溶解，形成缺口，胚泡由此逐渐埋入子宫内膜功能层。随后，缺口周围的内膜上皮细胞增生，将缺口修复，植入完成（图 13-7）。

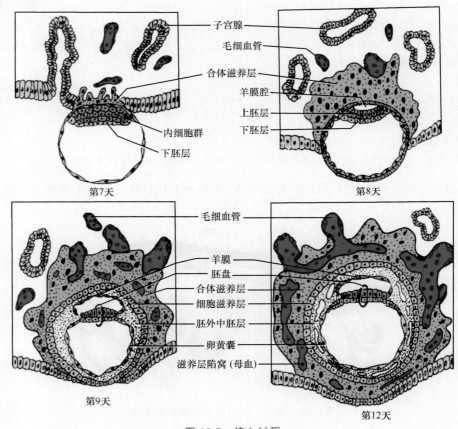

第7天　　第8天

第9天　　第12天

图 13-7　植入过程

考点： 植入的概念、时间和部位

（三）植入条件

（1）母体激素分泌正常，使子宫内膜处于分泌期，以便为胚泡植入创造适宜的内环境。

（2）胚泡准时进入子宫腔,透明带及时溶解消失。

（3）子宫内环境正常。如口服避孕药或宫腔放置避孕环等,就是破坏了子宫内环境,干扰植入,达到避孕目的。

二、蜕　　膜

胚泡植入后,分泌期的子宫内膜进一步增厚,血液供应更加丰富,腺体分泌更加旺盛,基质细胞变得肥大且富含糖原和脂滴,这些变化称为**蜕膜反应**,此时的子宫内膜称为**蜕膜**。

根据蜕膜与胚的位置关系,将蜕膜分为3部分:①**基蜕膜**:位于胚深处;②**包蜕膜**:覆盖在胚的宫腔侧;③**壁蜕膜**:为子宫其余部分的蜕膜。壁蜕膜和包蜕膜之间为子宫腔(图13-8)。

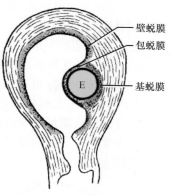

图 13-8　胚胎与子宫蜕膜的关系

考点:蜕膜的分部

第四节　三胚层的形成与分化

一、三胚层的形成

（一）内胚层与外胚层的形成

胚泡内细胞群增殖分化,逐渐排列成两层细胞。靠近胚泡腔的一层为**内胚层**,内胚层与极端滋养层之间的一层为**外胚层**。

1. 胚盘　内胚层与外胚层相贴,形成一个圆盘状的结构,称为**胚盘**,胚盘是胎儿的原基。胚盘的外胚层为背面,内胚层为腹面。

2. 羊膜腔和卵黄囊　在内、外胚层形成的同时,外胚层的背侧形成一个腔,称为**羊膜腔**,内胚层的腹侧出现一个囊,称为**卵黄囊**(图13-9 和图13-10)。

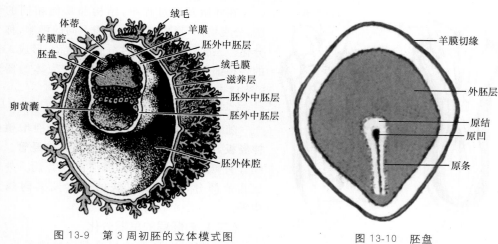

图 13-9　第 3 周初胚的立体模式图

图 13-10　胚盘

（二）滋养层与胚外中胚层

胚胎第2周,在内胚层和外胚层形成的同时,滋养层增殖分化,形成内、外两层。外层无细胞边界,称为**合体滋养层**;内层细胞边界清楚,称为**细胞滋养层**。细胞滋养层的部分细胞进入胚泡腔,形成星形细胞网,称为**胚外中胚层**(图13-7)胚盘尾端与滋养层之间的部分胚外中胚层形成**体蒂**(图13-9)。

(三) 中胚层的形成

第3周初,胚盘外胚层细胞迅速增生,形成1条纵行的细胞索,称为**原条**。原条所在的一端为胚盘的尾端,相对的一端为胚盘的头端。原条埋入内外胚层之间,细胞不断增生,并在内、外胚层之间向周边扩展迁移,形成新的细胞层,称为**中胚层**。原条头端的细胞增殖较快,形成**原结**。原结的细胞,在内、外胚层之间的中线向头端延伸,形成1条细胞索,称为**脊索**。脊索为胚胎早期的中轴结构,以后退化成为人体椎间盘中的髓核(图13-11和图13-12)。

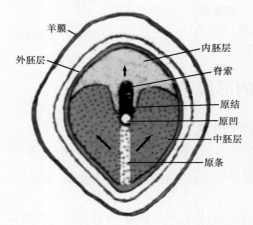

图13-11 胚盘(切除外胚层,示中胚层和脊索)

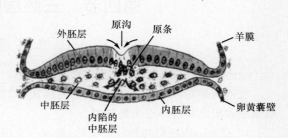

图13-12 胚盘横切(示中胚层的发生)

二、三胚层的分化

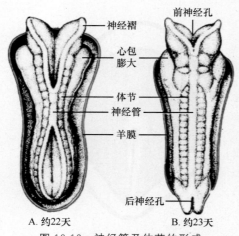

A. 约22天 B. 约23天

图13-13 神经管及体节的形成

在胚胎发育过程中,结构和功能相同的细胞,分裂增殖,形成结构和功能不同的细胞,称为**分化**。三胚层的细胞经过分化和增殖,形成人体的各种细胞和组织,各种组织构成人体的器官(图13-13和图13-14)。

(一) 外胚层的早期分化

随着脊索的形成,外胚层细胞分裂增殖成**神经板**,继而形成**神经褶**、**神经沟**和**神经管**。神经管头侧发育形成脑,尾侧演变成脊髓。外胚层其余部分,演变成皮肤的表皮及其附属结构等。

(二) 内胚层的早期分化

胚胎第3周,胚盘的周缘部向腹侧卷折,变成圆桶状的胚体,内胚层被包入胚体内形成**原肠**。原肠主要形成消化管、消化腺、气管、肺、膀胱和尿道等处的上皮。

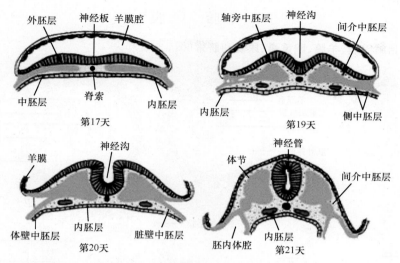

图 13-14 胚盘横切(示中胚层的早期分化和神经管的形成)

（三）中胚层的早期分化

　　紧邻脊索两侧的中胚层不断生长增厚,呈节段状,称**体节**。体节分化为椎骨、骨骼肌和皮肤的真皮。体节外侧的中胚层,称为**间介中胚层**。间介中胚层以后分化成泌尿、生殖系统。间介中胚层外侧的中胚层,称为**侧中胚层**。侧中胚层内形成腔隙,称为**胚内体腔**。胚内体腔将来形成心包腔、胸膜腔和腹膜腔。胚内体腔将侧中胚层分为两层,与内胚层相贴的部分,称为**脏壁中胚层**,将分化为消化、呼吸系统的肌组织、结缔组织和血管等;与外胚层相贴的,称**体壁中胚层**,将分化成体壁的骨骼、肌肉、结缔组织和血管。

第五节　胎膜与胎盘

案例13-3

　　患者,女,26岁,孕35周,她在看电视时突感裤子内有漏水,虽担心但照常上床休息,夜间有两次因水涌而醒来,一直无疼痛感,次日上午来医院就诊。B超提示:单活胎,头位;羊水过少。诊断是胎膜早破。

问题: 1. 胎膜的组成是什么?

　　　　2. 羊水的性质及其作用如何?

案例 13-3 分析

　　胎膜包括绒毛膜、羊膜、卵黄囊、尿囊和脐带。羊水为淡黄色的液体,由羊膜上皮分泌,其中也含有胎儿的排泄物。羊水对胚胎有保护作用,可防止胎儿肢体粘连;能缓冲外力对胎儿的振动和压迫;分娩时有扩张子宫颈和冲洗产道的作用。

　　胎膜和胎盘是胚胎发育过程中的附属结构,对胚胎起保护、营养、呼吸和排泄作用;胎盘还有内分泌功能。胎儿娩出时,胎膜即与胎儿脱离。

一、胎　　膜

胎膜包括**绒毛膜**、**羊膜**、**卵黄囊**、**尿囊**和**脐带**（图 13-15）。

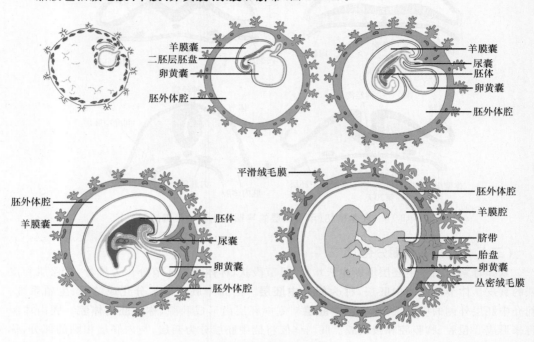

图 13-15　胎膜的形成

（一）绒毛膜

绒毛膜由滋养层和胚外中胚层发育而成。胚胎第 2 周，滋养层和胚外中胚层的细胞向周围生长，形成许多细小的突起，称为**绒毛**。此时的滋养层和胚外中胚层紧密相贴共同构成绒毛膜。绒毛膜内的胚外中胚层形成血管，血管内含有胎儿的血液。

胚胎早期，整个绒毛膜表面的绒毛均匀分布。之后，包蜕膜侧的绒毛因供血不足而逐渐退化、消失，形成表面无绒毛的**平滑绒毛膜**，基蜕膜侧的绒毛则因供血充足而发育旺盛，形成**丛密绒毛膜**（图 13-15）。丛密绒毛膜与基蜕膜一起构成胎盘。

绒毛膜是胎儿和母体进行物质交换的重要结构，并具有内分泌功能。

葡萄胎与绒毛膜上皮癌

在绒毛发育过程中，若滋养层细胞增生，绒毛内结缔组织变性水肿，血管消失，胚胎发育受阻，绒毛呈水泡状或葡萄状，胎儿死亡，整个胎块像串串葡萄，故称为葡萄胎；若滋养层细胞癌变，则称为绒毛膜上皮癌。

（二）羊膜

羊膜为一层半透明的薄膜，最初附着于胚盘的边缘，与外胚层连续。随着胚体的形成、羊膜腔扩大和胚体凸入羊膜腔内，羊膜在胚体腹侧包裹体蒂形成脐带（图 13-15）。

羊膜腔内充满羊水。羊水为淡黄色的液体，由羊膜上皮分泌，其中也含有胎儿的排泄物。足月分娩时的羊水为 1000～1500ml。羊膜和羊水对胚胎有保护作用。胎儿浸泡在羊水中，可防止胎儿肢体粘连；能缓冲外力对胎儿的振动和压迫；分娩时有扩张子宫颈和冲洗产道的作用。

羊水少于 500ml 为羊水过少,常见于胎儿肾发育不全或尿道闭锁等;羊水多于 2000ml 为羊水过多,常见于消化管闭锁、无脑儿等。抽取羊水进行细胞学检查或检测羊水中某些物质含量,可以早期诊断某些遗传性疾病和先天性畸形。

(三)卵黄囊

卵黄囊位于原始消化管的腹侧,当卵黄囊被包入脐带后,与原始消化管相连的部分逐渐变细,最终闭锁而逐渐退化。

(四)尿囊

尿囊是从卵黄囊尾侧的内胚层向体蒂伸出的盲管,被脐带包裹,继而闭锁。

(五)脐带

脐带是羊膜包裹体蒂、卵黄囊、尿囊形成的 1 条圆索状结构。脐带内含有 1 对脐动脉和 1 条脐静脉。脐带的一端连于胎儿脐部,另一端连于胎盘,长约 55cm。脐带是胎儿与胎盘的血管通道,也是胎儿与母体间的物质交换通道(图 13-16)。

脐带过短可影响胎儿娩出或分娩时引起胎盘早期剥落而出血过多。脐带过长可缠绕胎儿颈部或者其他部位,影响胎儿发育甚至导致胎儿窒息死亡。

考点: 胎膜的组成

二、胎 盘

(一)胎盘的形态结构

胎盘是由胎儿的丛密绒毛膜与母体的基蜕膜共同构成的圆盘状结构。足月胎儿的胎盘重约 500g,直径 15～20cm,中央厚,周边薄。胎盘的胎儿面光滑,表面覆盖有羊膜,中央连有脐带。胎盘的母体面粗糙,可见 15～30 个由浅沟分隔的胎盘小叶。胎盘小叶之间有由基蜕膜形成的**胎盘隔**。胎盘隔之间的腔隙,称为绒毛间隙,其内充满母体的血液,绒毛浸泡其中(图 13-16 和图 13-17)。

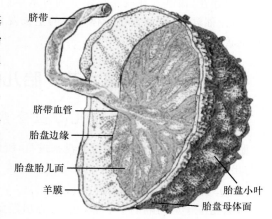

脐带
脐带血管
胎盘边缘
胎盘胎儿面
羊膜
胎盘小叶
胎盘母体面

图 13-16 胎盘和脐带

(二)胎盘的血液循环和胎盘屏障

1. *胎盘的血液循环* 胎盘内有母体和胎儿两套血液循环系统,母体和胎儿的血液在各自封闭的管道内循环互不相混,但可进行物质交换。母体血液从子宫的螺旋动脉流入绒毛间隙,与绒毛毛细血管内的胎儿血进行物质交换后,经子宫静脉流回母体。胎儿的静脉血经脐动脉及其分支流入绒毛内毛细血管,与绒毛间隙内的母体血进行物质交换后,成为动脉血经脐静脉回流入胎儿体内(图 13-17)。

2. *胎盘屏障* 母体血和胎儿血在胎盘内进行物质交换所通过的结构,称为**胎盘屏障**,有 3 层结构:①绒毛膜表面的滋养层细胞及其基膜;②绒毛内的毛细血管内皮及其基膜;③两层基膜间的结缔组织。胎盘屏障能阻止母体血液中的大分子物质进入胎儿体内,但对抗体、多数药物和大部分病毒等无屏障作用。

(三)胎盘的功能

1. *物质交换* 胎儿从母体血液中获得营养物质和氧气,并排出体内的代谢产物和二氧化碳到母体血液内,再由母体排出体外。

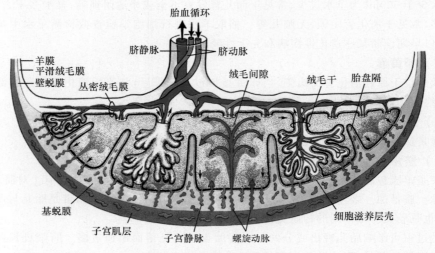

图 13-17　胎盘结构模式图

考点：胎盘的结构、功能及胎盘屏障的概念

2. 分泌激素　胎盘分泌多种激素，主要有：①绒毛膜促性腺激素：能维持母体卵巢内的黄体继续存在，该激素在受精后第 3 周可从孕妇的尿中检出，临床常作为早期妊娠判断的依据；②胎盘催乳素：既能促进母体乳腺的生长发育，又能促进胎儿的代谢和生长发育；③雌激素和孕激素：能维持妊娠。

第六节　胎儿的血液循环

一、胎儿心血管系统的结构特点

胎儿与外界的物质交换通过胎盘来进行，所以胎儿心血管系统的结构特点和血液循环途径，与出生后大不相同。

（一）卵圆孔与动脉导管

卵圆孔位于房间隔的中下部，左、右心房经此孔相通。由于胎儿右心房内血液的压力大于左心房，所以血液自右心房经卵圆孔流入左心房。**动脉导管**是连接肺动脉干和主动脉弓之间的 1 条短血管。血液可由肺动脉干经动脉导管流入主动脉。

（二）脐动脉

脐动脉有 2 条，起自髂总动脉，经胎儿脐部和脐带进入胎盘。脐动脉将含有二氧化碳和代谢产物的血液运送至胎盘绒毛。

（三）脐静脉和静脉导管

脐静脉为 1 条起于胎盘绒毛中的毛细血管，由胎儿的脐部进入胎儿体内。来自胎盘富含氧和营养物质的血液经脐静脉流入肝后，大部分经**静脉导管**直接注入下腔静脉，小部分流经肝血窦后再注入下腔静脉。

二、胎儿血液循环途径

富含氧气和营养物质的血液，由胎盘经脐静脉流入胎儿体内。当血液流经肝时，大部

246

分血液经静脉导管注入下腔静脉,小部分
血液经脐静脉的分支进入肝血窦,与来自
肝门静脉的血液混合流入下腔静脉。下腔
静脉血液流入右心房后大部分经卵圆孔流
入左心房,再经左心室流入主动脉。主动脉
的大部分血液经其分支流向头颈部、上肢,
其余流入降主动脉。上腔静脉流入右心房
的血液与少量来自下腔静脉的血液一起流
入右心室,经右心室入肺动脉干。因肺尚处
于未扩张状态,所以肺动脉干内的血液大
部分经动脉导管流入降主动脉。降主动脉
一部分血液供应躯干和下肢,另一部分经
脐动脉流入胎盘,再与母体血液进行物质
交换(图 13-18)。

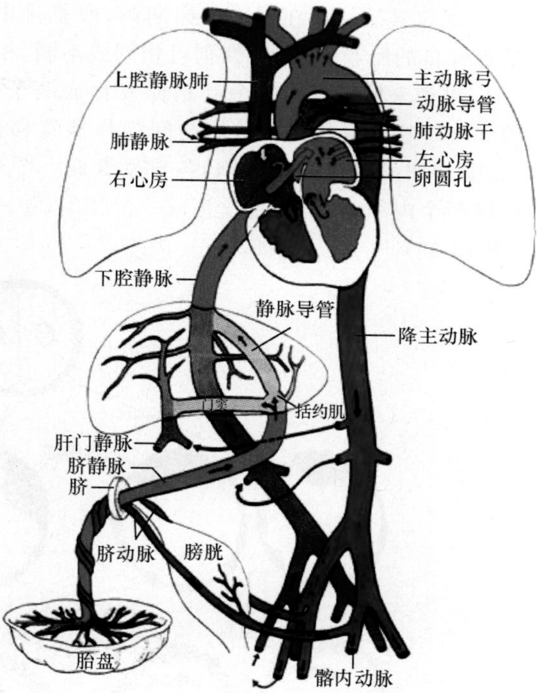

三、出生后心血管系统的变化

胎儿出生后,胎盘血液循环中断,肺开
始呼吸,于是,心血管系统发生下述变化。

(一)脐静脉

脐静脉和静脉导管闭锁分别形成**肝圆
韧带**和**静脉韧带**。

(二)脐动脉

脐动脉远侧段闭锁成**脐外侧韧带**,近侧段演变为**膀胱上动脉**。

(三)卵圆孔

胎儿出生 1 年后完全封闭,形成**卵圆窝**。

(四)动脉导管

胎儿出生 3 个月左右逐渐闭锁,形成**动脉韧带**。

新生儿心血管系统的结构经上述变化后,血液循环的途径即与成年人的相同。

图 13-18　胎儿血液循环途径

（上腔静脉肺、肺静脉、右心房、下腔静脉、主动脉弓、动脉导管、肺动脉干、左心房、卵圆孔、静脉导管、降主动脉、括约肌、肝门静脉、脐静脉、脐、脐动脉、膀胱、胎盘、髂内动脉）

链接

先天性心脏病

①**房间隔缺损**:若胎儿出生 1 年后卵圆孔尚未完全闭合,称为房间隔缺损。此症导致右心房的血液混入左心房,造成明显的后果。②**室间隔缺损**:通常在室间隔膜部出现缺损,导致左、右心室血液混合,后果严重。③**动脉导管未闭**:若胎儿出生后一定时间内动脉导管尚未闭锁,称为动脉导管未闭。④**法洛四联症**:是联合的先天性心血管畸形,包括肺动脉口狭窄、心室间隔缺损、主动脉右位、左心室肥大。是一种严重影响生长发育的复杂的先天性心脏病。

第七节　双胎与多胎

(一)双胎

一次妊娠分娩两个胎儿,称为**双胎**或**孪生**。双胎有**单卵双胎**和**双卵双胎**之分。

1. 双卵双胎　是在同一排卵期内,卵巢排出两个卵,分别受精后发育成两个胚胎,每个胚胎有各自的胎膜和胎盘,性别可相同或不同,相貌同一般的兄弟姐妹。

2. 单卵双胎　是由一个受精卵发育成两个胚胎,他们的遗传基因完全相同,性别一样,相貌和生理特性也相似。他们之间如作器官移植,不发生排斥反应。单卵双胎的原因可能有:①受精卵发育成两个胚泡,各自发育成一个个体,分别有自己的胎膜和胎盘;②一个胚泡内形成两个内细胞群,各自发育成一个胚胎;③一个胚盘上形成两个原条,分别发育成两个胎儿(图 13-19)。

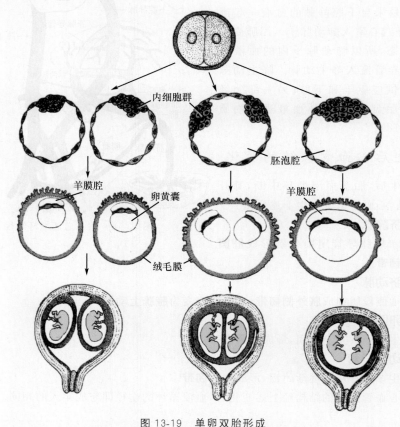

图 13-19　单卵双胎形成

(二) 多胎

一次分娩 3 个及 3 个以上的胎儿,为**多胎**。多胎的原因可能是单卵性、多卵性或混合性的。

链接

优生优育知识

精子和卵子质量是优生的根本,人的最佳生育年龄应是 24～30 岁,开展婚前检查,禁止近亲婚配。创造受孕的佳期,合理均衡饮食,避免在:吸烟、酗酒、喝咖啡、吃减肥药物、大量接受放射线之时受孕。排除致畸因素,防止病毒感染,忌怀孕期滥用药物。

小结

　　人体胚胎的发育是一个连续的过程,从受精到胎儿娩出约266天,这一过程分为胚胎期和胎儿期。受精的部位多在输卵管壶腹。受精卵在卵裂的同时向子宫腔方向移动,并植入子宫内膜。胚泡正常植入部位在子宫体上部或子宫底。子宫以外的部位植入称为宫外孕。内细胞群增殖、分化形成3个胚层,再分化成人体的各种细胞、组织和器官。胎膜包括绒毛膜、羊膜、卵黄囊、尿囊和脐带,它具有保护胚胎和与母体进行物质交换的作用。胎盘是胎儿和母体共同形成的结构,具有物质交换、分泌激素和屏障的功能。

自测题

一、名词解释

1. 受精　2. 植入　3. 胚盘　4. 胎盘屏障

二、填空题

1. 人体胚胎第1～8周称_____期;第9～38周称_____期。

2. 受精是指_____和_____结合形成_____的过程。

3. 卵裂产生的细胞称_____。

4. 绒毛膜有_____和_____两种。

5. 胚泡是由_____、_____和_____3部分组成。

6. 胚泡植入后,子宫内膜称_____,其分为3部分,即_____、_____和_____。

7. 胎膜包括_____、_____、_____、_____和_____。

8. 脐带一端连于胎儿的_____,另一端连于_____。

9. 胎盘由胎儿的_____和母体的_____构成。

10. 胎儿血和母体血在胎盘内进行物质交换所通过的结构,称_____,它是由_____、_____和_____构成。

三、选择题

1. 人体胚胎在母体子宫内发育经历(　　)
   A. 18周　　B. 28周　　C. 38周
   D. 48周　　E. 58周

2. 正常精子的性染色体是(　　)
   A. XY　　　B. X　　　C. Y
   D. X或Y　　E. YY

3. 受精的意义有(　　)
   A. 受精标志着新生命的开始
   B. 受精卵的染色体数目恢复到46条
   C. 受精卵具有双亲的遗传物质
   D. 受精决定性别
   E. 以上都是

4. 植入发生在(　　)
   A. 受精后24小时内　　B. 卵裂早期
   C. 桑葚胚期　　　　　D. 胚泡期
   E. 胚盘形成期

5. 前置胎盘是由于胚泡植入在(　　)
   A. 子宫前壁　B. 子宫后壁　C. 子宫颈处
   D. 子宫底　　E. 输卵管开口处

6. 三胚层起源于(　　)
   A. 羊膜　　　B. 滋养层　　C. 内细胞群
   D. 胎膜　　　E. 原条

7. 胚泡植入后,子宫内膜改称为(　　)
   A. 胎膜　　　B. 胎盘膜　　C. 蜕膜
   D. 绒毛膜　　E. 滋养层

8. 胎盘内的母体血液和胎儿血液之间间隔的结构是(　　)
   A. 母体和子体的血管壁　B. 胎盘屏障
   C. 基蜕膜　　　　　　　D. 羊膜
   E. 丛密绒毛膜

四、简答题

1. 简述受精的条件和意义。
2. 胚泡植入部位和要具备哪些必备的条件?
3. 简述胎盘的结构和功能。

(黄翠微)

第十四章

护理常用技术应用解剖

护理应用解剖学是在系统解剖学和局部解剖学的基础上发展起来的,以研究护理专业所涉及的器官的位置、形态、结构和毗邻关系为目的,其特点是将解剖学知识与护理专业的相关内容有机结合,研究器官的位置、形态、结构、毗邻,阐述操作的定位、局部层次结构特点与操作关系以及操作的注意事项,把解剖学知识与临床具体应用结合起来,提高学生的学习兴趣和教学效果,使学生的基础理论知识和临床应用能力都得到提高,为提高操作的准确性和成功率奠定基础。本章仅就常用的护理技术的应用解剖作一些介绍。

第一节　穿刺技术应用解剖

一、浅静脉穿刺术

（一）目的

主要用于采血、输血、补液及注射药物。

（二）应用解剖学基础

浅静脉位于皮下组织内,又叫皮下静脉,位置表浅,在体表易于看见。浅静脉数目较多,多吻合成静脉网,无动脉伴行。浅静脉有静脉瓣,其数目以四肢较多,下肢多于上肢。静脉管壁薄,平滑肌和弹性纤维较少,收缩性和弹性差,故当血容量明显减少时,静脉管壁可发生塌陷。其内静脉血血流缓慢,尤以近心端受到压迫或压力增高时血流更为缓慢,且常出现静脉充盈。

1. 头皮静脉　分布于颅外软组织内,数目多,在额部及颞区相互交通呈网状分布,表浅易见。静脉管壁被头皮内纤维隔固定,故不易滑动,且头皮静脉没有瓣膜,正逆方向都能穿刺,只要操作方便即可,故特别适用于小儿静脉穿刺,也可用于成人。头皮静脉中的主要静脉有:

（1）滑车上静脉:是起自冠状缝处的小静脉,沿额部浅层下行,与眶上静脉末端汇合,构成内眦静脉。

（2）眶上静脉:从额结节处起始,斜向内下走行,在内眦处构成内眦静脉。

（3）颞浅静脉:起始于颅顶及颞区软组织,在颞筋膜的浅面,颧弓根稍上方汇合成前后两支。前支与眶上静脉相交通,后支与枕静脉、耳后静脉吻合,而且有交通支与颅顶导静脉相连。前后支在颧弓根处汇合成颞浅静脉,下行至腮腺内注入面后静脉。

2. 颈外静脉　颈外静脉是颈部最大的浅静脉,收集颅外大部分静脉血和部分面部深层的静脉血。颈外静脉由前、后根组成,前根为面后静脉的后支,后根由枕静脉与耳后静脉汇合而成,两根在平下颌角处汇合,沿胸锁乳突肌表面斜向后下,至该肌后缘、锁骨中点上方

2.5cm 处穿颈部深筋膜注入锁骨下静脉或静脉角。此静脉在锁骨中点上方 2.5～5.0cm 处内有一对瓣膜,瓣膜下方常扩大成窦。颈外静脉的体表投影相当于同侧下颌角与锁骨中点的连线。

由于颈外静脉仅被皮肤、浅筋膜及颈阔肌覆盖,位置表浅,管径较大,在小儿患者常被选作穿刺抽血的静脉,尤其在小儿患者啼哭时或压迫该静脉近心端时,静脉怒张明显,更易穿刺。颈部皮肤移动性大,不易固定,通常颈外静脉不作为穿刺输液的血管。

3. 上肢浅静脉　上肢常用作穿刺的浅静脉主要有手背浅静脉和前臂浅静脉。

手背浅静脉较为发达,数目多,相互吻合成静脉网,网的桡侧汇集向上延续为头静脉,网的尺侧汇集成贵要静脉。头静脉起始后向上绕过前臂桡侧缘至前臂掌侧面,在肘窝稍下方发出肘正中静脉后,沿肱二头肌外侧沟上升,在三角胸大肌间沟穿入深部,汇入锁骨下静脉或腋静脉。贵要静脉沿前臂尺侧上升,在肘窝下方转向前面,接收肘正中静脉后,经肱二头肌内侧沟上行至臂中部,穿深筋膜汇入肱静脉。肘正中静脉在肘部连接头静脉与贵要静脉之间。前臂正中静脉起自手掌静脉丛,沿前臂前面上升,沿途接受一些属支,并通过交通支与头静脉及贵要静脉相连,末端注入肘正中静脉,有的末端分为两支,分别注入贵要静脉和头静脉,这种类型通常无肘正中静脉。

4. 下肢浅静脉　下肢常用作穿刺的浅静脉主要有足背静脉和大隐静脉起始段。足背浅静脉多构成静脉弓或网。弓的外侧端延续为小隐静脉,经外踝后方转至跟腱的后面上行。弓的内侧端延续为大隐静脉,该静脉经内踝前方约 1cm 处沿小腿内侧上行,约于腹股沟韧带中点下方 3～4cm 处穿卵圆窝注入股静脉。

（三）操作的解剖学要点

1. 部位选择　根据年龄及病情可选择不同部位的静脉。婴幼儿多选用头皮静脉和颈外静脉,其次选用手背静脉和足背静脉。成人常选用手背静脉和足背静脉。

2. 穿经层次　虽选用的静脉部位不同,但穿经的层次基本相同,即皮肤、皮下组织和静脉壁。因年龄不同,静脉壁的厚度、弹性及硬度有所不同。

3. 进针技术与失误防范　在四肢,通常在欲穿刺部位的近心端扎以束带,以使静脉充盈,便于穿刺。穿刺时固定好皮肤和静脉,针尖斜面向上,与皮肤角度为 15°～30°,在静脉表面或旁侧刺入皮下,再沿静脉近心方向潜行,然后刺入静脉,见回血后再顺静脉进针少许,将针头放平并固定,进行抽血或注入药物,穿刺时要固定好静脉,尤其是老年患者,血管弹性较差,易于滑动。不可用力过猛,以免穿透静脉。如需长期静脉给药者,穿刺部位应先从小静脉开始,逐渐向上选择穿刺部位,以增加血管的使用次数。如果为一次性抽血检查,则可选择易穿刺的肘正中静脉。穿刺部位应尽可能避开关节,以利于针头固定。四肢浅静脉瓣膜较多,穿刺部位应避开瓣膜。颈外静脉穿刺时应让患儿取仰卧位,两臂贴附身旁,枕头垫于肩下,头偏向穿刺部位的对侧,并尽量后仰,充分显露穿刺部位,以便穿刺时使穿刺针与静脉平行,通常在该静脉的上、中 1/3 段交界处刺入。由于头皮静脉被固定在皮下组织的纤维隔内,管壁回缩能力差,故穿刺完毕后要压迫局部,以免出血形成皮下血肿。

二、股静脉穿刺术

（一）目的

1. 外周浅静脉穿刺困难,但需采血液标本或需静脉输液、用药的患者。

2. 心导管检查。

3. 婴幼儿静脉采血。

（二）应用解剖学基础

股静脉是下肢的静脉干，上段位于股三角内，自内向外依次是股静脉、股动脉、股神经。其上段位于股三角内，股三角的上界为腹股沟韧带，外侧界为缝匠肌的内侧缘，内侧界为长收肌的内侧缘，前壁为阔筋膜，后壁凹陷，由髂腰肌、耻骨肌及其筋膜所组成。股三角内自外向内依次是股神经、股动脉、股静脉。

（三）操作的解剖学要点

1. 部位选择　穿刺点选在髂前上棘与耻骨结节连线的中、内 1/3 交界点下方 2～3cm，在股动脉搏动的内侧 0.5～1.0cm 处。

2. 体姿参考　仰卧位，膝关节微屈，臀部稍垫高，髋关节伸直并稍外展外旋。

3. 穿经层次　皮肤、浅筋膜、阔筋膜、股鞘、股静脉。

4. 进针技术与失误防范　在腹股沟韧带中点稍下方摸到搏动的股动脉，其内侧即为股静脉，左手固定股静脉，穿刺针垂直进入或与皮肤角度呈 30°～40° 刺入。要注意刺入的方向和深度，以免穿入股动脉或穿透股静脉。边穿刺边回抽，如无回血，慢慢回退针头，稍改变进针方向及深度。穿刺点不可过低，以免穿透大隐静脉根部。

第二节　注射技术应用解剖

一、皮内注射术

（一）目的

皮内注射是把药物注入表皮与真皮之间的注射技术。在前臂掌侧中、下段的皮内注射一般用于药物过敏实验及抗毒血清测敏实验；三角肌下缘处用于卡介苗接种等。

（二）应用解剖学基础

皮肤由表皮和真皮组成，覆盖于人体的表面，具有重要的保护作用。皮肤内含有丰富的感觉神经末梢，能感受多种物理和化学性刺激，并参与体温调节和排泄代谢产物。表皮位于皮肤的浅层，厚 0.07～0.12mm，各处厚薄不一。表皮内一般无血管，但含有丰富的神经末梢，以疼痛刺激敏感。表皮由浅入深依次分为角质层、透明层、颗粒层、棘层和基底层。真皮由致密结缔组织构成，位于表皮深面，厚 1～2mm。按其结构特点分为乳头层和网状层。乳头层较薄，向表皮底部凸出，形成许多嵴状或乳头状隆起，称乳头。乳头层含有丰富的血管、游离的神经末梢和触觉小体；网状层较厚，位于乳头层深面，两者之间无明显分界。网状层含有较多的血管、淋巴管及神经。真皮中含有粗大的胶原纤维和弹性纤维，两者交织成网，使真皮具有韧性和弹性。

（三）操作的解剖学要点

1. 部位选择　用于药物过敏实验时常选择在前臂掌侧下端正中；接种卡介苗时多选择在三角肌下缘处。

2. 体姿参考　患者取坐位或仰卧位，操作者站在患者对面。

3. 穿经结构　由浅入深针头斜行穿经表皮各层至表皮与真皮乳头层之间。

4. 进针技术与失误防范　左手绷紧皮肤，右手持注射器，使针尖斜面向上，与皮肤呈 10°～15° 角刺入皮内，待针尖斜面进入皮内后放平注射器，针头在皮内时可从皮肤表面透视到针尖斜面，如不能看见则提示穿刺过深。进针时注意掌握好刺入的角度和深度，刺入过浅易形成皮肤划痕且不能注入药物。皮肤内含有丰富的神经末梢,故皮内注射较痛,应熟练操作,减少失误及缩短注射时间。

二、皮下注射术

（一）目的
皮下注射是将药液注入皮下组织内。

（二）应用解剖学基础
皮下组织即浅筋膜,由位于皮肤和深筋膜之间的疏松结缔组织和脂肪组织构成。皮下组织中含有丰富的血管、神经、淋巴管及纤维成分。皮下组织的厚度随年龄、性别及部位不同而有差别,如腹部皮下组织可达 3cm,而眼睑等处因不含脂肪,皮下组织较薄。

（三）操作的解剖学要点
1. 部位选择　一般注射点选择在臂外侧三角肌下缘中区处,亦可在前臂外侧、腹壁、背部及股外侧部等处。这些部位皮下组织疏松,便于注射。

2. 体姿参考　取坐位或仰卧位。

3. 穿经结构　针头穿经表皮、真皮达浅筋膜。

4. 进针技术与失误防范　术者用左手绷紧注射部位的皮肤,右手持注射器,针头斜面向上,使针与皮肤呈 30°～40°角,斜行刺入皮下组织,进针深度一般为针梗的 2/3。皮下注射应注意以下几点:①皮内含有丰富的神经末梢,为减少疼痛,进针和拔针时动作应迅速;②浅筋膜中含有较大的静脉,为防止药液直接入血,进针后应回抽,无回血后方可注入药物;③注射不宜过浅,以免将药液注入皮内。

三、肌内注射术

肌内注射是临床上常用的注射技术。凡不宜口服的药物或患者不能口服时,可采用肌内注射法给药。

（一）臀大肌注射术
1. 应用解剖学基础

（1）臀大肌:臀大肌是臀肌中最大且表浅的肌肉,近似四方形,几乎占据整个臀部皮下。起于髂前上棘至尾骨尖之间的深部结构,肌纤维向外下止于髂胫束和股骨臀肌粗隆。小儿此肌不发达。

（2）臀大肌筋膜:该筋膜是臀区深筋膜,向深面发出许多纤维隔,使臀大肌与筋膜结合非常牢固。

（3）臀部的血管、神经:①臀下动脉、静脉及臀下神经通过梨状肌下孔出盆腔,三者相互半行,分布于臀大肌等处,各主干穿出梨状肌下孔处的体表投影在髂后上棘至坐骨结节连线的中点处;②臀上动脉、静脉及神经通过梨状肌上孔出盆腔,主要分布于臀中肌、臀小肌等处,它们出梨状肌上孔的体表投影在髂后上棘至大转子尖连线上、中 1/3 段交界处;③阴部内动脉经梨状肌下孔出盆腔,再经坐骨小孔至会阴部,阴部内静脉和阴部神经与阴部内动脉伴行,位于动脉内侧;④坐骨神经为全身最大的神经,起始部宽约 2cm,经梨状肌下孔穿出至臀大肌中部深面,约在坐骨结节与股骨大转子连线的中点处下降至股后部。

（4）臀区皮肤及浅筋膜:臀区皮肤较厚,浅筋膜内含有大量的脂肪组织,故该区浅筋膜较厚,中年女性此处厚度可达 2～4cm。

2. 操作的解剖学要点

(1) 部位选择:臀大肌注射区的定位方法有两种。①十字法:从臀裂顶点向外划一水平线,再通过髂嵴最高点向下作一垂线,其外上 1/4 为注射区。②连线法:将髂前上棘至骶尾连接处作一连线,将此连线分为 3 等分,其外上 1/3 为注射区。

(2) 体姿参考:患者多取侧卧位,下方的腿微弯曲,上方的腿自然伸直;或取俯卧位,足尖相对,足跟分开;亦可取坐位。

(3) 穿经层次:穿经皮肤、浅筋膜、臀肌筋膜至臀大肌。

(4) 进针技术与失误防范:选准注射部位,术者左手绷紧注射区皮肤,右手持注射器,使针头与皮肤垂直,快速刺入 2.5~3.0cm 即达臀大肌。注射时注意以下几点:①用十字法或连线法选准注射区,注射点处应无炎症、硬结及压痛。用十字法选区时,因臀外上 1/4 区内下角靠近臀下血管、神经及坐骨神经,故注射时应避开此区的内下角。为避免损伤坐骨神经,进针时针尖勿向内下倾斜。②因臀大肌发达,在肌肉紧张时易发生折针,预防的方法是在肌肉松弛情况下快速进针,针梗应垂直刺入,不可在肌内撬动及改变方向。一般针梗的 1/3 应保留在体外,以防针梗从根部焊接处折断。万一折断,应保持局部与肢体不动,速用止血钳夹住断端取出。③注射的深度因人而异,因臀区皮下组织较厚,成年人臀大肌注射时针梗不应短于 4.5cm,注射过浅针尖达不到肌肉时,易引起皮下硬结及疼痛。④婴儿臀区较小,肌肉不发达,不宜作臀肌注射。⑤进针后应回抽活塞,无回血方可注射。

(二) 臀中肌、臀小肌注射术

1. 应用解剖学基础

(1) 臀中肌:该肌呈扇形,前上部位于皮下,后下部被臀大肌覆盖,前方为阔筋膜张肌,后方为梨状肌。肌纤维起于髂嵴背面,止于股骨大转子。

(2) 臀小肌:该肌位于臀中肌深面,其形态、起止、功能及血管神经分布都与臀中肌相同,故可将此肌视为臀中肌的一部分。

(3) 臀上血管:臀上动脉为臀中、小肌的供血动脉,起自髂内动脉后干,至臀部后即分为深浅两支。浅支至臀大肌深面,营养该肌,深支位于臀中肌的深部,分为上下两支,上支沿臀小肌上缘行进,与旋髂深动脉及旋股外侧动脉的升支吻合,下支在臀中肌与臀小肌之间向外行进,分支营养两肌。在髂嵴结节下方,臀上动脉的深上支与深下支相距 5.9cm。臀上静脉与臀上动脉伴行注入髂内静脉。

2. 操作的解剖学要点

(1) 部位选择:臀中肌、臀小肌注射部位的选择有两种方法:①髂前上棘后三角区:术者将示指指尖置于髂前上棘(由后向前,右侧用左手,左侧用右手),中指尽量与示指分开,中指尖紧按髂嵴下缘,此时,示指、中指及髂嵴围成的三角区为注射区。②髂前上棘后 3 横指处。

(2) 体姿参考:患者取侧卧位或俯卧位。

(3) 穿经结构:注射针穿过皮肤、浅筋膜,由臀肌筋膜至臀中肌或臀小肌。

(4) 进针技术与失误防范:进针技术及失误防范基本同臀大肌注射法。其注射深度略小于臀大肌注射深度,此注射区皮下脂肪较薄,成人一般 0.8cm,臀中肌和臀小肌平均厚度为 2.5cm,进针时不要过深,以免针尖触及骨面。

(三) 三角肌注射术

1. 应用解剖学基础

(1) 三角肌:呈三角形,底朝上,起自锁骨外 1/3、肩峰、肩胛冈及肩胛筋膜,整块肌肉从前、外、后三方包绕肩关节,止于三角肌粗隆。

(2)三角肌的血管、神经:前外侧部由肩峰动脉的三角肌支分布,后部由旋肩胛动脉的分支分布,旋股后动脉经四边孔至三角肌,为三角肌的主要分支。腋神经从臂丛后束分出,与旋股后动脉伴行至三角肌。

(3)三角肌的分区:以两条水平线和两条垂线将三角肌分为9个区域(图14-1)。

(4)三角肌区皮肤较厚,皮下组织较薄。

2. 操作的解剖学要点

(1)部位选择:三角肌九分法中的中间区为注射区。

(2)体姿参考:患者取坐位。

(3)进针层次:注射针经过皮肤、浅筋膜、深筋膜至三角肌。

(4)进针技术与失误防范:进针技术同臀大肌注射法。作三角肌注射时应注意以下几点:①三角肌不发达者不宜在此作肌内注射,以免刺至骨面,造成折针,必要时可提捏起三角肌斜刺进针;②在三角肌区注射时,针尖勿向前内斜刺,以免伤及近腋窝处的血管及臂丛神经;③在三角肌后区注射时,针头切勿向后下偏斜,以免损伤桡神经。

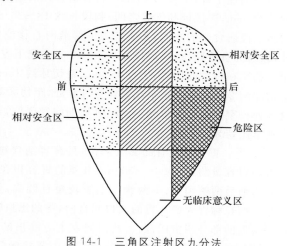

图 14-1 三角区注射区九分法

第三节 插管技术应用解剖

一、插 胃 管 术

(一)目的

插胃管术多用于洗胃、鼻饲和抽取胃液。洗胃是将胃管由口腔或鼻腔,经咽、食管插入胃内,利用重力与虹吸作用的原理,使用适量的液体进行胃腔冲洗,常用于外科胃部手术前减少手术区的污染、口服毒物中毒的抢救和胃肠减压等。根据患者的病情和病因不同,洗胃术可分为洗胃器灌注洗胃法和胃管冲吸洗胃法。前者将胃管经口腔插入胃中,后者则经鼻腔插管入胃内。鼻饲法则是将胃管由鼻腔入路插入胃内以供给饮食或药物,是维持患者营养和治疗的一种重要方法。经鼻腔入路患者不出现张口疲劳,也不刺激反射敏感的腭垂(悬雍垂),减少恶心,临床上较常用。

(二)应用解剖学基础

1. 口腔　以上、下颌牙及牙槽弓为界将口腔分为口腔前庭和固有口腔。当上、下颌牙咬给时,口腔前庭可借第2或第3磨牙后方的间隙与固有口腔相通,当患者牙关紧闭时可经此间隙插入胃管。固有口腔上壁为硬腭和软腭,下壁为口底和舌,前界和两侧界为上、下牙槽弓,后界是咽峡。

2. 鼻腔　插胃管时胃管通过总鼻道。总鼻道的形态受下鼻甲及鼻中隔形态的影响而改变,如鼻中隔偏曲可使一侧鼻腔狭窄。

3. 咽　咽是一前后略扁的漏斗状肌性管道,是呼吸道和消化道的共同通道。咽的上端附于颅底,下端在第 6 颈椎的下缘处与食管相续接,全长约 12cm。咽后壁和两侧壁主要有 3 对咽缩肌围成,咽前壁不完整,分别与鼻腔、口腔和喉腔相通,因而咽腔相应地分为鼻咽、口咽和喉咽 3 部分。

4. 食管　食管是前后略扁的肌性管道,上端在第 6 颈椎体下缘起于咽,下端约在第 11 胸椎体左侧连于胃,全长约 25cm。食管沿脊柱前面下行,依其所在部位分为颈、胸、腹 3 段。颈段长约 5cm,居颈椎和气管之间;胸段长约 18～20cm,前面有气管,左主支气管和心包。胸主动脉上段居食管的左侧,到胸腔的下部渐向右移位,食管在胸主动脉左前方穿过膈的食管裂孔,移行为食管腹段;腹段最短,长约 1cm,在膈下方连于胃的贲门。食管管径有 3 个狭窄处:第 1 狭窄在食管起始处,内径 1.3cm,距切牙约 15cm;第 2 狭窄在食管与左主支气管交叉处,距切牙约 25cm;第 3 狭窄在食管穿过膈处,距切牙约 40cm,深吸气时膈收缩,使之更为狭窄。这 3 处狭窄常是食管损伤、炎症、肿瘤的好发部位,异物也易于在此滞留。在插管时应记住 3 个狭窄距切牙的距离。

5. 胃　胃是消化管的膨大部位,具有容纳食物、分泌胃液及进行初步消化食物的功能。成人的胃容量约为 1000～3000ml,儿童的胃容积在 1 周岁时约为 300ml,3 岁时可达 600ml。胃分为前后两壁和上、下两缘。上缘较短且凹陷,称胃小弯,该弯最低处成角状,称角切迹。下缘凸而长称胃大弯。胃的入口叫贲门,胃的出口叫幽门,与十二指肠相连。胃可分为 4 部:贲门附近的部分叫贲门部;自贲门向左上方膨出的部分,称胃底;胃的中间广大部分,称为胃体;近于幽门的部分称为幽门部;幽门部中紧接幽门而呈管状的部分,称幽门管;幽门管左侧稍膨大的部分,称为幽门窦。

（三）操作的解剖学要点

1. 体姿参考　患者取侧卧位、半卧位或仰卧位。

2. 插管长度　成人一般插入 45～50cm,婴幼儿 14～18cm。相当于患者鼻尖经耳垂到剑突的长度。

3. 操作技术与失误防范

（1）对意识不清或不合作的患者经口腔插管时,首先用开口器将口张开,然后用舌钳将舌牵出,将胃管插入胃内后,放置牙钳固定于口旁。

（2）经鼻腔插管时,其方向应先稍上,而后平行向后下,使胃管经鼻前庭沿总鼻道下壁靠内侧滑行。注意鼻中隔前下部的易出血区,避免损伤其黏膜。同时注意插管侧鼻孔有无狭窄、息肉等。当胃管进入鼻道 6～7cm 时,立即向后下推进,避免刺激咽后壁的感受器引起恶心。

（3）当胃管进入咽部时,嘱患者做吞咽动作以免胃管进入喉内,吞咽时喉前移,使食管上口张开,有利于插管进入食管。若患者发生呛咳,提示导管误入喉内,应立即退出。

（4）食管起始部至贲门处细而直,导管不易弯曲,可以快速通过,至 50cm 标记处即达胃内。

（5）鉴别导管是否在胃内可将导管放入水中看有无气泡冒出,如无则导管已进入胃内。

（6）拔管时要将导管开口处折叠,捏紧快速拔出,以防管内存留的液体在导管拔至喉咽部时流入喉内。

二、灌　肠　术

（一）目的

灌肠术是将一定容量的液体经肛门逆行灌入大肠,促使排便,解除便秘,减轻腹胀,清洁肠道;采用结肠透析或借助肠道黏膜的吸收作用也可治疗某些疾病。根据不同的诊疗目的,导管插入的深度不同,一般插入直肠或乙状结肠。

(二)应用解剖学基础

大肠是消化管的下段,在右髂窝内起自回肠,下端终于肛门,全长 1.5m,可分为盲肠、结肠、直肠和肛管 4 部分。大肠的主要生理功能是吸收水分,也能吸收无机盐和葡萄糖,另一功能是形成、储存和排出粪便。

1. 盲肠　盲肠是大肠的起始段,长约 6~8cm,多位于右髂窝内,内侧接回肠,向上续于升结肠。回、盲肠交界处,回肠末端的环形肌突入盲肠内,表面覆盖黏膜,形成上、下两个唇样的皱襞,叫回盲瓣。临床上通常将回肠末端、盲肠及阑尾合称为回盲部。由于此部恰是回肠与结肠的连接处,两者的连接角接近 90°,肠套叠常发生在此处。

2. 结肠　呈方框形围绕在小肠周围,分为升结肠、横结肠、降结肠和乙状结肠 4 部分。升结肠位于腹腔右腰区,是盲肠的延续,上至肝右叶下方,向左弯曲成结肠右曲,移行为横结肠。升结肠长 12~20cm,为腹膜间位器官,其后面借疏松结缔组织与腹后壁相贴,位置较为固定。横结肠起自结肠右曲,横于腹腔中部,自右向左行至脾前下面弯成锐角,形成结肠左曲,向下接降结肠。横结肠长约 50cm,是腹膜内位器官,其后方借横结肠系膜附于腹后壁,是结肠较活动的部分。当胃充盈时,横结肠除左、右曲较为固定外,中间部分下垂,甚至可降至盆腔。降结肠自结肠左曲开始,向下至左髂嵴水平续为乙状结肠,长约 25cm。乙状结肠沿左髂窝经髂腰肌前面降入盆腔,至第 3 骶椎上缘续为直肠,全长 40~45cm。乙状结肠呈“乙”字形弯曲;有较长的系膜,活动性较大。

3. 直肠　在第 3 骶椎处上续乙状结肠,向下穿过盆膈延续为肛管,全长约 12cm。直肠在矢状面上有两个弯曲,上部的弯曲循骶骨前面的曲度凸向后,称直肠骶曲,下部的弯曲绕尾骨尖前方凸向前,称会阴曲。直肠在冠状位上也有向左、右侧凸的弯曲,但不甚恒定。直肠盆部的下端管腔显著增大,称直肠壶腹。直肠腔内面黏膜形成 2~3 个横向皱襞,呈半月形,其中上直肠横襞位于乙状结肠移行部的左侧壁上,距肛门约 13cm。中直肠横襞最大,位置较恒定,位于直肠前右侧壁,距肛门约 11cm,相当于直肠前面腹膜返折线的高度。下直肠横襞位置最不恒定,多位于直肠的后左侧壁,距肛门约 8cm。

4. 肛管　在成人长约 3~4cm,上接直肠盆部,向前下方绕尾骨尖的前方开口于肛门。肛管内面有 6~10 条纵向的黏膜皱襞,称肛柱,连接相邻的肛柱下端之间的半月形皱襞称肛瓣。肛瓣和相邻两个肛柱下端围成的小隐窝称肛窦。相邻的肛柱基部和肛瓣的边缘连线称齿状线,又称肛皮线,它是皮肤和黏膜的移行交界处。肛管黏膜及皮下的静脉可因血流不畅、淤滞而曲张成痔。发生在齿状线以上者称内痔,以下称外痔,跨越齿状线者称混合痔。直肠的环形平滑肌在肛管上 3/4 处增厚,形成肛门内括约肌,此肌只能协助排便而无明显括约肛门的作用。肛门内括约肌的外周有肛门外括约肌,属于横纹肌,它环绕肛管的周围,分为深部、浅部和皮下部 3 部分,有随意括约肛门的作用。肛门内、外括约肌,直肠下端纵行肌,连同肛提肌部分肌束,在直肠下端共同形成肛直肠环,此环在括约肛管、控制排便方面有重要作用。

(三)操作的解剖学要点

1. 患者体位　清洁灌肠的目的是清除下段结肠中滞留的粪便,以解除便秘或减轻腹胀,应采取左侧卧位,用重力作用将液体灌入肠内。结肠灌洗应取右侧卧位,使乙状结肠、降结肠在上方,有利于全程结肠内容物的清除。

2. 插管深度　一般清洁灌肠插管插入肛门 10~12cm,保留灌肠时应插入 15~20cm,至直肠以上部位。做治疗灌肠时,根据病变部位不同,深度可达 30cm 以上。

3. 失误防范　插管前应让患者排尿。插管应沿直肠弯曲缓慢插入直肠。插管时勿用强力,以免损伤直肠黏膜,特别是直肠横襞。如遇阻力可稍停片刻,待肛门括约肌松弛或将插管稍后退改变方向再继续插入。

三、导 尿 术

（一）目的

导尿术是在无菌操作的原则下,将导尿管经尿道插入膀胱,导出尿液进行泌尿系统疾病的辅助诊断或治疗,也可用于排尿困难者。

（二）应用解剖学基础

1. 男性尿道的解剖学特点　成人男性尿道长约 17～20cm,管径平均约为 5～7mm。尿道全长可分为前列腺部、膜部和海绵体部。穿过前列腺的部分为前列腺部,此部长约 2.5cm,该部管腔中段膨大,是男性尿道管径较粗的部分。在一些老年患者,因前列腺内结缔组织过度增生形成前列腺增生而压迫尿道,造成该段狭窄而致排尿困难。尿道穿过尿生殖膈的部分为膜部,长约 1.2cm,该部被尿道外括约肌环绕,管径最为狭窄。纵贯尿道海绵体的部分为海绵体部,长约 15cm,是尿道最长的一段,此部后端膨大称尿道球部,前端至阴茎头处扩大为舟状窝。临床上称尿道前列腺部和膜部为后尿道,海绵体部为前尿道。膜部与海绵体部相接处管壁最薄,尤其是前壁,只有结缔组织包绕,此处极易损伤。

男性尿道的管径粗细不均匀,有 3 处狭窄,即尿道内口、尿道膜部和尿道外口。尿道结石常易嵌顿在这些狭窄部位。尿道有两个弯曲:耻骨前弯和耻骨下弯。其中耻骨前弯在把阴茎向前上提拉时,弯曲消失变直,整个尿道形成一个凹侧向上的大弯曲,此即临床上通过尿道内插入导尿管时所采取的措施。

2. 女性尿道的解剖学特点　女性尿道长 2.5～4cm,直径 6～8mm,易于扩张。自尿道内口向前下方穿过尿生殖膈,开口于阴道前庭阴道口的前上方,在阴蒂后下方约 2.5cm 处。女性尿道较男性尿道短、宽,且无弯曲,易引起逆行感染。

（三）操作的解剖学要点

1. 体位选择　患者取仰卧位,两腿分开。

2. 操作技术

（1）男性患者导尿:将阴茎向上提起,使其与腹壁间成角 60°,尿道耻骨前弯消失变直,将导尿管子尿道外口插入约 20cm,见有尿液流出,再继续插入 2cm,切勿插入过深,以免导尿管盘曲。

（2）女性患者导尿:分开大、小阴唇,仔细观察尿道外口,将导尿管自尿道外口插入尿道 4cm,见有尿液流出,再插入少许。

3. 失误防范　插入导尿管时手法要轻柔,以免损伤尿道黏膜。尤其对男性患者导尿,需轻柔缓慢插管,使导尿管顺尿道的耻骨下弯方向滑行。导尿管自尿道外口插入 7～8cm 时,相当于尿道海绵体部的中段,由于这一部位的黏膜上有尿道球腺的开口,开口处形成许多大小不等的尿道陷窝,如果导尿管前端顶住陷窝则出现阻力,这时轻轻转动导尿管便可顺利通过。当导尿管进入到尿道膜部或尿道内口狭窄处,因刺激而使括约肌痉挛导致进管困难,此时切勿强行插入,可稍待片刻,让患者做深呼吸,使会阴部放松,再缓慢插入。女性尿道外口较小,经产妇和老年女性因会阴部肌肉松弛尿道回缩,使尿道外口变异,初次操作者常可因尿道外口辨认不清而误将导尿管插入阴道。女性尿道较短,导尿管容易脱出,应妥为固定。有些患者需将导尿管较长时间保留在膀胱内不拔出,也应妥为固定。

第四节 常用急救技术应用解剖

一、人工呼吸术

(一)目的

人工呼吸术是用人工方法维持和恢复肺通气的复苏技术,以抢救失去自主呼吸功能的患者。

(二)应用解剖学基础

肺通气是指肺与外界环境之间的气体交换过程。实现肺通气的器官包括呼吸道、肺泡和胸廓等。

1. 呼吸道和肺泡 通常把呼吸道分为上呼吸道和下呼吸道。鼻咽喉为上呼吸道;气管及主支气管为下呼吸道。从气管到肺泡囊共有 23 级分支,气管为 0 级,主支气管为第 1 级,最后一级为肺泡囊。随着呼吸道的不断分支,气道的数目越来越多,口径越来越小,管壁越来越薄,总横面积越来越大。从 0～16 级的呼吸道因管壁较厚,不具备气体交换功能,称为导气部;17～19 级呼吸道已开始具有气体交换作用,20～22 级呼吸道为肺泡管,最后是肺泡囊,这些呼吸道的壁上有肺泡,为气体交换的场所,称呼吸部。人体两肺共有肺泡约 3 亿个,总面积约为 $70m^2$。

2. 胸廓 胸廓由胸椎、肋骨、肋软骨和胸骨连接而成,呈扁圆锥形,上部窄,下部宽,其横径比前后径大。有上、下两口,上口呈肾形,由第 1 胸椎、第 1 肋骨及其肋软骨和胸骨柄上缘共同围成,为颈部与胸腔的通道。下口大而不规整,由第 12 胸椎、第 12 和 11 对肋骨及其肋软骨前端、两侧肋弓和剑突围成,有膈封闭。胸廓是呼吸运动的主要装置。吸气时,在肌肉作用下,肋上举,胸骨前移,增大胸廓的前后径和左右径,胸腔容积扩大,肺也随之增大;呼气时,肋与胸骨恢复原位,胸腔容积变小,肺也随之缩小。

3. 呼吸肌 呼吸肌为呼吸运动有关的肌肉,主要为肋间肌和膈。肋间肌位于肋间隙内,分为肋间外肌和肋间内肌。肋间外肌起自上位肋骨下缘,肌纤维由后上斜向前下,止于下位肋骨上缘,收缩时,肋骨被上提并外翻,使胸廓扩大,助吸气;肋间内肌位于肋间外肌深面,起自下位肋骨上缘,肌纤维斜向前上方,止于上位肋骨下缘,收缩时,肋骨下降,使胸廓复原,助呼气。膈位于胸、腹腔之间,凸面向上,呈穹隆状,膈为主要呼吸肌,收缩时,膈穹隆下降,胸腔容积扩大,助吸气;松弛时,膈穹隆上升,胸腔容积变小,助呼气。除了肋间肌和膈参与呼吸运动外,当用力深吸气时,还有前斜角肌、胸锁乳突肌、前锯肌和胸大肌等参加活动;深呼气时腹肌也参加活动。

(三)操作的解剖学要点

1. 人工呼吸方法和患者体位

(1)口对口人工呼吸法:患者仰卧,头后仰,托起下颌,将空气吹入患者口中到肺内,再利用肺的自动回缩,将气体排出。

(2)举臂压胸法:患者仰卧,头偏向一侧。举臂使胸廓被动扩大,形成吸气;屈臂压胸,胸廓缩小,形成呼气。

（3）仰卧或俯卧压胸法：患者仰卧或俯卧，术者借助身体重力挤压胸部，把肺内气体驱出，再放松压力，使胸廓复原，空气随之吸入，完成被动呼吸运动。

2. 失误防范

（1）行口对口吹气时，左手应轻按甲状软骨，借以压迫食管，以防止空气进入胃内，胃胀气严重时，可放入胃减压管。

（2）术者右手应捏住患者鼻孔，以防鼻漏气。

（3）口对口呼吸法在吹气时，使患者上胸部轻度膨起即可，尤其对小儿吹气不可过高，以防肺泡破裂。

（4）操作宜有节奏，压力不可过猛，以防胸骨骨折。

（5）患者的头部应尽量后仰，托起下颌，以免舌后坠造成呼吸道梗阻。

二、胸外心按压术

（一）目的

胸外心按压术主要是通过有节奏地将心挤压于胸骨与脊柱之间，使血液从左、右心室排出，放松时胸骨及两侧肋骨、肋软骨借助回缩弹性而恢复原来位置，此时胸腔负压增加，静脉血向心回流，心充盈。如此反复按压推动血液循环，借助此机械刺激使心自动节律恢复。胸外心按压术适用于各种创伤、电击、溺水、窒息、心疾病或药物过敏而引起的心跳骤停。此项技术是抢救心搏骤停患者的一项基本技术。

（二）应用解剖学基础

1. 胸廓　胸廓由胸骨、12个胸椎和12对肋骨借它们之间的连接装置共同组成。这种解剖学构造使胸廓具有一定的弹性和活动性，允许在外力作用下向后有一定幅度的移位而抵及心前壁，从而挤压心，这是胸外心按压术最基本的结构基础。

2. 心的体表投影　心的位置受年龄、性别、体型、体位、膈运动及本身搏动等诸多因素的影响而发生变化。一般来讲，不同体型的膈平面与心的位置相关，粗短体型的膈平面较高，心呈垂直位。从婴儿至成人的发育过程中，由圆桶状高位胸逐渐变为成人胸，心的体表投影也略有改变。心边界的体表投影可依下述点及其连线确定。左上点：左侧第2肋软骨下缘，距胸骨左缘约1.2cm；右上点：右侧第3肋软骨上缘，距胸骨右缘约1cm；右下点：右侧第6胸肋关节；左下点：左侧第5肋间隙，距前正中线7～9cm（或距锁骨中线内侧1～2cm），即心尖冲动处。左、右上点连线为心上界，左、右下点连线为心下界。左上、下点微凸向左侧的弧线为心左界，右上、下点间微凸向右的弧线为心右界。此外，由左侧第3胸肋关节与右侧第6胸肋关节的连线，标志心房和心室的分界线。

（三）操作的解剖学要点

1. 患者体位　患者仰卧于硬板床或平地上，若是软床，应在患者背后垫一木板，以免按压时患者身体随压力向下，造成无效按压。

2. 按压部位　按压的正确部位应在胸骨下2/3部。

3. 操作技术　术者立于患者一侧，以一手掌近侧部放于患者胸骨下2/3部，伸直手指与肋骨平行，另一手掌压在该手背上，前臂与患者胸骨垂直，以上半身前倾之力，将胸骨、肋骨及肋软骨向脊柱方向作有节奏的冲击式按压。每次胸骨下陷程度以胸廓大小而定，一般成人每次按压使胸骨下陷3～4cm左右，随即放松，以利心舒张。按压次数以每分钟60～80次为宜（小儿约100次）。在按压的同时必须配合人工呼吸，两者之比约4：1或5：1，直至心跳恢复。

在按压期间,应严密观察患者,如肤色转为红润、瞳孔缩小、自主呼吸恢复、可摸到大动脉搏动、伤口出血,则表示按压有效。若摸到心跳、脉搏或测到血压,说明心已恢复跳动,即可停止按压。

4. 失误防范

(1)按压部位要准确:胸外心按压的部位一定要在胸骨下 2/3 部。

(2)按压力量要适度:按压力量以既保证效果又防止并发症的出现为前提。力量过大或过猛会发生肋骨骨折,其中第 5～8 肋最易发生骨折,甚至造成气胸、心包出血、心挫伤或破裂等;若力量过轻则达不到目的。按压时还必须力量均匀,使心脏像正常收缩舒张一样,血液循环达到连续性和有效性。

(3)按压的同时必须实行人工呼吸:心搏骤停的患者,往往都伴有呼吸骤停,因此,对心跳和呼吸都已骤停的患者必须实行心肺复苏。

(4)掌握适应证:不是所有的心搏骤停患者都能使用胸外心按压术。如老年人、多发性骨折、胸壁开放性损伤、胸廓畸形、肋骨骨折或心脏压塞等。

(5)患者必须仰卧在硬板床上:进行胸外心按压时,若在野外,则患者必须平卧地上;若在医院,患者不能卧软床,必须在背后垫一木板,才能将心挤压于胸骨与脊柱之间,而产生有效按压,达到抢救目的。

第五节　体 位 解 剖

体位是指患者在床上休息的体姿,它可直接影响患者的健康和疾病的转归。正确的体位符合人体解剖和生理的要求,它既可提高患者生活自理能力,促进疾病的痊愈和康复,避免或减少并发症,又有利于诊断、治疗及其护理措施的实施。

一、去枕平卧位

1. 适应证　主要适用于:①查体患者;②硬膜外麻醉或腰椎穿刺术后的患者,以避免脑压降低;③全麻后尚未清醒的患者,防止分泌物流入气管内;④休克患者,有利于脑部血液循环。

2. 姿势要点　患者去枕平卧,保持正常解剖学姿势,根据需要手放于躯干侧面或置于腹部。昏迷患者可将头偏向一侧,以利于唾液流出,避免舌后坠所致呼吸不畅。根据需要可采用屈膝平卧位,如检查腹部。

3. 解剖学意义　去枕平卧位时肌肉、关节较为松弛,患者早期颇感舒适,但这种姿势时间不宜过长。对肥胖患者来说,由于腹部大量脂肪组织堆积,连同腹腔脏器拥至上腹部,推举膈,因而影响患者呼吸。对于肺病及心脏病患者,平卧位可加重呼吸困难,甚至会促成冠心病急性发作。

4. 注意事项　长期卧床的患者,平卧位易至下列骨性突起受压:枕外隆突、第 7 颈椎棘突、肩胛冈、尺骨鹰嘴、上部和中部胸椎棘突、骶正中嵴及跟骨结节。应经常变换卧位及按摩局部,以预防压疮。平卧位易受压的神经为尺神经,该神经从肱骨内上髁后方的尺神经沟通过,当肘关节伸直时,神经被拉紧,正好进入尺神经沟内,不易受压。当肘关节屈曲 90°或小于90°时,尺神经由沟中逸出,肘部贴于床面极易受压,应予注意。

二、侧 卧 位

1. 适应证　侧卧位包括左侧卧位和右侧卧位,适用于胸部、肾及输尿管手术、腰椎穿刺及硬膜外麻醉、洗胃、肛门检查及灌肠术等患者。

2. 姿势要点　患者侧卧时,头一侧贴枕,肩部贴床,同侧上肢屈肘置于枕上,另一侧上肢随意放置。下方下肢伸直,上方下肢屈曲;或两下肢屈曲,在膝部垫一软枕。也可根据需要改变侧卧位姿势,如腰椎穿刺时应尽可能使脊柱腰段前屈,以增宽腰椎棘突及椎板间的间隙,利于穿刺。

3. 解剖学意义　吞服毒物需插管洗胃的患者应取左侧卧位。因为中等充盈的胃约 3/4 位于左季肋区,左侧卧位可使胃的位置和形态相对恒定。正常情况下,胃的贲门在平第 11 胸椎与食管相连,幽门平第 1 腰椎与十二指肠相续,由于胃出口处较入口处低,故侧卧位时应将床尾和患者臀部各垫高 10cm,使胃底、胃体的位置低于幽门,以延缓或减少胃内毒物向十二指肠内排放。灌肠时采用不同的侧卧位以达到不同的目的:患者取左侧卧位时,乙状结肠和降结肠在下方,这样灌肠液进入直肠后由于重力作用可使液体顺利内流。右侧卧位时,乙状结肠、降结肠在上方,升结肠在下方,这种卧位有利于灌肠液与结肠全程相接触。胸腔积液患者要采用患侧侧卧位,这样可使健侧肺功能补偿患侧肺功能障碍所致的供气不足。

4. 注意事项　长期保持侧卧位可使下方的肩峰、髂嵴、股骨大转子、腓骨小头、外踝及上方足的内踝受压,应垫软枕或适当变换卧位。

三、俯 卧 位

1. 适应证　适用于躯干背侧查体或手术患者、溺水者或某些疾病的特殊体位(如肠系膜上血管压迫十二指肠水平部所致的肠梗阻患者)。

2. 姿势要点　患者俯卧,头转向一侧,双臂屈曲置于头侧或双手垫在肩下,小腿下垫一软枕。

3. 解剖学意义　俯卧位是人类本能的需要,胸腹器官可得到有效保护,患者有安全感与舒适感。患者在饱食后不宜立即俯卧,以免体重对胃的压迫。对严重呼吸困难的肺心病患者,俯卧位会加重呼吸困难。对于无严重呼吸困难的肺心病患者来讲,采取俯卧位颇感舒适,其原因可能是俯卧位减少了心室对心房(尤其是左心房)的压迫,有利于肺部血液返回左心房之故。俯卧位对肠系膜上血管压迫所致的肠梗阻具有良好的治疗作用。肠系膜上血管恰在十二指肠水平部前方经过,如其张力过大,可压迫十二指肠形成急性肠梗阻,目前无特殊治疗方法,选用俯卧位是缓解症状的主要方法之一。俯卧位受压较重的骨性结构有肋弓与剑突(老年人的剑突有骨化倾向)、胸骨角、耻骨联合、髂前上棘及髌骨。

4. 注意事项　采取俯卧位后,如患者有突然不适或呼吸困难,应立即调整体位。对于肠系膜上血管所致的急性肠梗阻,采用俯卧位症状缓解后不宜立即起床活动,应逐渐转为左侧卧位、平卧屈膝位,然后下床活动。

四、半 卧 位

1. 适应证　主要适用于:①腹部手术后患者,以减轻切口缝合处的张力,利于炎性渗出物向盆腔引流;②腹腔感染患者,有利于脓液引流,防止并发症发生;③轻度呼吸困难患者,利用重力作用使膈下降,扩大胸腔容量,以缓解症状,④肺叶切除术后的患者,有利于呼吸,引流通畅；⑤急性心力衰竭患者半卧位并两腿下垂,使下半身回流至右心的血量减少,从而减轻右心的负担。

2. 姿势要点　半卧位既是一种自由卧位,又是一种治疗体位。它以髋关节为轴心,患者在半卧位的基础上,抬高床头 30°(低坡卧位)至 45°(高坡卧位),躯干背面紧靠支架,膝关节屈曲 15°～30°(膝下垫枕或摇起膝部支架),两肘自由屈曲,肘下各垫一软枕。由于半卧位支撑点较多,患者体重被分散,重心较低,所以这种卧位比较稳定,肌肉、关节放松,患者感到省力、舒适。

3. 解剖学意义　半卧位的适用范围较大,不同病情下采用这一卧位所涉及的器官不同。胃、空回肠、横结肠及乙状结肠都有较长的系膜,肝、脾也有韧带悬吊,当半卧位时,由于重力作用及器官本身质地较软等因素,上述器官均有不同程度的下垂。这些器官和膈的下降,扩大了胸腔的容量,减轻了对心、肺的压迫,对于缓解呼吸困难患者的症状非常有利。半卧位有利于腹膜腔内液体的引流。

五、坐　　位

1. 适应证　①疾病康复期患者;②极度呼吸困难患者;③胸腔穿刺、腹腔穿刺患者。

2. 姿势要点　患者坐于凳上,或摇起靠背支架,患者靠于背架上,亦可以棉被靠于患者背部。

3. 解剖学意义　坐位只适用于疾病恢复而体力又能支持的患者,这种姿势自然而舒适。身体重力落于臀部和坐骨结节处,腰部加垫软枕会使患者更加舒适。坐于凳上,双下肢着地而不要悬垂。坐于床上时,双下肢屈膝盘坐,患者才感舒适,若伸直下肢会增加腰部负荷。但盘坐时间过长易压迫坐骨神经而使下肢麻木不适。

4. 注意事项　长期卧床患者,坐起时宜缓慢,时间不宜过长,猛然坐起会使患者头昏眼花,或致晕厥。若有下肢循环不良者,可加垫脚踏板稍微垫高。随时观察患者的面色、呼吸、脉搏等情况。

六、膝 胸 卧 位

1. 适应证　适用于肛门直肠及乙状结肠镜检查、前列腺检查、胎位矫正及子宫后倾后屈位的矫正等。

2. 姿势要点　患者的膝部与胸部贴于床面,并尽量接近,俯跪状,膝关节屈曲 90°,臀部高抬,面部偏向一侧,两臂置于头侧。

3. 解剖学意义　膝胸卧位是极不舒适的体位,腹腔器官的下坠重力抵膈,限制了腹式呼吸,而胸部又贴于床面,患者处于呼吸困难的状态之中。膈上举时,心也受到压迫而移位。

4. 注意事项　有严重心肺疾病的患者不宜采取这种体位,即使平时无明显心肺异常症状的患者,选用该体位后,一旦有不适感,应立即停止,改为半卧位,呼吸与脉搏恢复正常后,再让患者活动。当胸部抵贴床面时,双臂要支撑躯干,切勿使重力落到颈部和头部,免致颈椎损伤。这种体位不宜维持太久。

七、头低足高位

1. 适应证　适用于调整麻醉平面、体位引流或某些手术的特殊需要体位(如咽后壁脓肿切开引流)。股骨干骨折患者接受持续牵引治疗时采用此体位,以利于上半身体重所产生的反牵引力作对抗牵引,达到治疗的目的。

2. 姿势要点　患者头置于枕上,平卧,垫高床尾即成此体位。其足高度依需要而定。

3. 解剖学意义　颅脑损伤的患者禁用头低足高位。较重的心肺疾病患者慎用为宜,因为腹部器官直抵膈而影响心肺的活动。

4. 注意事项　头顶于床栏处用软枕垫住,以免头部直抵床栏而受压损伤。在手术台上采用此姿势,要防止滑动落地。

八、截 石 位

1. 适应证　适用于肛门直肠检查与手术、产妇分娩、妇产科手术、膀胱及前列腺手术等。

2. 姿势要点　患者仰卧在床上,髋关节与膝关节均屈曲 90°,两侧小腿悬于腿托架上,双大腿分开(即髋关节外展 45°左右),臀部靠近床沿。

3. 解剖学意义　肛门及外阴部可以充分暴露。若为加强截石位,两大腿向腹部屈曲,则对腹部部分器官产生压迫,令患者不适。

4. 注意事项　腿托架要加厚棉垫,以免压迫腓总神经而致麻痹。勿使髋关节过度外展,以免发生脱位或骨折等意外。

第六节　神经反射应用解剖

　　护理诊断程序的正确实施需要护理工作者更多地掌握多学科的基础知识和技能,其中掌握神经反射的基本知识对疾病的护理诊断无疑具有重要的意义。神经反射是指机体在神经系统参与下对内外界环境刺激所产生的规律性应答,其生理意义在于维持机体内环境的相对稳定和使机体适应外环境的各种变化。

　　反射的分类方法有多种,以反射建立的时间可将其分为条件反射和非条件反射;以感受器的位置可分为浅反射和深反射;按效应器的位置可分为躯体反射和内脏反射;按反射的性质可分为生理性反射和病理性反射;按中枢所在部位可分为脊髓反射、脑干反射等。

　　反射的解剖学基础是反射弧。简单的反射弧只有感觉和运动两级神经元构成,但一般都有 3 级或 3 级以上神经元构成。由 5 个环节组成,即感受器、传入神经、中枢、传出神经和效应器。反射过程按以下程序进行:①某一刺激被特异的感受器所接受,感受器将刺激转化为神经冲动;②冲动经传入神经传向中枢;③通过中枢的活动产生兴奋过程;④中枢的兴奋过程通过传出神经到达效应器使效应器发生相应的活动。在自然条件下,任何反射都要经过完整的反射弧才能实现,如果其中任何一个环节中断,反射就不能完成。

　　神经系统病变所致的反射异常主要有 3 种:①反射减弱或丧失;②反射活跃或亢进;③病理反射。人体的状况(正常或异常)每时每刻都不同程度地通过神经反射反映出来,因此,熟悉各种反射的意义及反射弧的组成,可在一定程度上对疾病的发展及预后作出判断。反射是否异常,两侧反射是否对称,检查方法和患者姿势是否正确等都要注意,还要考虑患者局部和全身因素,外界环境的影响,以便作出正确的判断。

一、瞳孔对光反射

　　用强光突然照射眼睛时,出现两侧瞳孔缩小(缩瞳),光线突然减弱或移开,瞳孔立即散大(散瞳),瞳孔随光照强度变化而出现缩瞳和散瞳的现象叫瞳孔对光反射。瞳孔对光反射的意义在于使眼睛尽快地适应光线的变化。被照侧瞳孔缩小叫直接对光反射,另一侧瞳孔缩小叫间接对光反射或互感对光反射。

（一）应用解剖学基础

瞳孔位于虹膜的中央，其前方为角膜，后方为晶状体。虹膜内有两种平滑肌，其中围绕瞳孔呈环形排列的为瞳孔括约肌，呈放射状排列的为瞳孔开大肌，分别受副交感神经和交感神经支配，使瞳孔缩小与开大，以调节进入眼内的光线量。正常成人瞳孔直径约4mm，其变化范围在1.5～8.0mm，最大直径与最小直径使进入眼内的光线量相差30倍左右。

瞳孔对光反射的感受器为视网膜。视网膜的感光细胞有视锥细胞和视杆细胞。感光细胞与双极细胞构成突触，双极细胞又与节细胞构成突触。节细胞的轴突构成视神经，视神经经视交叉、视束和上丘臂到中脑背部的顶盖前区。顶盖前区为瞳孔对光反射中枢。由顶盖前区发出的纤维，一部分终止于同侧的动眼神经副核，另一部分则越过中线至对侧的动眼神经副核。动眼神经副核发出的节前纤维随动眼神经入眶腔，与睫状神经节内的节后神经元构成突触。睫状神经节发出的节后纤维经睫状短神经分布于瞳孔括约肌。当光线照射视网膜的感光细胞时，感光细胞将光刺激转化为神经冲动，冲动经双极细胞、节细胞、视神经、视交叉、视束、上丘臂、顶盖前区、两侧动眼神经副核、动眼神经、睫状神经节、睫状神经、瞳孔括约肌，该肌收缩瞳孔缩小。由于视神经在视交叉处有部分纤维交叉和顶盖前区发出的纤维终止于两侧动眼神经副核，所以光照一侧瞳孔时能引起两侧瞳孔缩小。

（二）反射异常在护理诊断中的意义

正确的瞳孔对光反射检查方法是，用聚光较强的手电筒对准视轴照射，同时观察两侧瞳孔的变化，比较是否有异常。人在觉醒状态下瞳孔的直径随周围光线的强弱、注视物体的远近、情绪紧张与否及恐惧、疼痛等而改变。正常足月儿生后即有瞳孔对光反射，但其瞳孔较小，对光反应较弱。婴幼儿的瞳孔对光反射呈动摇性，即强光照射时瞳孔缩小，但不论照射持续与否瞳孔却又随即散大，在检查时要认真鉴别，同时还要注意瞳孔本身有无畸形。在临床上，若瞳孔直径小于2mm则定为瞳孔缩小，大于5mm即定为瞳孔散大。以上谈到的瞳孔大小改变并非瞳孔对光反射的反射弧病变所致。下面着重分析反射弧病变造成的瞳孔对光反射改变。

1. 视网膜、视神经病变　当光照病侧瞳孔时，其直接对光反射和健侧的间接对光反射均消失。这是由于光刺激不能使视网膜产生神经冲动或产生的冲动不能传至反射中枢的结果。光照健侧眼时，直接对光反射和患侧间接对光反射均存在。

2. 顶盖前区病变　此区如有肿瘤、外伤及脑疝等病变时，两侧瞳孔对光反射均消失。由于瞳孔调节反射的反射弧不经过顶盖前区，故调节反射仍存在。瞳孔变化的这种特点叫对光反射与调节反射分离，这种分离现象是诊断顶盖前区病变的依据之一。

3. 动眼神经损伤　动眼神经损伤破坏了瞳孔对光反射的传出通路。由于传入通路仍然完好，所以光照病侧眼时，直接对光反射消失，而健侧眼的间接对光反射存在。光照健侧眼时，直接对光反射存在，病侧眼的间接对光反射消失。总之，无论光照哪侧眼，病侧眼的瞳孔均无反应。

4. 其他　脑室出血、催眠药物中毒等可使瞳孔缩小，昏迷、阿托品类药物中毒可使瞳孔散大。

二、呕吐反射

当舌根、咽部、胃及小肠等处受到机械性或化学性刺激时，先出现恶心、流涎、呼吸急迫、心跳加快,继而胃内容物及一部分小肠内容物通过食管、咽逆流出口腔,这种现象叫呕吐反射。它是一种常见的保护性反射,通常反射活动排出胃内刺激性物质及毒物。

（一）应用解剖学基础

呕吐反射的感受器位于舌根、咽部、胃及小肠等处。传入神经为舌咽神经、迷走神经的感觉纤维。呕吐中枢位于延髓外侧网状结构内,与迷走神经背核、疑核、脊髓前角运动核及交感神经核之间有广泛联系。传出神经为迷走神经的副交感纤维、交感神经、膈神经及支配腹肌的神经。效应器位于胃、十二指肠、膈及腹肌等处。当上述感受器受到刺激时,兴奋沿舌咽神经或迷走神经的传入纤维传至呕吐中枢。呕吐中枢同呼吸中枢、心血管中枢及植物性神经间均有密切联系,以协调这些邻近结构的活动,从而产生复杂的反应。呕吐中枢首先兴奋交感神经和副交感神经,出现恶心、流涎、呼吸急迫和心跳快而不规律现象,继而深吸气,声门紧闭。随后,胃和食管下端舒张,膈和腹肌剧烈收缩,挤压胃内容物通过食管、咽经口腔吐出。呕吐时十二指肠和空肠上段的运动也相当剧烈,蠕动加速并可转为痉挛。由于胃舒张而十二指肠收缩,平时的压力差倒转,使十二指肠内容物倒流入胃,所以呕吐物中常混有胆汁及小肠液。强烈的震动、旋转头部,或因脑膜炎等引起的颅内压增高,均可直接刺激呕吐中枢而引起呕吐,且呕吐反射更为强烈,出现喷射样呕吐。呕吐反射也可因视觉和内耳前庭的病变而引起。在呕吐中枢附近,有一个特殊的化学感受区,某些中枢性催吐药可直接刺激该感觉区,通过它与呕吐中枢间的联系达到催吐的目的。

（二）反射异常在护理诊断中的意义

呕吐反射对人体具有双重意义。一方面它可把胃内有害物质排出体外,因此,可把该反射看作是一种具有保护意义的防御反射。但呕吐对人体也有不利的一面,如频繁剧烈的呕吐,可影响进食,并使大量的消化液丢失,造成体内水、电解质平衡紊乱。在临床上为了达到治疗的目的,可利用机械或药物作用促进或中止呕吐。

（陈开润　刘东方）

实 验 指 导

实验一　光学显微镜的构造和使用

一、实验目的

1. 熟悉显微镜的主要结构和功能。
2. 掌握低倍镜和高倍镜的正确使用。
3. 能在显微镜下辨认细胞的结构。

二、实验材料

显微镜、肝组织切片（HE染色）。

三、实验内容与方法

（一）光学显微镜的构造

光学显微镜的构造分为机械部分和光学部分（实验图1）。

1. 机械部分

（1）镜座：显微镜的底座，呈宽大的马蹄形、方形或圆形，是显微镜与桌面接触的部分。

（2）镜臂：显微镜的支柱，为手持握的部位。镜臂与镜座的连接处称为倾斜关节，活动此关节可适当调整镜臂的倾斜度，有利于观察和使用。

（3）镜筒：镜臂前上方的空心圆筒，上接目镜，下接物镜。

（4）旋转盘：安装在镜筒下端的圆盘，装有不同放大倍数的物镜。旋转时可将不同的物镜镜头对准镜筒。

（5）载物台：放置组织切片的平台，其中间有小圆孔，称通光孔。上面装有压片夹，用来固定切片。在载物台的侧面或上面有推进器螺旋，用于向前后、左右方向移动组织切片。

（6）粗调、细调节螺旋：一般位于镜臂两侧，各1对。用来调节镜筒与载物台之间的距离，从而调节焦距，改变视野的清晰度。可分别进行较大幅度和较精细幅度的调节。

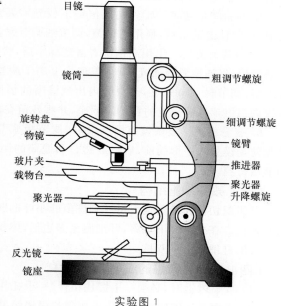

实验图1

图中标注：目镜、镜筒、旋转盘、物镜、玻片夹、载物台、聚光器、反光镜、镜座、粗调节螺旋、细调节螺旋、镜臂、推进器、聚光器升降螺旋

2. 光学部分

（1）目镜：位于镜筒的上端，镜头上标有"5×"、"10×"、"15×"等放大倍数。

（2）物镜：位于旋转盘的下端，一般有"×4"（低倍镜）、"×10"（低倍镜）、"×40"（高倍镜）和"×100（油镜）"。显微镜放大倍数＝目镜放大倍数×物镜放大倍数。

（3）聚光器：装于载物台的下方，可聚集光线，增强视野的亮度。在聚光器后方的右侧有聚光器升降螺旋，可使聚光器升降，从而调节视野的亮度。聚光器的底部装有光圈，可开大或缩小，控制光的进入量。

（4）反光镜：装于聚光器下方的小圆镜，有平、凹两面。在弱光下用凹面，在强光下用平面。

（二）显微镜的使用方法

1. 取镜和放置　取显微镜时，打开显微镜箱，一手握住镜臂，一手托住镜座。放置显微镜时，应使镜臂朝向自己，镜座距离试验台边沿5～10cm。

2. 对光　①将目镜、物镜调至同一条直线上，转动物镜转换器，使低倍镜头正对载物台上的通光孔（可听到"咔哒"声）。②左眼对准目镜，打开光圈，调节聚光器，再转动反光镜，使视野的亮度适宜、均匀。③右眼可观察资料或注意绘图。

3. 低倍镜的使用　①取一张组织切片，正面朝上置于载物台上，用压片夹压住，用推进器将标本正对通光孔中央；②调节粗调节螺旋将镜筒与标本的距离约3～5mm。用目镜边观察边转动粗调节螺旋，调节镜筒与标本的距离，直至视野中出现物像，如物像不太清晰，可转动细调节螺旋，使物像更加清晰。

4. 高倍镜的使用　①先在低倍镜下找到需要放大观察的结构，并将其用推进器移到视野中央；②移走低倍镜，换用高倍镜，调节细调节螺旋，直至视野内看到清晰的物像。

5. 油镜的使用　①用高倍镜看清楚标本后，将要进一步放大的部分移至视野中央；②移走高倍镜，将油镜对准通光孔，在盖玻片上滴1滴香柏油，使油镜下端与香柏油接触；③用目镜观察，调节微调节螺旋，至视野内出现清晰的物像为止；④油镜使用完毕后，必须用擦镜纸蘸少许二甲苯将油镜上的香柏油擦净，并将残留在玻片等处的香柏油也用二甲苯擦净。

6. 收显微镜　显微镜使用结束后，调节粗调节螺旋，拉大载物台和镜筒的距离，转动旋转盘使物镜呈八字形朝前，后将载物台和镜筒的距离拉到最近；反光镜垂直放置。显微镜放回显微镜箱。

（三）观察细胞结构

肝组织切片在低倍镜下可看到许多肝小叶的断面，肝小叶内，肝细胞围绕中央静脉，呈放射状排列。在高倍镜下观察，肝细胞呈多边形，体积较大，细胞核圆形，位于细胞中央，核仁明显。有的肝细胞可见双核。

（四）使用显微镜的注意事项

（1）取显微镜时，必须一手握住镜臂，一手托住镜座，以免部件脱落。

（2）观察带液体的标本时不宜倾斜显微镜镜臂。

（3）观察显微必须两眼睁开，两手并用，左眼观察物像，右眼用以绘图，一手调节焦距，一手移动玻片或绘图。

（4）不要随意取出目镜，以防灰尘落入沾污镜筒，禁止拆卸零件，以防损坏。

（5）注意不让水及药品沾污镜头或镜台，万一沾污，应立即擦净，以防锈蚀。

（6）目镜、物镜上如有灰尘，应用擦镜纸擦净，其他部件可用绸布擦拭。

（7）粗、微调节螺旋都不能做单方向的过度旋转,以免物镜压碎玻片。

（梁凯讴）

实验二 基 本 组 织

一、实 验 目 的

1. 了解各类被覆上皮的结构特点和分布。
2. 了解疏松结缔组织的结构特点,辨认其中的各种细胞和纤维。
3. 了解软骨组织和骨组织的结构特点。
4. 学会观察各种血细胞的形态结构。
5. 了解三种肌纤维纵切和横切面的结构特点。
6. 了解神经元的结构特点。

二、实 验 材 料

1. 胆囊切片（HE染色）。
2. 气管切片（HE染色）。
3. 食管横切片（HE染色）。
4. 疏松结缔组织铺片（经台盼蓝处理,HE染色）。
5. 骨骼肌切片（HE染色）。
6. 平滑肌切片（HE染色）。
7. 心肌切片（HE染色）。
8. 脊髓横切片（HE染色）。
9. 神经纵切片（HE染色）。
10. 运动终板切片（氯化金染色）。

三、实 验 内 容 与 方 法

（一）单层柱状上皮

胆囊切片,HE染色。

1. 肉眼观察　切片呈长条形,紫蓝色的部分是胆囊腔面的上皮,将此层移至镜台中央,先用低倍镜观察。

2. 低倍镜观察　胆囊壁的内面凹凸不平,其上皮由一层柱状细胞排列而成。选一典型部分,换高倍镜观察。

3. 高倍镜观察　细胞呈柱状,细胞质染成粉红色,核椭圆,呈深蓝色,位于细胞近基底部,与细胞长轴平行。基底面粉红色细线为基膜。

（二）假复层纤毛柱状上皮

气管横切片,HE染色。

1. 肉眼观察　切片呈环形,靠近管腔面染成紫蓝色的部分是气管的上皮。

2. 低倍镜观察　上皮细胞排列紧密。选一结构清晰的部分,移至视野中央,换高倍镜

269

观察。

3. 高倍镜观察 假复层纤毛柱状上皮中柱状细胞、梭形细胞和锥形细胞的界限不清晰。由于各类细胞高低不一,故细胞核不在同一平面上。在柱状细胞之间,呈空泡状形似高脚酒杯的细胞是杯形细胞。在柱状细胞的游离面,排列整齐的丝状结构为纤毛。转动细调节螺旋,直到物像最清晰。

(三) 复层扁平上皮

食管横切片,HE 染色。

1. 肉眼观察 切片呈环形,靠近管腔面染成紫蓝色的部分为食管的上皮。

2. 低倍镜观察 细胞数量多,排列紧密。染成粉红色的是细胞质,染成蓝色的是细胞核。选结构清晰的部分,换高倍镜观察。

3. 高倍镜观察 基底层细胞呈立方形或矮柱状,染色较深为细胞核,呈椭圆形;中间层细胞界限清晰,细胞呈多边形,细胞核为圆形;游离面细胞呈扁平状,细胞核为卵圆形。转动细调节螺旋,直到物像最清晰。

(四) 疏松结缔组织

铺片,活体注射台盼蓝的家兔皮下疏松结缔组织,HE 染色。

1. 肉眼观察 标本染成淡紫红色。纤维交织成网状。选择标本较薄的部分进行低倍镜观察。

2. 低倍镜观察 纤维交织成网,细胞分散其间。胶原纤维粗细不等,呈淡红色;弹性纤维较细直并交织成网,呈暗红色。选择细胞和纤维分布均匀、结构清晰的部分,换高倍镜观察。

3. 高倍镜观察 成纤维细胞的数量较多,形状不一,细胞质染成较浅的淡红色,细胞轮廓不清楚,核呈椭圆形,染成紫蓝色;巨噬细胞的外形不规则,细胞质中有蓝色颗粒,细胞核小而网染成深紫蓝色;肥大细胞成群分布于小血管周围,胞体形状不一,胞质中充满粗大的异染性颗粒。

4. 绘图 在高倍镜下绘疏松结缔组织图,注明成纤维细胞、巨噬细胞、胶原纤维和弹性纤维。

(五) 透明软骨

气管横切片,HE 染色。

1. 肉眼观察 在切片中,内部呈紫蓝色,周围部呈淡红色的结构是透明软骨。

2. 低倍镜观察 软骨组织的基质被染成紫蓝色,其中散在的深色小点为软骨细胞。软骨细胞周围有透亮区。软骨组织周围呈淡红色的部分是软骨膜。

3. 高倍镜观察 在软骨的边缘部,软骨细胞较小,呈扁椭圆形;靠近软骨的中央部,软骨细胞比较大,呈圆形或椭圆形,常成群存在,称同源细胞群。软骨基质呈淡紫蓝色。软骨膜与周围的结缔组织无明显分界。

(六) 血液涂片

瑞特染色。

1. 低倍镜观察 选择涂片薄和染色浅的部分进行观察。在视野中,有紫蓝色细胞核的是白细胞。无细胞核、染成粉红色、数量最多的是红细胞。

2. 高倍镜观察 仔细观察各类血细胞之后,换油镜观察。

3. 油镜观察 在血液涂片正对载物台通光孔处滴 1 滴香柏油,使油镜头与油滴接触,然后缓缓转动细调节螺旋,直至看清血液涂片中的细胞。

（1）红细胞：呈圆盘状,染成淡红色,中央部着色较浅,边缘部着色较深。（想一想,这是为什么?）

（2）中性粒细胞：细胞质内含有淡紫红色颗粒,颗粒细小,分布均匀。细胞核染成紫蓝色,分成 2～5 叶,核叶之间有细丝相连。

（3）嗜酸粒细胞：细胞质内含有橘红色颗粒,颗粒大小一致,分布均匀。细胞核染成紫蓝色,多分成 2 叶。

（4）嗜碱粒细胞：细胞质内含有紫蓝色颗粒,颗粒大小不一,分布不均。细胞核呈"s"形或不规则形,染色浅淡（嗜碱粒细胞数量很少,一般不易找到,可在示教片中观察）。

（5）淋巴细胞：细胞质很少,染成天蓝色。细胞核大,呈圆形或卵圆形,染成深蓝色。

（6）单核细胞：细胞质较多,染成浅灰蓝色,细胞核呈肾形或马蹄形,染成蓝色。

（7）血小板：成群分布,呈不规则的紫蓝色小体。

4. 绘图　在油镜下绘红细胞、中性粒细胞、淋巴细胞图。

（七）平滑肌

小肠横切片,HE 染色。

1. 肉眼观察　切片中染色最红的部分是平滑肌。

2. 低倍镜观察　平滑肌层较厚,肌纤维排列成内、外两层。内层为许多长梭形结构,是其纵切面;外层为许多大、小不等的圆形结构,是其横断面。选择最典型的部位,换高倍镜观察。

3. 高倍镜观察　平滑肌纤维的纵切面见长梭形结构,细胞核呈椭圆形,位居肌纤维的中央。平滑肌纤维的横切面见圆形结构,在中央部有圆形的细胞核,细胞核的周围部有红色的肌浆。

（八）骨骼肌

舌肌切片,特殊染色。

1. 肉眼观察　切片中染成红色的部分是骨骼肌。

2. 低倍镜观察　骨骼肌纤维有明暗相间的横纹。细胞呈细长圆柱状,细胞核数量多,位于肌膜深面,呈扁椭圆形,染成深蓝色。选择轮廓清楚的肌纤维,换高倍镜观察。

3. 高倍镜观察　肌纤维内有许多纵行线条状结构,即肌原纤维。下降聚光镜,在暗视野下观察肌细胞核的形态、位置,肌原纤维及其明带和暗带。

（九）多极神经元

脊髓横切片,特殊染色。

1. 肉眼观察　标本呈椭圆形,中央深染的部分为灰质,周围浅染的部分为白质。

2. 低倍镜观察　前角内具有突起的细胞为多极神经元,小而圆的是神经胶质细胞的胞核。选一个突起较多,又有细胞核的神经元,移至视野中央,换高倍镜观察。

3. 高倍镜观察　多极神经元的胞体形状多样,胞质内染成深蓝色的颗粒为尼氏体。细胞核位于细胞中央,大而圆,染色淡。淡染区域为白质。

（十）有髓神经纤维

神经纵切片,HE 染色。

1. 低倍镜观察　可见平行紧密排列的有髓神经纤维。选一完整、清晰的神经纤维,换高倍镜观察。

2. 高倍镜观察　在神经纤维的外侧,染成红色的细线是神经膜的切面。在神经膜的深面,呈网状或透亮的结构,是有髓神经纤维的髓鞘。在髓鞘的深面染成紫红色的粗线是神经元的长突起。神经纤维的狭窄处为郎飞节。相邻两个郎飞节之间的一段神经纤维为节间体。

（十一）示教

1. 上皮组织　单层扁平上皮(肠系膜铺片,镀银染色);单层立方上皮(甲状腺切片;HE染色);变移上皮(膀胱切片,HE染色)。

2. 结缔组织　致密结缔组织(皮肤切片,HE染色);脂肪组织(皮下组织切片,HE染色);弹性软骨(耳郭切片,地衣红染色);骨(磨片);嗜碱粒细胞(血液涂片,瑞特染色);嗜酸粒细胞(血液涂片,瑞特染色)。

3. 肌组织　心肌(心壁切片,HE染色)。

4. 神经组织　触觉小体(手指皮肤切片,氯化金染色);运动终板(肋间肌压片,氯化金染色)。

（梁凯讴）

实验三　躯干骨及其连接

一、实 验 目 的

1. 掌握正常人体解剖姿势及常用的轴、面和方位术语。

2. 掌握运动系统的组成,骨的构造;了解骨的理化特性。

3. 掌握躯干骨的组成和重要骨性标志,椎骨的一般形态及各部椎骨的特征;肋骨的一般形态,胸骨的分部及形态结构。

4. 掌握脊柱的组成、连接和整体观。

5. 掌握胸廓的组成、形态,了解肋的连接。

6. 结合标本,能在活体上触摸骨性标志。

二、实 验 材 料

1. 人体骨架标本,脊柱标本,椎骨连接及椎间盘标本。

2. 椎骨、胸骨和肋骨标本。

三、实 验 方 法

1. 多媒体示教。

2. 同学分组在标本上辨认各器官的形态结构。

3. 教师巡回指导。

4. 抽查。

5. 教师小结。

四、实 验 内 容

（一）骨学总论

1. 理解人体解剖的标准姿势、轴和切面以及各种方位术语。

2. 观察骨的形态(长、短、扁、不规则骨)和骨的构造(骨外膜、骨内膜、骨密质、骨松质、骨髓腔、骨髓、骺线)。

(二)躯干骨

1. 在骨架上观察躯干骨的组成、数目和位置,以及其参与胸廓、脊柱和骨盆的组成情况。

2. 以胸椎为例,观察椎骨的一般形态,椎体、椎弓、椎管、椎间孔、横突、上关节突、下关节突和棘突;选取寰椎、枢椎、隆椎、胸椎和腰椎标本观察其主要特点。骶骨:骶骨的岬、骶前孔、骶后孔、骶管、骶管裂孔和耳状面。

3. 在骨架上辨认肋骨(肋体、前、后两端和肋沟)与肋软骨,真肋、假肋及浮肋。观察胸骨柄、胸骨体、剑突、胸骨角、颈静脉切迹。

4. 结合标本,在活体上触摸以下骨性标志:第 7 颈椎棘突、胸椎棘突和腰椎棘突、胸骨角等。

5. 在骨架上观察脊柱的位置和组成。在标本上观察:①椎骨的连接:观察椎间盘的位置、外形和纤维环、髓核;前纵韧带、后纵韧带的位置、棘上韧带、棘间韧带和黄韧带的附着部位;关节突关节。全面认识椎骨的连接形式。②脊柱整体观:从前方观察椎体大小的变化;从后方观察棘突排列的方向,以及棘突之间距离大小的差别;从侧面观察四个生理性弯曲的部位和方向,以及各椎间孔与椎间盘后外侧的位置关系。

6. 在人体骨架标本上观察胸廓的组成,以及各肋前、后端的连接关系。取肋的连接标本,查看肋后端与胸椎的连接部位,包括肋头关节和肋横突关节;肋前端与胸骨的连接形式以及肋弓的形成;胸骨下角的构成;胸廓上、下口的组成。

(陈开润)

实验四 颅骨及其连接

一、实 验 目 的

1. 掌握脑颅骨和面颅骨的形态结构、位置。

2. 了解颅盖骨内、外面的主要结构。掌握颅底内面颅前窝、颅中窝、颅后窝的主要结构及孔、裂交通,熟悉颅底外面的主要结构和交通。了解颅侧面观的形态,掌握翼点的形成、位置及临床意义。掌握眶的构成、形态及孔裂交通,掌握骨性鼻腔的构成与鼻旁窦的位置。

3. 了解新生儿颅的特征及生后变化。

4. 掌握颅的主要骨性标志。

5. 掌握颞下颌关节的组成和构造特点。

6. 结合标本,能在活体上触摸人体的主要骨性标志。

二、实 验 材 料

1. 整颅及分离颅骨标本。

2. 颅的水平切面标本。

3. 颅的正中矢状切标本。

4. 骨性鼻窦标本。

5. 新生儿颅标本。

6. 颞下颌关节标本。

三、实 验 方 法

1. 多媒体示教。

2. 同学分组在标本上辨认各器官的形态结构。

3. 教师巡回指导。

4. 抽查。

5. 教师小结。

四、实 验 内 容

1. 观察脑颅和面颅诸骨位置,颅腔、眶、骨性鼻腔和口腔的构成。

2. 观察各分离颅骨的形态及主要结构:外耳门、乳突、蝶骨体、蝶窦、下颌体、下颌角、冠突、下颌头、髁突、下颌孔、颏孔、舌骨等。

3. 顶面观 观察冠状缝、矢状缝、人字缝。

4. 颅底内面观 观察颅前、中、后窝的境界及主要结构:鸡冠、筛板、筛孔、视神经管、垂体窝、破裂孔、眶上裂、圆孔、卵圆孔、棘孔、内耳门、枕骨大孔、舌下神经管内口、枕内隆凸、横窦沟、乙状窦沟、颈静脉孔。

5. 颅底外面观 观察牙槽弓、切牙孔、骨腭、鼻后孔、犁骨下颌窝、关节结节、破裂孔、颈动脉管、颈静脉孔、枕骨大孔、枕髁、舌下神经管外口、乳突、茎突、茎乳孔。

6. 颅侧面观 观察外耳门、颧弓、颞窝、翼点。

7. 颅前面观 观察眶、视神经管、眶上切迹或眶上孔、眶上裂、眶下裂、眶下孔、泪囊窝、泪腺窝。骨性鼻腔、骨性鼻中隔、梨状孔、鼻后孔、上中下鼻甲、上中下鼻道、蝶筛隐窝、上颌窦、额窦、筛小房、蝶窦。

8. 新生儿颅的形态结构特征(前囟、后囟)。

9. 在活体上触摸枕外隆凸、乳突、颧弓、眶缘、下颌角、舌骨等。

(陈开润)

实验五 四肢骨及其连接

一、实 验 目 的

1. 掌握上肢各骨的分部和排列的位置关系、形态结构;了解手骨的形态及排列关系。

2. 掌握下肢骨的分部及排列的位置关系、形态结构;了解足骨的形态及排列关系。

3. 掌握上下肢骨的重要骨性标志。

4. 掌握肩关节、肘关节、桡腕关节的组成和结构特点。

5. 掌握骨盆的组成、分部和男、女性骨盆的差异。

6. 掌握髋关节、膝关节和距小腿关节的组成和结构特点。

二、实 验 材 料

1. 上、下肢骨骼标本、骨架。

2. 串好的手骨、足骨标本。

3. 肩关节及肩关节纵切标本；肘关节标本和肘关节矢状切面标本；前臂骨及手骨间连接标本。

4. 髋关节及髋关节环切标本；膝关节和膝关节腔断面标本；小腿骨连接及足骨间连接标本。

三、实 验 方 法

1. 多媒体示教。

2. 同学分组在标本上辨认各器官的形态结构。

3. 教师巡回指导。

4. 抽查。

5. 教师小结。

四、实 验 内 容

（一）上肢骨及其连接

1. 在骨架上观察上肢骨的分部、位置及排列关系。

2. 锁骨　辨别胸骨端、肩峰端。

3. 肩胛骨　观察肩胛下窝、肩胛冈、冈上窝、冈下窝、肩峰、喙突、肩胛骨的三个角（上角、下角及外侧角），关节盂。

4. 肱骨　观察肱骨头、外科颈，大、小结节，桡神经沟，内、外上髁，鹰嘴窝、尺神经沟、肱骨滑车、肱骨小头。

5. 桡骨　观察桡骨头、环状关节面、桡骨粗隆、尺切迹、桡骨茎突。

6. 尺骨　观察鹰嘴、滑车切迹、冠突、桡切迹、尺骨茎突。

7. 辨认 8 块腕骨的形态、位置，掌骨、指骨的形态及其排列。

8. 肩关节的观察　结合肩关节标本取肩胛骨和肱骨，将肩胛骨关节盂和肱骨的肱骨头相连接，了解该关节的组成，体会其运动形式。

9. 肘关节的观察　结合肘关节标本取肱骨、尺骨和桡骨标本，将肱骨滑车和肱骨小头分别与尺骨的滑车切迹、桡骨头凹相连接，并将尺骨的桡切迹与桡骨头环状关节面相连接，了解构成肘关节的 3 个关节（肱尺、肱桡和桡尺近侧关节）的组成。

（二）下肢骨及其连接

观察下肢骨形态、位置及排列关系。

1. 髋骨　观察组成髋骨的髂、坐、耻骨 3 骨。观察髋骨的髂嵴、髂结节、髂前上棘、髂前下棘、髋臼、闭孔、髂窝、弓状线、坐骨结节、坐骨大切迹、坐骨小切迹、坐骨棘及耻骨梳、耻骨结节、耻骨联合面。

2. 股骨　观察股骨头、股骨头凹、股骨颈、股骨大转子、股骨小转子、股骨内侧髁、股骨外侧髁、股骨内上髁、股骨外上髁。

3. 胫骨　观察胫骨内、外侧髁，胫骨粗隆、胫骨前缘、内踝。

275

4. 腓骨　观察腓骨头、外踝。

5. 髌骨　观察底、尖、前面和后面。

6. 足骨　观察足骨的形态、位置及排列关系。

7. 观察下肢骨的连接　①观察骶髂关节的组成；辨认骶结节韧带和骶棘韧带；坐骨大、小孔的围成；查看耻骨联合的位置。②观察骨盆的组成，大、小骨盆的分界，界线的构成，骨盆下口的围成，耻骨弓的构成。男、女性骨盆标本比较其差异：小骨盆上、下口形状，骨盆腔的形状，耻骨下角的大小等。③观察髋关节的组成，关节面的形态，及关节囊在股骨颈前、后面上的附着部位；髂股韧带的位置；股骨头韧带的附着部位。④观察膝关节的组成；髌韧带的位置和形成；前、后交叉韧带的位置和附着点；内、外侧半月板的位置和形态。⑤观察小腿骨连接的组成，并与前臂骨连接比较；观察距小腿关节的组成和内、外侧韧带；观察足弓的形态。

（陈开润）

实验六　骨　骼　肌

一、实　验　目　的

1. 了解肌的分类、构造及辅助结构，躯干肌、头颈肌的名称和位置。

2. 了解枕额肌的位置及构造特点；熟悉口、眼轮匝肌以及咬肌、颞肌的位置。

3. 熟悉舌骨上、下肌群的位置。

4. 掌握斜方肌、背阔肌、竖脊肌、胸锁乳突肌、胸大肌的位置和起止点。了解肋间肌的位置、分层。

5. 掌握膈的位置、形态特点、3 个裂孔名称及通过的结构；腹前外侧壁各肌的位置及形态；腹直肌鞘和白线的位置及构成；腹股沟管的位置及其内容物。

6. 掌握股三角的境界和内容，了解腘窝的位置和境界。

7. 掌握肩肌、肱二头肌和肱三头肌的位置与起止点。

8. 熟悉前臂肌各肌的分群和位置。了解腋窝、肘窝的位置及境界。

9. 掌握臀大肌的位置、起止点，了解髂腰肌、臀中肌、臀小肌以及梨状肌的位置。

10. 掌握缝匠肌、股四头肌和长收肌的位置以及股四头肌的起止点。熟悉股二头肌、半腱肌、半膜肌、小腿三头肌的位置及起止点。了解小腿肌各群肌分群和诸肌的位置。

二、实　验　材　料

1. 面肌标本和模型。

2. 颅顶层次标本或模型。

3. 咀嚼肌标本或模型。

4. 颈肌标本。

5. 躯干肌标本。

6. 膈标本或模型。

7. 腹壁横切面标本或模型。

8. 会阴肌标本或模型。

9. 上肢肌标本。

10. 下肢肌标本。

三、实验方法

1. 多媒体示教。

2. 同学分组在标本上辨认各器官的形态结构。

3. 教师巡回指导。

4. 抽查。

5. 教师小结。

四、实验内容

1. 观察长肌、短肌、扁肌和轮匝肌　观察形态,辨认肌腹、肌束、肌腱和腱膜,观察腱鞘的位置和结构。

2. 观察躯干肌

(1) 斜方肌和背阔肌的起止点,注意背阔肌肌束的方向和止点,理解其作用。在活体上摸认背阔肌的下缘。

(2) 竖脊肌:观察它与棘突的位置关系,结合活体上观察竖脊肌形成的纵行隆起。

(3) 胸肌:①胸大肌:确认胸大肌的起止点,观察肌束的方向,在活体上辨认其轮廓并触摸其下缘。②观察胸小肌的位置。③观察前锯肌的附着部位。④观察肋间内、外肌肌纤维走行方向。

(4) 腹肌:①观察腹外斜肌肌束的方向;腱膜与腹直肌鞘的关系;腱膜与腹股沟韧带的关系,腹股沟管浅环的位置及其通过的结构。②观察腹内斜肌肌束的方向,腱膜与腹直肌鞘的关系。③观察腹横肌肌束的方向,腱膜与腹直肌鞘的关系。④观察腹直肌腱划的位置、形态及数目,腹直肌鞘后层的形态,弓状线的位置。

3. 观察白线的形态和位置;观察腹股沟管的内、外口的位置、形成和内容物。

4. 观察膈的位置及形态,确认主动脉裂孔、食管裂孔和腔静脉孔的位置及其通过的结构。

5. 观察面肌和颅顶层次标本　①枕额肌的枕腹、额腹和帽状腱膜。②眼轮匝肌和口轮匝肌的位置和形态。③在咀嚼肌标本上,观察咬肌、颞肌位置。当上、下颌牙紧咬时,在自己头部触摸咬肌和颞肌的轮廓。

6. 观察颈肌　①观察胸锁乳突肌起止点并理解作用,在活体上辨认其轮廓。②确认舌骨上、下肌群附着的位置。

7. 观察上肢肌

(1) 肩肌:观察三角肌的位置及起止点,在体表确认其轮廓。

(2) 臂肌:观察肱二头肌形态、位置及起止点,在活体上确认肱二头肌腱、肱三头肌位置及起止点。

(3) 前臂肌:①观察辨认前臂各肌及前臂肌的位置。②对照标本在体表辨认掌长肌腱、桡侧腕屈肌腱和尺侧腕屈肌腱的轮廓。③在手背观察各指伸肌和拇长展肌等肌腱的轮廓。

(4) 手肌:观察鱼际和小鱼际的位置。

8. 观察下肢肌

(1) 髋肌:①观察髂腰肌的组成。②观察臀大肌的形态、起止点,臀中肌与臀小肌的位置以及与臀大肌的位置关系。③观察梨状肌的位置。

（2）大腿肌：①观察缝匠肌和肌四头肌的起止点、股四头肌腱以及髌韧带的位置，并在活体上寻认髌韧带。②观察内侧群各肌的位置。③观察股二头肌、半腱肌和半膜肌的形态、位置及起止点。④观察股三角的境界，自外侧向内侧依次寻认股神经、股动脉、股静脉。

（3）小腿肌：①观察胫骨前肌、趾长伸肌和蹞长伸肌的位置。②观察腓骨长肌腱和腓骨短肌腱与外踝的位置关系。③辨认构成小腿三头肌的腓肠肌和比目鱼肌；查看跟腱的部位。

（邓仁川）

实验七　消化系统的大体结构

消　化　管

一、实　验　目　的

1. 掌握消化系统的组成。
2. 掌握消化管各段的位置、连接关系，各器官的形态及内部结构。
3. 熟悉食管、胃和直肠的毗邻关系。

二、实　验　材　料

消化系统概观标本或模型；腹腔解剖标本或模型；人体半身标本或模型；头颈部正中矢状切面标本或模型；咽腔标本或模型（后壁切开）；游离的舌、胃、小肠、大肠、直肠、（包括肛管）标本或模型；切开的空、回肠标本或模型；盆腔矢状切面标本（示直肠、肛管的结构）及模型；打开的胸、腹盆腔标本（示消化管各器官的位置及毗邻关系）或模型；压舌板；镜子及70%乙醇溶液等。

三、实验内容和方法

（一）口腔

取头部正中矢状切面标本或模型并结合镜子对照活体进行观察。口腔前壁为口唇，两侧壁为颊，上壁为腭，下壁为口底。向前以口裂通体外，向后经咽峡通咽腔。

1. 口唇和颊　在活体观察人中、人中穴和鼻唇沟。辨认颊黏膜时的腮腺导管开口。

2. 腭　在头正中矢状切面标本或模型上观察硬腭、软腭、腭垂、腭舌弓、腭咽弓、腭扁桃体和咽峡。

3. 牙　取牙模型观察牙冠、牙颈和牙根。活体观察牙冠和牙龈，计数牙的总数。

4. 舌　活体观察取舌的形态、分部、色泽和舌苔。辨认3种舌乳头（丝状乳头、菌状乳头和轮廓乳头）。观察舌下襞和舌下阜。

5. 口腔腺　在头面部的标本或模型上观察3对口腔腺的位置、形态及开口部位。

（二）咽

在头颈部正中矢状切面标本结合切开咽后壁的咽肌标本上观察颅底、第6颈椎体下缘、软腭和会厌上缘。辨认鼻咽、口咽和喉咽3部分及与鼻腔、口腔及喉腔相通连关系，辨认咽鼓管咽口、咽隐窝和梨状隐窝。

（三）食管

在食管的标本或模型上观察食管的形态、长度和 3 个狭窄。在头颈部正中矢状切面标本观察咽与食管相接，食管的位置及毗邻关系。

（四）胃

在腹腔解剖标本上观察胃的位置及与十二指肠的延续。在游离胃观察胃的形态和分部。在切开胃内面观察胃黏膜皱襞、幽门括约肌和内斜、中环、外纵 3 层平滑肌。

（五）小肠

在切开腹腔的整体标本观察小肠襻、十二指肠、空肠和回肠 4 部分，在离体切开的小肠标本上注意比较空肠和回肠的区别。

（六）大肠

在切开腹腔的整体标本观察大肠的位置和分部；观察盲肠位置、形态、回盲瓣及与回肠的续接；观察阑尾的位置，寻找阑尾根部附着点；观察盲肠和结肠特征结肠带、结肠袋和肠脂垂；在盆腔矢状切面标本游离的标本上观察直肠的骶曲、会阴曲、直肠壶腹和直肠横襞；在游离直肠至肛门矢状切面标本观察肛柱、肛瓣、肛窦、齿状线、肛梳和白线等。

直肠下段的肠腔膨大，称直肠壶腹，此处腔内有 2～3 个由黏膜和环形肌构成的直肠横襞。其中最大且恒定的直肠横襞位于直肠右前壁，距肛门约 7cm。

消 化 腺

一、实 验 目 的

1. 观察肝的形态、位置及体表投影。
2. 观察胆的形态、分部、位置及胆囊底的体表投影；观察输胆管道的组成及开口部位。
3. 观察胰的位置、形态及胰管的开口部位。

二、实 验 材 料

打开腹腔的整体解剖标本；半身人体模型；游离肝和胰标本或模型；肝、胆囊、胰和十二指肠标本或模型；腹膜标本和模型。

三、实 习 内 容 与 方 法

（一）肝

在打开腹腔的整体解剖标本或半身人体模型上观察肝的位置；在肝的离体标本上，观察肝的形态、镰状韧带、肝圆韧带、静脉韧带、冠状韧带、肝门、出入肝门的结构。

（二）胆囊和输胆管道

在肝、胆囊、胰和十二指肠标本或模型上观察胆囊位置和形态；观察胆总管、肝胰壶腹和肝胰壶腹括约肌。

（三）胰

在腹膜后间隙器官标本上观察胰的位置及与腹膜的位置关系；在肝、胆囊、胰和十二指肠标本或模型上观察胰的形态和分部，胰头与十二指肠的关系。

腹　　膜

一、实验目的

1. 掌握壁腹膜、脏腹膜和腹膜腔的概念。
2. 掌握男、女盆腔腹膜陷凹的位置。
3. 了解网膜和系膜;腹膜与腹盆腔脏器的关系。

二、实验材料

腹膜标本与模型;腹腔解剖标本;男、女性盆腔矢状切面标本与模型。

三、实验内容与方法

在打开腹壁的标本或模型上观察脏腹膜、壁腹膜的配布和腹膜腔的形成;观察大网膜、小网膜、网膜囊、肠系膜、横结肠系膜、乙状结肠系膜、阑尾系膜、肝胃韧带、肝十二指肠韧带、直肠膀胱陷凹、膀胱子宫陷凹和直肠子宫陷凹的形态和位置。

（王冬梅）

实验八　消化管系统的微细结构

一、实验目的

1. 掌握消化管壁的基本结构。
2. 掌握胃、小肠黏膜的结构特点。
3. 掌握肝小叶和门管区的微细结构。
4. 掌握胰腺外分泌部和内分泌部的微细结构。

二、实验材料

胃底切片;空回肠切片;肝的切片;胰腺的切片。

三、实验内容与方法

（一）胃底切片（HE 染色）

1. 肉眼观察　由内向外依次为黏膜呈紫蓝色,黏膜下层为浅染的,红色的肌层和浅染的外膜。

2. 低倍观察　分辨胃壁的 4 层结构,重点观察黏膜层。

（1）黏膜:①上皮:上皮下陷形成胃小凹,上皮为单层柱状上皮,细胞核位居基底部,顶部胞质充满黏原颗粒区,细胞分界清楚。②固有层为结缔组织,含大量的胃底腺,是单管状腺,主要由壁细胞和主细胞组成。③黏膜肌层薄,由内环外纵两层平滑肌组成。

（2）黏膜下层:为疏松结缔组织,含较大的血管、淋巴管及黏膜下神经丛。

（3）肌层：较厚,由平滑肌组成。

（4）外膜：系浆膜,由疏松结缔组织和外表面的间皮构成。

3. 高倍观察　胃底腺由壁细胞和主细胞组成。

（1）壁细胞：多位于胃底腺的上半部,细胞体积较大,呈圆形或三角形;核圆形,深染居中央,常有双核;胞质强嗜酸性呈均质红色。

（2）主细胞：数量多,主要分布于胃底腺的下半部。细胞呈柱状。核圆形,位于基底部。基部胞质强嗜碱性,染紫蓝色;顶部胞质内含大量酶原颗粒,由于制片过程中被溶解而使该部呈泡沫状。

（二）小肠切片（HE 染色）

1. 肉眼观察　管腔不规则,由内向外依次为染紫蓝色的黏膜、浅红色的黏膜下层、红色的肌层和浅红色外膜。

2. 低倍观察

（1）黏膜：小肠绒毛为上皮和固有层共同凸向肠腔形成的指状结构。①上皮：为单层柱状上皮,细胞核椭圆形位于基部;细胞间夹有少量杯状细胞,游离面有薄层染红色线状结构为纹状缘。②固有层：为结缔组织,含大量小肠腺、丰富的毛细血管、弥散淋巴组织或淋巴小结。小肠腺为单管状腺,除有吸收细胞、杯状细胞外,小肠腺底部有成群分布的特征性细胞—潘氏细胞。③黏膜肌层：为平滑肌。

（2）黏膜下层：为疏松结缔组织,含较大的血管、淋巴管及黏膜下神经丛。

（3）肌层：为内环行、外纵行两层平滑肌。

（4）外膜：为薄层疏松结缔组织和间皮构成的浆膜。

3. 高倍观察　进一步观察绒毛和小肠的结构并绘图。

（三）肝脏（人/猪肝脏，HE 染色）

1. 肉眼观察　标本染紫红色处为实质,染色浅的地方为门管区。

2. 低倍观察　观察肝切片,辨认肝小叶和门管区的轮廓。

（1）肝小叶：呈不规则的多边形结构,由中央静脉和大量的肝细胞、肝血窦组成。①中央静脉：位于肝小叶的中轴,管腔较大,管壁薄且不完整,可见血窦的开口。②肝细胞：从中央静脉向四周观察,有呈放射状排列的肝细胞索,切面上肝细胞索分支吻合成网。③肝血窦：为位于肝索之间的不规则裂隙,与中央静脉相通。

（2）肝门管区：位于相邻肝小叶之间的疏松结缔组织,此处 3 种管道并行,仔细辨认小叶间动脉、小叶间静脉和小叶间胆管。

3. 高倍观察

（1）肝细胞：肝细胞索由肝细胞单行排列而成。肝细胞大,呈多边形,胞质染红色。核圆形,位于细胞中央,染色浅,核仁大,可有两个核。

（2）血窦：位于肝索之间,腔大且不规则,内有血细胞,窦壁由内皮细胞组成。切片见内皮细胞多为梭形,核扁圆形。在血窦内,可见一种体积较大,形态不规则,核为卵圆形,胞质染色较红的细胞,为肝巨噬细胞。

（3）肝门管区：位于相邻肝小叶之间的疏松结缔组织,含 3 种管道：①小叶间动脉：管径小,管壁厚,有数层平滑肌。②小叶间静脉：管径大,壁薄,腔较大。③小叶间胆管：管壁由单层立方上皮或单层柱状上皮构成。

（四）胰腺（HE 染色）

1. 肉眼观察　可见许多紫红色小块即胰腺小叶。

2. 低倍观察　胰腺表面有薄层结缔组织被膜,被膜伸入腺体内将胰腺分为许多胰腺小叶,小叶分界不明显。小叶内可见许多紫红色的细胞团(浆液性腺泡)及单层立方上皮构成的导管,此处为胰腺的外分泌部。腺泡间可见散在的大小不等的浅染的细胞团,为胰腺的内分泌部,即胰岛。

3. 高倍观察

（1）外分泌部:为浆液性腺泡,由锥形的浆液性细胞组成,核圆形,染紫色,位于基底部,胞质嗜碱性,紫蓝色,顶部胞质内充满嗜酸性的颗粒,故染色较红。腺泡腔小而不规则。

（2）导管:闰管管径很细,腔小,壁薄,由单层扁平或单层低立方上皮组成。

（3）胰岛:为染色浅,大小不等,形态不一的细胞团。胰岛细胞呈索状或团状排列,细胞呈圆形、椭圆形或多边形。胞核圆,位于细胞中央。HE 染色不能区分细胞的种类。在胰岛细胞团、索之间可见较多的毛细血管。

（王冬梅）

实验九　呼吸系统

一、实验目的

1. 熟悉呼吸系统的组成和上、下呼吸道的划分。

2. 掌握鼻旁窦和各窦的开口部位。

3. 掌握喉的位置、喉软骨的名称和形态,喉腔的分部。

4. 掌握气管的位置、分部,左、右主支气管的异同点。

5. 掌握肺的位置、形态、分叶及左、右肺的区别。

6. 掌握胸膜的配布和壁胸膜的分部,肋膈隐窝的位置、形成及临床意义。

7. 掌握纵隔的境界、分部及主要内容。

二、实验材料

1. 呼吸系统概况标本。

2. 头颈部正中矢状切面标本。

3. 鼻旁窦标本和切除鼻甲显示各鼻道的标本。

4. 喉(后壁垂直切和冠状切)、喉软骨、喉肌标本。

5. 气管和主支气管标本。

6. 肺标本、支气管树铸型标本。

7. 纵隔标本;胸膜腔标本。

三、实验内容及方法

1. 在呼吸系统概况标本上,观察呼吸道的组成及各器官的位置关系。

2. 鼻　在活体上确认鼻根、鼻背、鼻尖、鼻翼和鼻孔。在头颈部正巾矢状切面标本上区分鼻前庭和固有鼻腔,根据部位辨认鼻腔黏膜嗅区和呼吸区的范围,确认上、中、下鼻甲,上、中、下鼻道和蝶筛隐窝。

3. 鼻旁窦　在颅骨的水平切面标本、矢状切面标本以及额状切面标本上,辨认上颌窦、额窦、蝶窦及筛小房的位置、形态及开口部位并注意观察各窦与鼻腔的位置关系。

4. 喉　在活体上观察喉的位置,触摸喉结、环状软骨弓及吞咽时喉的上、下活动。在喉的游离标本(已打开喉腔)和喉软骨标本上识别甲状软骨、环状软骨、杓状软骨和会厌软骨的形态及其连接,观察喉口的位置和组成,辨认前庭襞和声襞及其两者的位置关系,比较前庭裂和声门裂的大小,确认喉前庭、喉中间腔及喉室和声门下腔。

5. 气管与主支气管　取气管与主支气管标本,观察气管与主支气管的形态,气管的分部及气管杈,比较左、右主支气管的形态差异,分析气管异物易落入右主支气管的原因。

6. 肺　以切除胸前壁的半身标本与模型,观察肺的位置。取肺标本,观察左、右肺的形态,注意识别出入肺门各结构。比较左、右肺形态结构上的差别,辨认右肺的斜裂、水平裂、上、中、下三叶,左肺的斜裂、上、下两叶。

7. 胸膜与纵隔　用胸腔标本,观察脏胸膜和壁胸膜的配布,壁胸膜的分部,脏、壁胸膜的移行部位,理解胸膜腔的概念。观察胸膜顶及肋膈隐窝的位置、形态和形成。确认胸膜下界与肺下缘的位置关系。取纵隔标本,观察纵隔的境界、分部及各部的主要内容。

(孙宗波)

实验十　泌尿系统

一、实验目的

1. 熟练掌握泌尿系统的组成。

2. 熟练掌握肾的形态和位置。

3. 了解肾的结构和被膜。

4. 了解肾的微细结构。

5. 了解输尿管的行程和狭窄部位。

6. 了解膀胱的形态、位置和毗邻;熟悉膀胱三角。

7. 熟练掌握女性尿道的毗邻、特点及开口部位。

二、实验材料

1. 男、女性泌尿系统概观标本或模型。

2. 离体肾及肾的剖面结构标本或模型。

3. 腹后壁的器官标本或模型。

4. 通过肾中部的腹后壁横切模型。

5. 男、女骨盆腔正中矢状切面标本或模型。

6. 肾切片(HE染色)。

三、实验内容与方法

(一) 概观标本或模型

在男、女泌尿系统概观标本或模型上,观察泌尿系统的组成及各器官的连接关系。

（二）肾

1. 在显示腹后壁器官的标本或模型上，观察左右肾的形态和位置，注意观察肾门及出入肾门的结构及诸结构的位置关系。辨认左右肾上下端与椎骨及12肋的关系。

2. 在离体肾及肾的剖面结构标本或模型上，观察肾的形态，比较上下2端，前后2面，内外2缘的不同。在肾的剖面结构标本或模型上，辨认肾皮质和髓质的结构特点，观察肾窦及内容物。

3. 在通过肾中部的腹后壁横切模型上，辨认肾的3层被膜。

（三）肾切片

1. 肉眼观察　周边部染色较深呈深红色为皮质，深面是染色较浅的部分为髓质。

2. 低倍观察　肾皮质内可见球形肾小体断面，肾小体周围有许多被横切或斜切的肾小管，它们主要是近曲小管和远曲小管。移动标本向深面观察，可见仅由管道组成而无肾小体的部分，即髓质部，包括近端小管直部、细段、远端小管直部和集合小管。

3. 高倍镜观察

（1）肾小体：散在分布于皮质内，由血管球和肾小囊组成。①血管球：为由入球小动脉的襻状分支盘曲而成的球形毛细血管团，位于肾小囊内。②肾小囊：血管球外包的双层囊，脏层是有突起的细胞紧贴于血管球的毛细血管外，光镜下不能分辨细胞。壁层为单层扁平上皮。脏层与壁层之间的腔隙是肾小囊腔。③近端小管曲部（近曲小管）：管腔较小不规则，管壁厚，为单层立方上皮。细胞核圆形，胞质嗜酸性强，染红色，细胞间界限不明显。上皮细胞游离面可见刷状缘。④远端小管曲部（远曲小管）：管腔大而规则，管壁薄，由单层立方上皮构成，腔面整齐。细胞核多，靠近管腔；细胞质弱嗜酸性，染色浅，细胞分界较清。⑤细段：管径小，管壁薄，由单层扁平上皮组成。

（2）集合小管：管径粗，管腔大，管壁为单层立方或柱状上皮。上皮细胞排列整齐，细胞界限清楚。

（四）输尿管

在腹后壁器官的标本或模型上，寻认输尿管，并追踪观察其行程，辨认3个狭窄的部位。

（五）膀胱

在男、女骨盆腔正中矢状切面和离体膀胱的标本或模型上，观察膀胱的位置、黏膜皱襞、膀胱三角、空虚膀胱的外形及膀胱尖、体、底和颈4部分。

（六）尿道

在女骨盆腔正中矢状切面标本或模型上，观察女性尿道的位置、形态特点和尿道外口与阴道口之间的位置关系。

（胡冬龄）

实验十一　生殖系统

一、实验目的

1. 熟练掌握男、女生殖系统的组成。

2. 熟练掌握睾丸的位置、结构和功能。

3. 熟练掌握男性尿道的分部、狭窄和弯曲部位。

4. 熟练掌握卵巢的形态、位置和结构。

5. 熟练掌握输卵管的位置、分部和形态特点。

6. 熟练掌握子宫的形态、分部、位置、结构及固定装置。

7. 熟练掌握阴道的位置、形态和毗邻。

8. 了解附睾的位置和形态。

9. 了解前列腺、精囊和尿道球腺的位置和形态。

10. 了解输精管的行程、射精管的形成及开口部位。

11. 了解阴囊的位置和层次；阴茎的组成和分部。

12. 了解尿道外口和阴道口的位置关系。

13. 了解乳房的位置、形态和结构。

14. 了解会阴的概念及分区。

二、实 验 材 料

1. 男、女性生殖系统概况标本及模型。

2. 男、女性生殖器离体和解剖标本及模型。

3. 男、女性盆腔正中矢状切面标本和模型。

4. 睾丸及附睾标本及睾丸剖开标本。

5. 阴囊层次和阴茎结构（横切和整体）标本。

6. 显示子宫内腔及输卵管子宫部内腔的标本和模型。

7. 乳房解剖标本和模型。

8. 男、女性会阴部解剖标本和模型。

9. 男、女性盆腔正中矢状切面标本及模型。

10. 睾丸、卵巢和子宫壁组织切片（HE 染色）。

三、实 验 内 容 与 方 法

（一）男性生殖器

1. 睾丸和附睾　取男性生殖器标本观察睾丸和附睾的位置、形态，辨认附睾的头、体、尾3 部分，附睾尾移行为输尿管。

2. 输精管、射精管和精索　观察输精管的行程和分部，取男性生殖器解剖和离体标本，辨认精索部的位置，因此段位置表浅，容易触及，是输精管结扎的常用部位。输精管的末端与精囊的排泄管汇合形成射精管，并穿入前列腺，开口于尿道的前列腺部。

注意观察精索的形态、位置和内容（输精管、睾丸动脉、蔓状静脉丛等）。

3. 前列腺、精囊和尿道球腺　取男性骨盆正中矢状切面和男性生殖器离体标本，观察前列腺的位置、形态和毗邻，精囊、尿道球腺的位置和形态，注意观察输精管壶腹、精囊及前列腺与直肠前壁的位置关系。

4. 阴囊和阴茎

（1）阴囊：观察阴囊的位置、形态、结构层次，查看阴囊的内容物。

（2）阴茎：取阴茎横切和解剖标本，观察阴茎的形态、分部及构造。注意观察阴茎包皮的特点及包皮系带。

5. 男性尿道　取男性盆腔正中矢状切面标本,观察男性尿道的分部、狭窄和弯曲。

根据尿道穿过的结构辨认尿道的分部,并注意观察尿道内口、尿道膜部和尿道外口的 3 处狭窄。

（二）女性生殖器

1. 内生殖器　取女性盆腔解剖标本、女性盆腔正中矢状切面标本及内生殖器离体标本观察:

（1）观察卵巢在盆腔内的位置、形态。

（2）观察输卵管的位置、形态和分部(子宫部、峡、壶腹部、漏斗部),识别输卵管的标志(输卵管伞)。

（3）观察子宫的形态、内腔、位置及固定装置。

1）观察子宫底、体、颈 3 部分,并确认峡部的位置;子宫腔和子宫颈管的形态及其通连关系。

2）寻找子宫阔韧带、子宫圆韧带、子宫主韧带、骶子宫韧带。

3）正确理解子宫的前倾前屈位,注意子宫与膀胱和直肠的毗邻关系。

（4）阴道:重点观察阴道的形态、位置、开口及阴道穹,尤其注意后穹与直肠子宫陷凹的关系。

2. 外生殖器　观察阴阜、大阴唇、小阴唇、阴道前庭、阴蒂、前庭球和前庭大腺,注意尿道外口和阴道口的位置关系。

3. 乳房　取乳房标本或模型,观察女性乳房的位置、形态和构造,注意乳房悬韧带和输乳管的排列走向。

4. 会阴　取会阴部标本,观察广义和狭义会阴的范围。确认以两侧坐结节连线为界,将会阴分为前方的尿生殖区和后方的肛区,尿生殖区内男性有尿道通过,女性有尿道和阴道通过。肛区内男、女性均有肛管通过。

（三）生殖系统的微细结构

1. 睾丸切片

（1）肉眼观察:周边为白膜,中央为睾丸实质。

（2）低倍镜观察:可见睾丸实质内的精曲小管和其间的睾丸间质。

（3）高倍镜观察:精曲小管管壁厚、管腔小,在靠近基膜处有许多体积小、核圆和染色较深的精原细胞。在管腔侧可见被染成蓝色蝌蚪形的精子。

2. 卵巢切片

（1）低倍镜观察:外周为卵巢皮质,中央为卵巢髓质。

（2）高倍镜观察:卵巢皮质内可见有许多不同发育阶段的卵泡,是主要观察的对象。

1）原始卵泡:在卵巢皮质浅层。卵泡中间有 1 个大而圆的卵母细胞,胞核大而圆,呈空泡状,核仁明显,胞质嗜酸性,着色浅,其周围有 1 层扁平的卵泡细胞围绕。

2）生长卵泡:不同发育阶段的生长卵泡其大小、形态和结构也不完全相同,其特征有卵母细胞体积较大,周围有嗜酸性透明带。卵泡细胞体积也较大,形态呈立方形,单层或多层,多层卵泡细胞之间有大小不等的卵泡腔,紧靠透明带的一层柱状卵泡细胞呈放射状排列,即放射冠。随着生长卵泡的增大,卵泡细胞周围的结缔组织逐渐形成一层膜,即卵泡膜。

3）成熟卵泡:是卵泡发育的最后阶段,形态与晚期的生长卵泡相似,体积更大,突向卵巢的表面。

3.子宫壁切片(增生期,HE 染色)

(1)肉眼观察:子宫壁很厚,染成紫蓝色的薄层部分为子宫内膜,染成红色的部分主要是肌层。

(2)低倍镜观察:内膜的浅层为单层柱状上皮,染成淡紫色。上皮深面为固有层,可见较多的子宫腺,被切成不同形状的纵断面或横断面。固有膜内还可找到小动脉,常聚集存在,为螺旋动脉。子宫的肌层很厚,为平滑肌,肌的层次不明显,血管较多。

(于 纪)

实验十二 心

一、实验目标

1.积极参与,主动配合,认真细致观察。

2.爱护和保护标本、模型。

3.在心脏标本模型上辨认心脏的外形、位置。

4.在心脏标本、模型上,确认心脏各腔的结构及沟通关系。

5.在心脏模型上,识别窦房结、房室结等心脏传导结构的形态、位置。

6.在心脏模型上,辨认左、右冠状动脉的走向、位置。

7.互助协作,在活体上确认、标明心尖冲动和心脏的体表投影。

二、实验材料

1.胸腔解剖标本(切开心包)。

2.离体心脏标本(模型)。

3.显露心脏各腔标本(模型)。

4.心脏传导系统模型。

5.显露心血管标本(模型)。

三、实验内容及方法

1.心脏的形态和位置示教观察胸腔标本,观察心和心包的位置、大小,心尖,心底,心左、右缘和胸肋面、膈面,冠状沟及前、后室门沟。

2.心腔结构示教右心房:上腔静脉口、下腔静脉口、冠状窦口;右房室口、房间隔、卵圆窝、右心室、右房室口、三尖瓣、乳头肌、肺动脉口、肺动脉瓣。左心房:肺静脉口、左房室口。左心室:左房室口、二尖瓣、乳头肌、主动脉口、主动脉瓣。

3.心脏传导系统示教窦房结,房室结,房室束,左、右束支等。

4.心脏的血管示教左、右冠状动脉的起始、走向、主要分支;冠状窦的形态、位置,接受属支,注入部位。

【作业】

参照目标教学指导,找出下列各组结构:

心尖、心底、冠状沟、前室门沟、右心房、卵圆窝、上腔静脉口、下腔静脉口、冠状窦口、右心室、三尖瓣、动脉圆锥、肺动脉瓣、左心房、肺静脉口、二尖瓣、左心室、主动脉瓣、窦房结、房室结、房室束、左冠状动脉、前室间支、右冠状动脉、后室间支、纤维心包、浆膜心包、心包腔。

（秦　辰）

实验十三　体循环的动脉

一、实　验　目　标

1. 认真细致观察，在标本上辨认主动脉各段及主要分支。
2. 在标本上辨认颈外动脉，指出颈动脉窦的位置。
3. 在标本上指出锁骨下动脉和上肢各段动脉的名称。
4. 在标本上找出肋间后动脉及肾动脉。
5. 在标本上识别腹腔干，肠系膜上、下动脉及主要分支。
6. 识别盆部动脉的主要壁支和脏支。
7. 在标本上找出下肢各段动脉的名称。
8. 能在活体（自身或同学）上触及面动脉、颈外动脉、肱动脉、桡动脉、股动脉、足背动脉的搏动及压迫止血部位。

二、实　验　材　料

1. 躯干后壁的动脉标本。
2. 头颈部动脉及分支标本。
3. 上肢及胸部动脉分支标本。
4. 腹部动脉及分支标本。
5. 盆部和下肢的动脉及分支标本。

三、实　验　内　容　及　方　法

（一）示教观察

1. 主动脉各段示教　升主动脉、主动脉弓（头臂干、左颈总动脉、左锁骨下动脉）、胸主动脉、腹主动脉。

2. 头颈部动脉示教　左、右颈总动脉（比较），颈内、外动脉、颈动脉窦、颈动脉小球，甲状腺上动脉，面动脉，颞浅动脉，上颌动脉。

3. 上肢的动脉示教　锁骨下动脉（左、右比较）、腋动脉、肱动脉、桡动脉、尺动脉及掌浅弓。

4. 胸部动脉示教　肋间后动脉。

5. 腹部动脉示教　不成对脏支（腹腔干，肠系膜上、下动脉及其分支，重点示教胆囊动脉、阑尾动脉、直肠上动脉），成对脏支（肾动脉、睾丸动脉）。

6. 盆部动脉示教　髂总动脉、髂内动脉、膀胱下动脉、直肠下动脉、闭孔动脉、臀上动脉、臀下动脉。

7. 下肢的动脉示教　髂外动脉、股动脉、腘动脉、胫前动脉、胫后动脉、足背动脉。

（二）目标检测

参照目标教学指导，找出下列结构：

升主动脉、主动脉弓、降主动脉（胸段、腹段）、颈总动脉、颈内动脉、颈动脉窦、颈外动脉、面动脉、颞浅动脉、锁骨下动脉、椎动脉、腋动脉、肱动脉、桡动脉、尺动脉、掌浅弓、肋间后动脉、腹腔干、脾动脉、肝总动脉、肝固有动脉、肠系膜上动脉、右结肠动脉、中结肠动脉、肾动脉、肠系膜下动脉、左结肠动脉、乙状结肠动脉、直肠上动脉、髂总动脉、髂内动脉、髂外动脉、子宫动脉、臀上动脉、臀下动脉、股动脉、腘动脉、胫前（后）动脉、足背动脉。

【作业】

在活体身上找到并触摸到浅表动脉的搏动，并学会压迫止血的方法。

（秦　辰）

实验十四　体循环的静脉和淋巴系统

一、实 验 目 的

1. 了解上、下腔静脉系的组成及收集范围。
2. 熟悉掌握上、下肢浅静脉的起始和注入部位。
3. 了解肝门静脉的组成、行程、主要属支和收集范围。
4. 了解腹、盆部静脉的起始和注入部位。
5. 熟悉掌握胸导管和右淋巴导管的组成、行程、注入部位和收纳范围。
6. 熟悉掌握下颌下巴结、腋淋巴结、左锁骨上淋巴、腹股沟浅淋巴的位置和收纳范围。
7. 了解脾和胸腺的形态、结构和位置。

二、实 验 材 料

1. 全身层次解剖标本，一侧示浅静脉、淋巴结，另一侧示深静脉及动脉。
2. 胸腹、盆腔深层解剖标本和肝门静脉系与上、下腔静脉系的吻合模型。
3. 全身浅淋巴结、淋巴管标本及模型。
4. 胸导管和右淋巴导管解剖标本和小儿胸腺解剖标本。

三、实 验 内 容 与 方 法

（一）上腔静脉系

取胸腔深层解剖标本观察。在升主动脉的右侧寻找上腔静脉，注意其在纵隔内的位置，检查其合成、行程和注入部位。观察头臂静脉的合成位置，比较两侧头臂静脉的长短及其与周围结构的毗邻关系。

1. 头颈部的静脉　取头颈部的层次解剖标本，观察以下静脉。

（1）颈内静脉：在颈血管鞘内颈总动脉的外侧寻找颈内，观察其行程、与锁骨下静脉汇合行程的静脉角以及颅外属支。

（2）面静脉：起于内眦静脉，伴面动脉。

（3）颈外静脉：在胸锁乳突肌表面及后缘下行，观察其合成（下颌角平面）和注入部位。

活体可见颈外静脉。

2. 锁骨下静脉　在胸锁关节与前斜角肌之间寻找锁骨下静脉,其后方有前斜角肌、锁骨下动脉,注意其与上肢深静脉间的延续关系。

3. 上肢的静脉　取上肢的层次解剖标本,观察上肢的浅静脉和深静脉。

(1)上肢的浅静脉:①头静脉:在手背静脉网桡侧、前臂桡侧、肱二头肌外侧辨认头静脉(注入腋静脉);②贵要静脉:在手背静脉网尺侧、前臂尺侧、肱二头肌内侧辨认贵要静脉(注入肱静脉);③肘正中静脉:肘正中静脉位于肘窝内浅层,连接头静脉和贵要静脉,形式多样。在手背观察手背静脉网及其流入关系。

(2)上肢的深静脉:上肢的深静脉与同名动脉伴行(前臂2条静脉伴1条动脉)。

4. 胸部的静脉　取胸、腹腔后壁的解剖标本,可见沿食管右后方下行的奇静脉,绕过右肺根上方(第4胸椎水平),注入上腔静脉。奇静脉收集右侧肋间后静脉、食管静脉、支气管静脉和半奇静脉的血液。观察位于胸椎体左侧上部的副半奇静脉和下部的半奇静脉,注意其行程和收集范围。

(二)下腔静脉系

取躯干后壁的深处解剖标本,在腹主动脉的右侧寻找下腔静脉,检查其合成部位、行程和注入部位。

1. 下肢的静脉　取盆部和下肢的层次解剖标本,观察下肢的浅静脉和深静脉。

(1)下肢的浅静脉:①大隐静脉是全身最大的浅静脉,可在内踝前方、小腿和大腿内侧寻找大隐静脉(注入股静脉);②小隐静脉:在内踝后方、小腿后面寻找小隐静脉(注入腘静脉)。

(2)下肢的深静脉:下肢的深静脉伴同名(小腿2条静脉伴1条动脉)。在股三角内股静脉位于股动脉的内侧。

2. 盆部的静脉　取盆部及下肢深层解剖标本,观察盆部的静脉:在第5腰椎体前方观察下腔静脉始部(左、右髂总静脉合成),在骶髂关节前方观察髂总静脉始部(髂内、外静脉合成),在观察内静脉,在盆腔内的主要属支以及髂外静脉的位置及其属支腹壁下静脉的注入部位。

3. 腹部的静脉　取腹腔深层解剖标本,观察腹部的静脉。

(1)肾静脉:与同名动脉伴行,右肾静脉较短,左肾静脉较长,有左睾丸静脉注入。

(2)睾丸静脉:睾丸静脉伴同名动脉,右侧注入下腔静脉,左侧注入左肾静脉,理解临床上睾丸静脉曲张左侧常见的原因。

(3)肝静脉:观察肝右、中、左静脉的位置和注入下腔静脉部位。

(4)肝门静脉:在肝十二指肠韧带内肝固有动脉和胆总管的后方,辨认肝门静脉,在胰头的后上方观察肝门静脉的合成和各属支的注入部位。

(5)肝门静脉系与上、下腔静脉系之间的吻合:结合肝门静脉系上、下腔静脉系吻合模型及标本,辨认食管丛、直肠静脉丛和脐周围静脉网,观察肝门静脉高压时的侧支循环途径,理解肝门静脉高压时出现呕血、便血和腹水的原因。

(三)淋巴系统

1. 淋巴结的形态　取淋巴结标本及放大模型,观察淋巴结的形态,仔细辨认输入淋巴管和输出淋巴管。

2. 胸导管　取胸腹腔后壁的解剖标本观察。在第1腰椎前方辨认乳糜池(胸导管起始处)及汇入其中的左、右腰干和肠干。观察胸导管的行程和注入部位(注入左静脉角)。在胸导管注入静脉角处,辨认左颈干,左支气管纵隔干涸左锁骨下干。

3. 脾 脾位于左季肋区,在第 9～11 肋之间。在腹腔深层解剖标本上,观察脾的位置,注意其与胰、胃及左肾之间的位置关系,并辨认其内侧的脾门和其上缘的脾切迹。

4. 胸腺 在小儿胸腺标本上,观察胸腺的位置和形态。

(刘东方)

实验十五　脉管系的微细结构

一、实 验 目 的

1. 熟悉掌握心壁、动脉壁的微细结构。

2. 熟悉掌握淋巴结、脾脏的微细结构。

3. 了解胸腺的微细结构。

二、实 验 材 料

1. 心壁的组织切片(HE 染色)。

2. 大动脉的组织切片(HE 染色)。

3. 大静脉的组织切片(HE 染色)。

4. 中动、静脉的组织切片(HE 染色)。

5. 小动、静脉的组织切片(HE 染色)。

6. 淋巴结的组织切片(HE 染色)。

7. 脾的组织切片(HE 染色)。

8. 胸腺的组织切片(HE 染色)。

三、实 验 内 容 与 方 法

(一) 低倍镜观察心壁组织切片

在心壁的组织切片上,可见心内膜较薄,表层为内皮,内皮深面为一层结缔组织,在结缔组织深部可见浦肯野细胞,体积较普通心肌细胞大,染色浅;心肌层最厚,心肌纤维呈不同方向排列,肌纤维之间有丰富的毛细血管;心外膜为浆膜,其浅层为间皮,深面又少量的结缔组织。

(二) 低倍镜观察大动脉的组织切片

在大动脉的组织切片上,可见内膜、中膜和外膜分界明显,中膜最厚,为大量的弹性纤维,呈波浪状。在内膜与中膜交界处,内弹性膜明显,染成淡粉红色。

(三) 低倍镜观察大静脉的组织切片

在大静脉的组织切片上,可见内膜、中膜和外膜分界部明显,外膜最厚,中膜薄,含数层平滑肌。

(四) 低倍镜观察中动脉和中静脉的组织切片

中动脉内膜、中膜和外膜分界明显,内膜薄,内弹性膜呈波浪状,染成淡粉红色。中膜最后,主要是大量的平滑肌,外膜稍薄,主要由结缔组织构成,含有小血管和神经。中静脉腔不规则,管壁较中动脉薄,内膜、中膜和外膜分界不如中动脉明显。

（五）低倍镜观察小动脉和小静脉的组织切片

小动脉腔小而规则、壁厚、内弹性膜明显;小静脉腔大而不规则,管壁薄。

（六）低倍镜观察淋巴结的组织切片

淋巴结外周部是皮质,染色较深,中央部是髓质,染色较深。淋巴结表层是薄层被膜,由结缔组织构成,染成淡红色。实质内长短不等的淡红色结构是小梁。皮质浅层为浅皮质,主要由淋巴小结构成,淋巴小结中央为生发中心,染色较浅,皮质深层弥散的淋巴组织为深皮质。淋巴小结与被膜之间染色较淡的区域为皮质内的淋巴窦。髓质内的髓索呈条索状,由淋巴组织聚集而成。髓索之间和髓索与小梁之间的染色浅淡区为髓质内的淋巴窦。

（七）低倍镜观察脾的组织切片

脾的被膜厚,表面为间皮,致密结缔组织内的细胞多为平滑肌。白髓染成紫蓝色,沿中央动脉分布,由淋巴组织构成。动脉周围淋巴鞘为中央动脉周围弥散的淋巴组织。淋巴小结位于动脉周围淋巴鞘的一侧。红髓位于白髓之间,由脾血窦和脾索构成。脾血窦为不规则腔隙,大小不等,含大量血细胞。脾索由富含血细胞的淋巴组织构成,为不规则的索条,互联成网。

（刘东方）

实验十六　感　觉　器

一、实　验　目　的

1. 观察视器3层膜的分布及形态结构特点。
2. 观察眼的内容物。
3. 观察眼副器各结构。
4. 观察外耳、中耳、内耳的形态和结构特点。

二、实　验　材　料

眼球(新鲜牛眼或猪眼);头颅矢状切;眼眶矢状切;眼球连眼副器;中耳及内耳;中耳及鼓室6壁;听小骨。

三、实验内容和方法

1. 取眼球标本,观察它的外形和视神经的附着部位。
2. 取眼球冠状切面的前半部标本,由后向前依次观察以下结构:充满于眼球内的透明凝胶状物为玻璃体。移除玻璃体,可见其前方正中透明的晶状体。晶状体周围的黑色环形增厚部为睫状体。在睫状体前份的后面,呈放射状排列的隆起即睫状突。用镊子轻轻提起晶状体,可见其与睫状突之间有纤细的纤维相连,这些纤维为睫状小带。移除晶状体,即见到位于其前方的虹膜,虹膜中央的孔为瞳孔。眼球壁外层前部的透明薄膜是角膜。角膜与晶状体之间的间隙被虹膜分为前、后两部分,即眼球的前房和后房。
3. 取眼球冠状切面的后半部标本,由内向外观察。玻璃体充满于眼球内,透过玻璃体可见到乳白色(活体时为透明的橘红色)视网膜,它是眼球壁的最内层,易从眼球壁剥离。在视网膜上所见到的红色细线状分支是视网膜中央动脉的分支,各分支的主干都向后集中于一白色圆盘状隆起,此隆起即视神经盘,它与眼球外视神经附着部位相对。移除玻璃体和视网膜,可见到一层呈黑褐色的薄膜,即脉络膜。脉络膜外周的一层乳白色结构即巩膜。

4. 在猪眼球或牛眼球的矢状切面标本上先观察眼球的前房、后房、晶状体和玻璃体;然后再由内向外辨认眼球壁的 3 层膜:将最内层的乳白色不透明视网膜用尖镊轻轻剥起,其外侧呈黑褐色薄膜即含色素的眼球血管膜,最外面是坚韧的眼球纤维膜,呈乳白色。

5. 洗净双手,在活体上辨认角膜、巩膜、虹膜、瞳孔和眼球前房等结构。

6. 在活体上观察以下结构:上、下睑缘和睫毛,注意睫毛的方向;内,外眦;略翻起上、下睑,在上、下睑缘近内眦处辨认泪点;翻起上、下睑,观察结膜的性状,睑结膜和球结膜的分布,结膜上、下穹的形成。

7. 取泪器解剖标本观察:在眼球的外上方检查泪腺的形态;在泪囊窝内观察泪囊的形态及其与上、下泪小管和鼻泪管的关系。

8. 在眼球外肌的解剖标本上观察上睑提肌,上、下、内、外直肌和上、下斜肌的位置和肌束的方向。

9. 取耳的解剖标本结合活体观察:① 耳郭的形态;② 外耳道的分布和弯曲;③ 鼓膜的位置、外形和分布。

10. 在颞骨的锯开标本和耳的模型,先观察中耳各部的位置和邻接关系,然后观察以下内容:

(1) 鼓室的位置和形态,鼓室 6 壁的构成。

(2) 听小骨位置、组成和连接关系。

(3) 乳突窦与乳突小房的位置、形态。

(4) 咽鼓管位置与通连关系。

11. 取耳的解剖标本和内耳模型观察,明确内耳在颞骨中位置,以及骨迷路和膜迷路的位置关系。由后外向前内,辨认骨半规管、前庭和耳蜗。根据方位辨认前、后、外 3 个骨半规管,观察每个半规管上膨大的骨壶腹。

12. 在膜半规管内寻认壶腹嵴。在前庭内辨认椭圆囊和球囊,以及分别位于两囊壁上的椭圆囊斑和球囊斑。在耳蜗内辨认蜗管,观察它的构成及其与骨螺旋板的位置关系,辨认位于基膜上的螺旋器。

(黄嫦斌)

实验十七　中枢神经系统

一、实　验　目　的

1. 掌握脊髓的位置和外形。

2. 熟悉脑干的组成和外形。

3. 熟悉小脑的位置和分部。

4. 熟悉间脑的位置和分部。

5. 掌握大脑的分叶。

6. 了解大脑主要沟回、基底神经核和内囊的位置。

7. 熟悉脑和脊髓被膜的配布。

8. 掌握脑脊液的循环。

二、实 验 材 料

1. 离体脊髓标本。

2. 切除椎管后壁的脊髓标本。

3. 脊髓横切面标本和模型。

4. 整脑和脑正中矢状切面标本。

5. 脑干和间脑标本及模型。

6. 小脑和大脑半球标本。

7. 基底核模型。

8. 脑室标本或模型。

9. 硬脑膜标本。

10. 脑和脊髓血管色素灌注标本。

三、实 验 内 容 与 方 法

（一）脊髓

取切除椎管后壁的脊髓标本,观察脊髓的位置与外形,用镊子向两侧拉开脊髓表面的被膜观察;脊髓的上下界、脊神经根的走向、马尾。再观察颈膨大和腰骶膨大。辨认脊髓的表面纵行排列的纵沟。

（二）脑

1. 脑的概况　取整脑和脑正矢状切面标本观察脑干(延髓、脑桥、中脑)、间脑、小脑和端脑的连接和位置关系。

2. 脑干　取脑干标本和模型进行观察。

(1) 脑干腹侧面:自下而上依次观察。

1) 延髓:①前正中裂和前外侧沟及其相连的舌下神经;②锥体和锥体交叉。

2) 脑桥:①辨认延髓脑桥沟和基底沟;②在延髓脑桥沟内,由内侧向外侧依次辨认展神经、面神经和前庭窝神经;③脑桥两侧变细处连有三叉神经根。

3) 中脑:辨认大脑脚和脚间窝,窝内连有动眼神经。

(2) 脑干背侧面:主要辨认以下结构。

1) 延髓:①后正中沟和后外侧沟;②在后外侧沟内自上而下辨认舌咽神经、迷走神经和副神经根;③在后正中沟两侧观察薄束结节和楔束节。

2) 脑桥:在延髓和脑桥背面观察菱形窝。

3) 中脑:分辨上丘和下丘,下丘的下方有滑车神经出脑。

(3) 脑干内部结构:可用透明脑干观察神经核。

3. 小脑

(1) 小脑的外形:在离体小脑标本上观察小脑蚓、小脑半球及小脑扁桃体。

(2) 小脑的内部结构:辨认小脑皮质、髓体和齿状核的形态和位置。

4. 第四脑室　在脑的正中矢状切面标本上,观察第四脑室的位置、形态及其与中脑水管和脊髓中央管的通连关系。

5. 间脑　取间脑脑干标本或模型,观察间脑的位置、形态和分部。

（1）背侧丘脑及第三脑室:背侧丘脑为 1 对卵圆形灰质团块,它们之间矢状裂隙为第三脑室,观察第三脑室与中脑水管的通连关系。

（2）内侧膝状体和外侧膝状体:观察背侧丘脑后下方的内、外侧膝状体。

（3）下丘脑:在背侧丘脑的前下方,由前向后依次观察视交叉、漏斗及其末端连接的垂体,乳头体为漏斗后方的 1 对隆起。

6. 端脑　在整脑标本上观察大脑纵裂及裂底的胼胝体,大脑半球和小脑之间的大脑横裂。

（1）大脑半球外形:取大脑半球标本,分辨上外侧面、内侧面和下面,然后依次观察。

1）大脑半球的叶间沟:辨认外侧沟、中央沟和顶枕沟。

2）在标本上辨认大脑半球的 5 叶。

3）辨认大脑半球各面的主要沟回:①上外侧面主要的沟、回:中央沟、中央前回;额上沟、额下沟、额上回、额中回、额下回;中央后沟、中央后回;颞上沟、颞上回、颞横回、角回和缘上回;②内侧面主要的沟、回:距状沟、扣带回、中央旁小叶、侧副沟、海马旁回和钩;③下面:观察嗅球和嗅束的位置和形态。

（2）大脑半球的内部结构:在大脑水平切面标本上,自浅入深观察。

1）大脑皮质:比较不同部位的厚度差别。

2）基底核:在基底核或透明脑干模型观察尾状核、豆状核及杏仁体的形态及其与背侧丘脑的位置关系。

3）大脑髓质:主要观察的结构是:①胼胝体:在脑的正中矢状切面标本上,观察胼胝体的位置和形态;②内囊:在脑水平切面标本上,首先辨认豆状核、尾状核和背侧丘脑,然后观察位于三者之间的内囊,注意其形态和分部。

4）侧脑室:取脑室标本或模型观察脑室及脉络丛的形态。

（三）脑和脊髓的被膜及血管

取切除椎管后壁脊髓标本,逐层观察脊髓的被膜及硬膜外隙和蛛网膜下隙的位置。

利用脑膜标本及头部正中矢状切面标本,观察脑的被膜,如:①大脑镰;②小脑幕及小脑幕切迹;③硬脑膜窦(上矢状窦、下矢状窦、直窦、窦汇、横窦、乙状窦、海绵窦);④蛛网膜:蛛网膜下隙,并切开上矢状窦来观察蛛网膜粒;取脊髓的血管色素灌注标本,辨认脊髓前、后动脉。

利用脑血管色纱灌注标本进行观察:①大脑中动脉;②大脑前动脉;③椎动脉;④大脑后动脉;⑤大脑动脉环;⑥大脑中动脉的中央支。

（四）脑室

利用脑室标本或模型及脑中正中矢状切面标本。观察各脑室的大小,指出在脑的位置及相互关系,并利用标本及挂图讲述脑脊液流动的途径。

（张维烨）

实验十八　周围神经系统

一、实　验　目　的

1. 熟悉掌握脊神经的数目、组成和分布概况。

2. 熟练掌握颈丛、臂丛、腰丛、骶丛的位置、主要分支及分布。

3. 了解胸神经前支在胸、腹壁的走行和分布。

4. 了解脑神经的名称和连脑的部位。

5. 熟练掌握动眼神经、三叉神经、面神经、舌咽神经、迷走神经的主要分支及分布。

6. 了解视神经、滑车神经、展神经、副神经、舌下神经的分布。

7. 了解嗅神经、前庭蜗神经的连脑部位、走行和功能。

8. 熟练掌握内脏神经的概念;交感神经、副交感神经中枢的位置;内脏神经节的位置。

9. 了解交感神经、副交感神经节后纤维的分布概况。

二、实　验　材　料

1. 切除椎管后壁的脊髓标本和模型。

2. 颈丛皮支及膈神经的标本和模型。

3. 上肢血管、神经标本和模型。

4. 胸神经标本和模型。

5. 腹后壁及下肢的血管和神经标本。

6. 脑标本。

7. 眶内结构标本。

8. 三叉神经标本和模型。

9. 面神经的标本和模型。

10. 颈部深层血管、神经标本。

11. 迷走神经标本和模型。

12. 保留脊神经和内脏大、小神经的部分胸腹腔标本。

三、实　验　内　容　与　方　法

（一）脊神经

1. 在切除椎管后壁的脊髓标本或模型上　观察脊神经的组成、脊神经根出入椎管的部位、脊神经的分支及神经丛的组成。

2. 观察头颈部的标本　在胸锁乳突肌后缘中点寻找颈丛皮支,观察膈神经的行程和分布。

3. 在头颈及上肢标本或模型上　观察臂丛的组成、位置及主要分支。确认肌皮神经、尺神经、正中神经、桡神经和腋神经的分布范围,分析不同神经损伤的临床表现。

4. 结合胸神经标本或模型　观察肋间神经和肋下神经的行程和分布范围。

5. 取腹后壁及下肢的血管和神经标本或模型　观察腰丛、骶丛的组成、位置和主要分支。腰丛的主要分支有髂腹下神经、髂腹股沟神经、闭孔神经和股神经。骶丛的主要分支在臀上神经、臀下神经、阴部神经和坐骨神经。确认股神经、坐骨神经的行程、分支和分布,分析其损伤后的临床表现。

（二）脑神经

1. 结合脑标本和去除脑保留脑神经根的颅底标本　观察脑神经的连脑部位和出入颅的部位。

2. 在眶内结构标本或模型上　辨认、动眼神经、滑车神经、展神经、视神经、上颌神经的走行和分布。

3. 观察三叉神经标本或模型　辨认三叉神经节的位置,三叉神经的分支、走行及分布。

4. 取面神经标本或模型　观察面神经的走行、分支及分布。

5. 在颈部深层的血管、神经标本和迷走神经标本和模型上　观察舌咽神经、副神经、迷走神经、舌下神经的走行、分支及分布。

（三）内脏神经

在内脏神经标本或模型上交感神经、副交感神经低级中枢的位置;内脏神经节的位置;交感干的位置及组成;内脏大、小神经行程及分布;交感神经、副交感神经节后纤维的分布概况。

（张正琼）

实验十九　神经系统的传导通路

一、实 验 目 的

1. 熟练掌握躯干四肢的痛、湿、粗触觉、压觉传导通路及本体觉和精细触觉传导通路。
2. 熟练掌握锥体系的传导通路。
3. 了解头面部的浅感觉传导通路和视觉的传导通路。

二、实 验 材 料

1. 脑干神经核模型。
2. 电动传导通路模型(用铁丝传导通路模型)。

三、实 验 内 容 与 方 法

（一）躯体与四肢的深、浅感觉传导通路

利用铁丝传导通路模型,指导学生观察躯体与四肢的深、浅感觉的传导通路的3级神经元所在的部位及交叉的部位和通过内囊的部位,再让学生观察电动传导通路模型的传导运行途径。

（二）头面的浅感觉传导通路

利用铁丝传导通路模型,指导学生观察头面的浅感觉的传导通路的3级神经元所在的部位及其纤维行程和通过内囊的部位。

（三）视觉传导通路

利用铁丝传导通路模型,指导学生观察视觉的传导通路的神经元所在的部位,鼻侧纤维交叉的部位,再让学生分小组继续观察到熟悉为止。

（四）皮质脊髓束、皮质核束的传导通路

利用铁丝传导通路模型,指导学生观察皮质脊髓束、皮质核束的传导通路的 2 级神经元所在部位,及锥体交叉的部位和通过内囊的部位,再利用脑干神经核模型观察皮质核束通过内囊的膝部及纤维交叉与终止脑神经运动核的情况。

（张正琼）

实验二十　内分泌系统

一、实验目的

1. 掌握甲状腺、甲状旁腺、肾上腺、垂体的位置和形态。
2. 了解胸腺的位置和形态。
3. 掌握甲状腺、肾上腺的组织结构特点。
4. 了解腺垂体的组织结构。
5. 在显微镜下观察甲状腺、肾上腺、垂体的微细结构。

二、实验材料

头颈部显示垂体、甲状腺的标本;甲状腺、甲状旁腺、肾上腺、垂体模型;光学显微镜、甲状腺切片、肾上腺切片、垂体切片。

三、实验内容和方法

1. 观察甲状腺的形态和位置,甲状腺峡与气管软骨的位置关系,注意甲状腺峡部是否有锥状叶存在。
2. 在甲状腺左、右叶的后缘,仔细寻觅甲状旁腺,查看甲状旁腺的数量及与甲状腺的关系。
3. 在腹膜后间隙器官标本上,观察肾上腺的形态和位置,并比较左、右肾上腺的形态差别。
4. 垂体标本上,观察垂体的形态和位置,以及垂体与漏斗的连接关系,垂体与视交叉的位置关系。
5. 在显微镜下观察甲状腺、肾上腺、垂体的微细结构。

（顾树华）

实验二十一　人体胚胎学概要

一、实验目的

1. 学会卵裂和胚泡的结构特点;蜕膜的分部及各部的位置。
2. 熟练掌握胎膜和胎盘的形态结构。
3. 学会胚盘的结构,三胚层的形成与早期分化。

二、实 验 材 料

1. 卵裂、桑葚胚和胚泡的模型。
2. 胎盘模型和第 2～7 周的胚胎模型。
3. 妊娠子宫的剖面模型。
4. 胎膜和胎盘的标本。
5. 各月胎儿和畸胎标本。

三、实 验 内 容 与 方 法

（一）卵裂

在卵裂及桑葚胚的模型上，观察卵裂球的形态、数量、大小的变化，以及桑葚胚的形成。

（二）胚泡

在胚泡剖面的模型上观察胚泡的滋养层、胚泡腔、内细胞群的位置，以及它们之间的位置关系。

（三）蜕膜

在妊娠子宫剖面的模型上，观察子宫内膜与胚胎的关系。辨认基蜕膜、包蜕膜和壁蜕膜。

（四）三胚层的形成与分化

在第 2 周胚胎的模型上，观察羊膜腔、卵黄囊、内外胚层、胚盘和绒毛膜等结构。在第 3 周胚胎的模型，观察由外胚层分化形成的神经沟、神经褶、神经管以及中胚层形成的体节。在第 4 周末的模型上，观察由内胚层形成的原肠以及中胚层形成的简介中胚层、侧中胚层和胚内体腔。

（五）胎膜

在妊娠 3 个月的子宫剖面模型上观察羊膜，绒毛膜和绒毛膜上的绒毛，辨认丛密绒毛膜和平滑绒毛膜。在脐带的模型或标本上辨认脐动脉和脐静脉。

（六）胎盘

在观察胎盘的标本或模型时，要注意形态、直径和厚度，辨别胎儿面和母体面。胎儿面光滑，覆有羊膜，中央连有脐带。母体面粗糙，有浅沟将其分隔成 15～30 个胎盘小叶。

（七）观察各月的胎儿标本和畸胎标本

（黄翠微）

解剖学基础教学大纲

一、课程性质与任务

解剖学基础是研究正常人体形态结构的科学,是医学科学中一门重要的基础课程,包括解剖学、组织学及胚胎学的内容。学习这门课程的目的,在于让学生熟悉和掌握人体各系统器官的正常形态结构知识,为学习其他基础医学和临床医学课程奠定必要的形态学基础。

二、课程教学目标

(一)知识教学目标

1. 掌握正常人体各系统的组成和主要器官的位置、形态结构及功能。

2. 理解正常人体的组织结构。

3. 了解人体胚胎发育概况。

(二)能力培养目标

1. 能辨认人体各主要器官的位置、形态结构及毗邻。

2. 能用所学解剖学基本知识分析和解决临床护理问题。

3. 具有规范、熟练基本实践操作的技能。

(三)思想教育目标

1. 通过正确认识人体的形态、结构和功能,培养辩证唯物主义世界观。

2. 通过对生命现象的认识,树立热爱生命、关爱生命的理念。

3. 具有良好的职业道德修养、人际沟通能力和团结协作精神。

4. 具有严谨的学习态度、科学的思维能力和勇于创新的精神。

三、教学内容和要求

本课程的教学内容分为理论模块、实践模块和选学模块。理论模块和实践模块是本课程的必学内容,选学模块供各校选择使用。

基础模块

教学内容	了解	理解	掌握	教学内容	了解	理解	掌握
一、绪论				2. 方位术语		√	
(一)解剖学基础的定义与地位	√			3. 轴	√		
(二)学习解剖学基础的基本观点和方法			√	4. 面	√		
				二、细胞			
(三)人体的组成和分部			√	(一)细胞的概况	√		
(四)常用的解剖学术语				(二)细胞的结构			
1. 解剖学姿势			√	1. 细胞膜		√	

教学内容	教学要求			教学内容	教学要求		
	了解	理解	掌握		了解	理解	掌握
2. 细胞质		✓		（一）概述			
3. 细胞核		✓		1. 消化系统的组成			✓
三、基本组织				2. 消化管壁的结构		✓	
（一）上皮组织				3. 胸部标志线和腹部分区		✓	
1. 被覆上皮		✓		（二）消化管			
2. 腺上皮和腺		✓		1. 口腔			✓
（二）结缔组织				2. 咽			✓
1. 疏松结缔组织			✓	3. 食管			✓
2. 软骨组织与软骨		✓		4. 胃			✓
3. 骨组织与骨		✓		5. 小肠			✓
4. 血液			✓	6. 大肠			✓
（三）肌组织				（三）消化腺			
1. 骨骼肌			✓	1. 肝			✓
2. 心肌			✓	2. 胰		✓	
3. 平滑肌		✓		（四）腹膜			
（四）神经组织				1. 腹膜与腹膜腔的概念			✓
1. 神经元			✓	2. 腹膜与脏器的关系	✓		
2. 神经胶质细胞		✓		3. 腹膜形成的结构		✓	
3. 神经纤维			✓	六、呼吸系统			
4. 神经末梢			✓	（一）呼吸道			
四、运动系统				1. 鼻		✓	
（一）骨与骨连接				2. 喉			✓
1. 概述		✓		3. 气管和主支气管			✓
2. 躯干骨及连接			✓	（二）肺			
3. 颅骨及连接		✓		1. 肺的位置和形态			✓
4. 上肢骨及连接			✓	2. 肺段支气管和支气管肺段	✓		
5. 下肢骨及连接			✓	3. 肺的微细结构		✓	
（二）骨骼肌				4. 肺的血管	✓		
1. 概述	✓			（三）胸膜与纵隔			
2. 头肌		✓		1. 胸膜和胸膜腔			✓
3. 颈肌		✓		2. 肺与胸膜的体表投影		✓	
4. 躯干肌		✓		3. 纵隔		✓	
5. 四肢肌		✓		七、泌尿系统			
五、消化系统				（一）肾			

教学内容	教学要求			教学内容	教学要求		
	了解	理解	掌握		了解	理解	掌握
1. 肾的形态	✓			（四）淋巴系统			
2. 肾的位置			✓	1. 淋巴管道	✓		
3. 肾的剖面构造		✓		2. 淋巴器官		✓	
4. 肾的被膜		✓		十、感觉器			
5. 肾的微细结构			✓	（一）视器			
（二）输尿管道				1. 眼球			✓
1. 输尿管			✓	2. 眼副器	✓		
2. 膀胱			✓	3. 眼的血管	✓		
3. 尿道			✓	（二）前庭蜗器			
八、生殖系统				1. 外耳		✓	
（一）男性生殖系统				2. 中耳			✓
1. 男性内生殖器		✓		3. 内耳	✓		
2. 男性外生殖器			✓	（三）皮肤			
（二）女性生殖系统				1. 皮肤的结构		✓	
1. 女性内生殖器			✓	2. 皮肤的附属器	✓		
2. 女性外生殖器		✓		十一、神经系统			
（三）乳房和会阴				（一）概述			
1. 会阴		✓		1. 神经系统的组成		✓	
2. 乳房		✓		2. 神经系统的活动方式			✓
九、脉管系统				3. 神经系统的常用术语		✓	
（一）概述			✓	（二）中枢神经系统			
（二）心				1. 脊髓			✓
1. 心的位置和外形			✓	2. 脑			✓
2. 心的体表投影			✓	3. 脑和脊髓的被膜		✓	
3. 心腔的结构			✓	4. 脑和脊髓的血管	✓		
4. 心壁的微细结构	✓			5. 脑脊液及其循环			✓
5. 心的传导系统			✓	（三）周围神经系统			
6. 心的血管	✓			1. 脊神经			✓
7. 心包		✓		2. 脑神经		✓	
（三）血管				3. 内脏神经	✓		
1. 血管概述	✓			（四）神经系统的传导通路			
2. 肺循环的血管	✓			1. 感觉传导通路		✓	
3. 体循环的动脉			✓	2. 运动传导通路		✓	
4. 体循环的静脉			✓	十二、内分泌系统			

教学内容	教学要求			教学内容	教学要求		
	了解	理解	掌握		了解	理解	掌握
（一）垂体			✓	（三）植入与蜕膜			
（二）甲状腺及甲状旁腺				1. 植入			✓
1. 甲状腺			✓	2. 蜕膜		✓	
2. 甲状旁腺	✓			（四）三胚层的形成与分化			
（三）肾上腺			✓	1. 三胚层的形成	✓		
十三、人体胚胎学概要				2. 三胚层的分化	✓		
（一）生殖细胞的成熟				（五）胎膜和胎盘			
1. 精子的成熟		✓		1. 胎膜	✓		
2. 卵子的成熟		✓		2. 胎盘			✓
（二）受精与卵裂				（六）胎儿的血液循环	✓		
1. 受精			✓	（七）双胎和多胎	✓		
2. 卵裂	✓			十四、常用护理技术应用解剖			

实践模块

序号	实践内容	教学要求		
		学会	掌握	备注
1	光学显微镜的构造和使用		✓	
2	基本组织		✓	
3	躯干骨及其连接	✓		
4	颅骨及其连接	✓		
5	四肢骨及其连接		✓	
6	骨骼肌	✓		
7	消化系统的大体结构		✓	
8	消化系统的微细结构	✓		
9	呼吸系统		✓	
10	泌尿系统		✓	
11	生殖系统		✓	
12	心		✓	
13	体循环的动脉		✓	
14	体循环的静脉和淋巴系统		✓	
15	脉管系统的微细结构	✓		
16	感觉器		✓	
17	中枢神经系统	✓		
18	周围神经系统		✓	
19	神经系统的传导通路	✓		
20	内分泌系统	✓		
21	人体胚胎学概要	✓		

选学模块

序号	教学内容	教学要求		
		了解	理解	掌握
2	细胞	√		
13	人体胚胎学概要		√	
14	常用护理技术应用解剖	√		

四、教学大纲说明

（一）适用对象与参考学时

本教学大纲可供中职护理、涉外护理、助产专业及医学技术类相关专业学生使用,总学时为 118,其中理论教学 72 学时,实践教学等 46 学时。

（二）教学要求

1. 本课程对理论教学部分要求有掌握、熟悉、了解三个层次。掌握是指对解剖学基础上所学的基本知识、基本理论具有深刻的认识,并能灵活地应用所学知识分析、解释和解决临床问题;熟悉是指能够解释、领会概念的基本含义并会应用所学技能;了解是指能够简单理解、记忆所学知识。

2. 本课程突出以培养能力为本位的教学理念,在实践技能方面分为掌握和学会两个层次。掌握是指能够独立娴熟地进行正确的实践技能操作。学会是指能够在教师指导下进行实践技能操作。

（三）教学建议

1. 在教学过程中要积极采用现代化教学手段、充分利用标本、模型、活体等,加强直观教学,充分发挥教师的主导作用和学生的主体作用。注重理论联系实际,并组织学生开展必要的临床案例分析讨论,以培养学生的分析问题和解决问题的能力,使学生加深对教学内容的熟悉和掌握。

2. 实践教学要充分利用教学资源,结合挂图、标本、模型、活体、多媒体等,采用理论讲授、标本模型演示、活体观察、案例分析讨论等教学形式,充分调动学生学习的积极性和主观能动性,强化学生的动手能力和专业实践技能操作。

3. 教学评价应通过课堂提问、布置作业、单元测试、案例分析讨论、实践考核、期末考试等多种形式,对学生进行学习能力、实践能力和应用新知识能力的综合考核,以期达到教学目标提出的各项任务。

学时分配建议（118 学时）

序号	教学内容	理论	实践	合计
1	绪论	2	0	2
2	细胞	2	0	2
3	基本组织	8	6	14
4	运动系统	8	6	14
5	消化系统	6	4	10
6	呼吸系统	4	2	6

序号	教学内容	理论	实践	合计
7	泌尿系统	2	2	4
8	生殖系统	4	4	8
9	脉管系统	8	6	14
10	感觉器	4	2	6
11	神经系统	12	6	18
12	内分泌系统	2	2	4
13	人体胚胎学概要	4	2	6
14	常用护理技术应用解剖	自学		
机动		6	4	10
合计		72	46	118

考　核

本课程考试以期末考试、实验考核为主。

总成绩＝平时成绩 20％＋期末考试成绩 50％＋实验考核 30％

（刘东方　陈开润）

参 考 文 献

柏树令.2008.系统解剖学.第7版.北京:人民卫生出版社
程辉龙.2010.人体解剖学及组织胚胎学.北京:科学出版社
窦肇华.2009.人体解剖学及组织胚胎学.北京:人民卫生出版社
刘文庆.2004.人体解剖学.北京:人民卫生出版社
苏传怀,高云兰.2011.解剖学与组织胚胎学基础.北京:科学出版社
王之一.2008.正常人体学基础(上册).第2版.北京:科学出版社
王之一.2009.解剖学基础(案例版).北京:科学出版社
邢贵庆.1996.解剖学及组织胚胎学.第3版.北京:人民卫生出版社
钟世镇.1998.临床应用解剖学.北京:人民军医出版社
邹锦慧.2009.人体解剖学.第3版.北京:科学出版社
邹仲之.2008.组织学与胚胎学.第7版.北京:人民卫生出版社

自测题参考答案

第一章	1.A 2.E 3.C	第八章 1.B 2.B 3.D 4.A 5.D 6.D
第二章	1.B 2.D 3.D 4.E 5.D	7.A 8.C 9.D 10.A 11.D 12.D
第三章	1.A 2.D 3.B 4.B 5.B	13.B 14.C 15.B 16.B 17.D 18.D
6.A 7.D 8.C 9.B 10.C 11.B 12.C		第九章 1.A 2.A 3.C 4.A 5.B 6.A
13.C 14.B 15.A 16.C 17.B 18.E		7.D 8.C 9.C 10.A 11.D 12.C
19.E 20.C 21.D 22.A		13.C 14.B 15.B 16.D 17.D 18.C
第四章 1.C 2.C 3.B 4.B 5.B 6.B		19.A 20.B 21.D 22.D 23.D 24.B
7.E 8.C 9.C 10.B 11.E 12.D		25.A 26.C
13.E 14.E 15.C 16.A 17.E 18.A		第十章 1.C 2.B 3.D 4.C 5.C 6.B
19.A 20.D 21.E 22.A 23.E 24.B		7.A 8.D 9.A 10.C 11.D 12.C
25.D 26.E 27.B 28.E 29.B 30.D		13.B 14.D
第五章 1.B 2.B 3.E 4.D 5.B 6.A		第十一章 1.B 2.A 3.D 4.C 5.C
7.B 8.E 9.E 10.C 11.B 12.B 13.E		6.B 7.C 8.A 9.C 10.C 11.C 12.C
14.E 15.C 16.E 17.B 18.B 19.E		13.A 14.D 15.B 16.A 17.D 18.C
20.A 21.D 22.E 23.A 24.B 25.A		19.C 20.D
第六章 1.C 2.C 3.B 4.B 5.B 6.C		第十二章 1.B 2.E 3.D 4.D 5.C
7.D 8.B		6.E 7.A
第七章 1.B 2.C 3.C 4.B 5.C 6.C		第十三章 1.C 2.D 3.E 4.D 5.C
7.B 8.B 9.D		6.C 7.C 8.B